面向21世纪精品课程教材
全国高等医药教育规划教材

社区护理学

陈雪萍　李冬梅　主　编

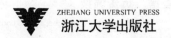

ZHEJIANG UNIVERSITY PRESS
浙江大学出版社

图书在版编目（CIP）数据

社区护理学 / 陈雪萍,李冬梅主编. —杭州:浙
江大学出版社,2014.3(2017.4 重印)
高等院校护理学专业规划教材
ISBN 978-7-308-12884-1

Ⅰ.①社… Ⅱ.①陈… ②李… Ⅲ.①社区－护理学
－高等学校－教材 Ⅳ.①R473.2

中国版本图书馆 CIP 数据核字（2014）第 021731 号

社区护理学

陈雪萍　李冬梅　主编

丛书策划	阮海潮（ruanhc@zju.edu.cn）
责任编辑	阮海潮
封面设计	刘依群
出版发行	浙江大学出版社
	（杭州市天目山路 148 号　邮政编码 310007）
	（网址:http://www.zjupress.com）
排　　版	杭州中大图文设计有限公司
印　　刷	富阳市育才印刷有限公司
开　　本	787mm×1092mm　1/16
印　　张	11.75
字　　数	301 千
版 印 次	2014 年 3 月第 1 版　2017 年 4 月第 2 次印刷
书　　号	ISBN 978-7-308-12884-1
定　　价	30.00 元

前　言

随着医疗服务模式的转变,疾病谱的变化,老龄化的加速,我国对社区护理服务需求迅速增加,社区护理作为社区卫生服务体系的重要组成部分,发挥着越来越重要的作用。由于社会对社区护理服务的要求不断提高,注重社区护理教育,加强对学生的培养成为当今护理教育界亟待推进的工作。教材质量直接影响到学生对相关领域理念、知识和技能的了解和掌握,也影响其毕业后从事的社区护理服务质量。目前,我国社区护理教材尚处于不断改进阶段,本教材在借鉴国内外社区护理教材及研究成果的基础上编写而成,力求反映当今社区护理的理念及价值取向,体现先进的社区护理理论、知识和技能,突出社区护理特点,以"健康"为中心,强调社区的预防、保健及康复护理。

本教材主要以社区护理的基本理论及工作方法、家庭护理、社区重点人群保健、社区特殊人群保健为框架组织编写内容,共十二章。内容涵盖了社区护理绪论、社区护理程序、社区健康促进与健康教育、社区健康管理、家庭护理、社区儿童与青少年保健、社区妇女保健、社区老年人保健、社区突发性公共卫生事件的应对、社区慢性病管理、社区康复护理、社区临终关怀。本教材主要作为本科护理学专业的教科书,也可作为专科护理、在职社区护士教学或参考用书。

在本教材编写过程中,得到了杭州师范大学医学院、杭州师范大学钱江学院护理分院、延边大学护理学院、南京中医药大学护理学院等的大力支持和帮助,在此深表感谢。

李冬梅　陈雪萍

2014 年 2 月

《社区护理学》
编委会名单

目 录

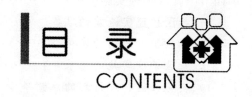

CONTENTS

第一章 绪 论

第一节 社区与社区卫生服务

由于疾病谱的变化及老龄化进程的加速,社区卫生服务已日渐成为我国医疗保健体系的重要组成部分。社区护士在社区卫生服务中发挥着日渐重要的作用,了解社区护士的角色、功能及其相关理论,树立"以人的身心健康为中心"的社区护理理念,对提高社区卫生服务质量非常重要。

一、社区的概念与分类

(一)社区的概念

"社区(community)"一词来源于拉丁语"communis",意思是共同的东西和亲密的伙伴关系。20 世纪 20 年代,美国社会学界芝加哥学派在英语社会首先使用"community"一词,作为社区的专门术语,并指出社区是"占据一块或多或少明确限定了地域人群的会集"。我国著名社会学家费孝通认为社区"是若干社会群体(家庭、氏族)或社会组织(机关、团体)聚集在某一地域里所形成的一个生活上相关联的大集体"。

世界卫生组织(World Health Organization,WHO)将社区定义为:由共同地域、价值或利益体系所决定的社会群体。其成员之间相互认识,相互沟通及影响,在一定的社会结构及范围内产生及表现其社会规范、社会利益、价值观念及社会体系,并完成其功能。同时,世界卫生组织从健康管理角度对社区范围提出了比较确切的量化标准:一个有代表性的社区,面积为 $5000 \sim 50000 km^2$,人口为 10 万~30 万之间。

社区的定义虽各有不同,但归纳起来可分为两大类:一类是功能主义观点,认为社区是由有共同目标和共同利害关系的人组成的社会团体,即功能性社区;另一类是地域主义观点,认为社区是在一个地区内共同生活的有组织的人群,即地域性社区。

(二)社区的分类

社区的分类方式很多,但常见的分类方式有以下三种:

1.根据人群的共同地理位置划分的社区 大部分社区是由居住在相同或相邻地区的居民组成的。例如,我国的社区一般分为城市社区和农村社区两种。在城市,一般将相邻的几个街道或居委会合称一个社区;在农村,则将几个相邻的村或镇合称一个社区。

2.根据人群的某些共同兴趣或目标划分的社区 一些社区由某些拥有共同兴趣或目标的人群组成。这些人群可以居住在不同的地区,但他们为了某些共同兴趣或目标在特定的

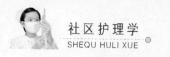
时间聚集在一起。因此,任何一个具有一定数量人群的社会团体、机构均可构成一个社区,如一所学校可以构成一个社区,一个工厂也可以构成一个社区。

3.根据人群的某些共同问题划分的社区　还有一些社区是由某些需要解决共同问题的人群组成的。这些人群可能既不居住在同一地区,也不一起学习和工作,但他们需要共同解决问题。如某河流污染,影响了其两岸流域居民的正常生活,为了有效地解决这一问题,可将这一群体视为一个社区。

(三)社区的功能

1.生产、分配及消费功能　部分社区可从事一定的生产活动,生产的物资供居民消费;同时社区也可对某些物资及资源进行调配,以满足居民的需要。

2.社会化功能　该社区共有的价值观、意识形态、风俗习惯等是社区居民成长发展过程中社会化的一个重要组成部分。

3.社会控制功能　为了保证社区居民利益和维护社区秩序,社区常制定一系列的条例、规范及制度,控制及制止社区不道德及违法行为。

4.社会参与功能　社区中的各种组织、社团活动,如社区老人之家、图书室、青少年活动室等,可为社区成员提供彼此沟通交流及参与的机会,不仅能够增加社区居民的凝聚力,又可使其产生归属感。

5.相互支援功能　社区可为妇女、儿童、老年人、残疾人等特殊人群及弱势群体提供帮助和支援;同时社区可根据本社区居民的需要与当地民政部门或相关医疗机构联系,解决其困难。

二、社区与健康

(一)健康

健康(health)是一个相对的、动态的、具有个体性的概念。对健康的理解受个人年龄、生理状态、自我照顾能力、受教育程度、社会阶层、风俗习惯、价值观及科技发展等因素的影响。

传统的健康观是"无病即健康",但随着时代变迁和医学模式的转变,健康的含义也在不断扩展。1989年,世界卫生组织对健康作了新的定义,即"健康不仅是没有疾病,而且包括躯体健康、心理健康、社会适应能力良好和道德健康"。

躯体健康是生理基础,心理健康是促进躯体健康的必要条件,良好的社会适应性可以有效调整和平衡人与自然、社会环境之间复杂多变的关系,而道德健康则强调从社会公共道德出发,维护人的健康,要求每个社会成员不仅要为自己的健康承担责任,而且也要对社会群体的健康承担社会责任。

(二)社区健康

社区健康状态是由该社区的个人、家庭和团体共同努力而达到的舒适、安全及平衡状态。社区健康是一种相对的、动态的宏观健康概念,包含了社区居民对自我健康及公众健康的意识、义务、责任与权利。

Winslow认为社区健康就是"没有疾病,延长寿命",但是随着传染性疾病所导致死亡率的减少,社区健康的概念发展为"在限定的时、空间范围内尽可能利用所拥有的知识和资源达到高水平的身体、精神、社会、灵性的安宁"。社区健康与强调延长寿命相比更多的是关注生活质量的提高。

三、社区卫生服务

(一)社区卫生服务的概念

社区卫生服务(community health services)是以健康为中心,以预防为出发点,指导卫生服务人员开展以社区为范围的群体及个体预防保健措施。英国是现代社区卫生服务的发源地,其社区卫生工作始于19世纪40年代。

我国的卫生服务体系主要包括医疗保健服务、预防保健服务及社区卫生服务三个部分。社区卫生服务与一般含义的卫生服务的主要差异是将卫生服务的地域范围定义在社区,同时社区卫生服务的理念及内容也有别于其他的卫生服务。

社区卫生服务是指在政府领导、社区参与、上级卫生机构指导下,以基层卫生机构为主体、全科医师为骨干,合理使用卫生资源和适宜技术,以人的健康为中心,以家庭为单位,以社区为范围,以需求为导向,以妇女、儿童、老年人、慢性病患者、残疾人为重点,以解决社区主要卫生问题、满足基本医疗卫生服务需求为目的,融预防、医疗、保健、康复、健康教育和计划生育技术服务等为一体的、有效的、经济的、方便的、综合的、连续的基层卫生服务。

(二)社区卫生服务的意义

1. 实现人人享有卫生保健 世界卫生组织指出"21世纪人人健康的总目标是提高卫生的公平性,确保所有人群利用可持续的卫生系统和服务,使所有人获得更长期望寿命的同时提高生活质量"。社区卫生服务是第一线的保健服务,80%以上的常见病、多发病可在社区解决。通过社区卫生服务可体现社会公平、经济实惠、人民需求、自助互助、因地制宜、优质低耗,实现社会大卫生的精神。

2. 预防疾病,促进健康 社区卫生服务人员深入社区和家庭,全面了解社区情况,熟悉居民家庭背景和工作环境,不仅治疗个体疾病,而且还进行社区动员,创立最佳的生活和工作环境,建立良好的生活方式,对群体和个体健康进行全面的诊断和照护,是预防疾病、促进健康的最有效的手段。

3. 节约医疗费用,优化卫生资源配置 社区卫生服务以预防保健为主,积极开展健康促进活动,通过保护环境、定期体检、预防接种、行为干预、健康咨询等服务方式,减少发病率、致残率、住院率,从而取得少投入、高产出的经济效益。社区卫生服务的对象是社区人群,而不仅仅是少数病人,发展社区卫生服务是促进卫生资源合理布局和配置的有效手段。

4. 应对老龄化问题 人口老龄化使卫生服务需求量增多、疾病经济负担重、多种慢性病并存,导致特殊卫生服务需求、家庭访视服务等需求不断增多。通过提供综合慢性病防治、家庭访视等社区卫生服务增加老年卫生服务供给、减轻老年疾病负担,从而提高社会的老龄化应对能力及老年群体健康水平。

5. 实现医学模式转变 社区卫生服务是以人的健康为中心,从生理、心理、社会、文化及环境等各方面来考虑人的健康问题,开展全方位、连续性、综合性预防保健工作,促使医疗卫生事业从医疗型转向医疗预防保健型,实现医学模式的转变。

(三)社区卫生服务的内容

社区卫生服务以满足不同群体健康需求、保护和促进居民健康为出发点,主要承担社区

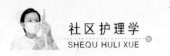

基本公共卫生服务和基本医疗服务工作,发挥融预防、保健、医疗、康复、健康教育与计划生育指导六位一体的功能,形成团队化全科型服务模式,为社区居民提供综合、经济、方便及连续性的服务。

1.预防服务　包括传染病、非传染病和突发性事件的防控。

2.医疗服务　除在卫生服务中心开展门诊和医疗服务外,还以社区居民需要为重点,开展家庭治疗、家庭康复、临终关怀等医疗服务。

3.保健服务　向社区妇女、儿童、老年人等重点保健人群提供健康保健服务。

4.康复服务　向慢性病人、残疾者提供健康管理及康复服务,使其在社区或家庭通过康复训练得到好转或痊愈。

5.健康教育　通过有组织、有计划、有系统的社会和教育活动,促进人们自觉采纳有益于健康的行为和生活方式,消除和较少影响健康的危险因素,预防疾病。

6.计划生育技术指导　包括优生优育、为计划生育者提供方便有效的技术指导和宣传教育等。

第二节　社区护理概述

一、社区护理的概念

美国护士协会(American Nurses' Association,ANA,1980)将"社区护理(community health nursing)定义为,公共卫生学与护理学理论相结合,以促进和维护社区人群健康的一门综合性学科。社区护理以健康为中心,以社区人群为对象,利用护理学和公共卫生学中的诸多概念和技术,通过广泛的、持续性的护理活动,维持和促进社区健康、预防疾病、减少残障,努力提高社区人群生活质量为最终目的"。

加拿大公共卫生学会认为"社区护理工作是专业性的护理工作,由有组织的社会力量合作开展的护理活动。社区护理工作的重点是家庭、学校或生活环境中的人群。社区护士除照顾健康人、病人及残疾人之外,还应致力于预防疾病或延缓疾病的发生,以减少疾病对人群的影响。同时,对居家病人或有健康问题的病人提供熟练的护理,帮助那些面临危机情况者度过难关,获得健康。为个人、家庭、社会团体提供知识,并鼓励他们建立有益于健康的生活习惯"。

根据我国社区卫生服务发展的特点,社区护理可定义为"综合应用护理学和公共卫生学的理论与技术,以社区为基础、以人群为对象、以服务为中心,将医疗、预防、保健、康复、健康教育、计划生育等融于护理学中,并以促进和维护人群健康为最终目的,提供连续性的、动态性的、综合性的护理服务"。

综合以上概念,可以看出社区护理是公共卫生中的一个重要组成部分,护理学和公共卫生学的知识和技能相结合,以社区内个人、家庭和群体为服务对象,提供促进和维持健康、预防疾病与残障、早期诊断和早期治疗等具有连续性、动态性及全科性的服务,使个体、家庭或群体的健康状况达到最佳水平。

二、社区护理的特点及工作方式

(一)社区护理的特点

1. 以促进和维护健康为中心　社区护理的主要目标是促进和维护人群的健康,其服务宗旨以预防保健为主、医疗为辅,为辖区居民提供健康服务。

2. 服务对象为社区整体,以家庭及个人为基本服务单位　社区护理的对象是社区全体人群,即包括健康人群和患病人群,不是单纯只照顾一个人或一个家庭。

3. 具有高度的自主性和独立性　社区护士工作范围广,有时深入家庭,单独解决所遇到的健康问题。因此,与医院护士相比,社区护士需要具备较强的独立工作能力和高度的自主性。

4. 需要与多方人员合作　社区护士不仅要与不同领域的医疗保健人员密切合作,还要与社区的行政、福利、教育、厂矿、政府机关等机构人员合作;同时,也需要利用各种社区的组织力量,如家政学习班、社区事业促进委员会、老年协会等社区组织力量,动员公众的参与来开展工作。

5. 采用综合性的护理方法　为社区群体、家人或个体提供连续性的护理、卫生管理服务,以及有关预防、保健知识的普及性教育,以促进健康、维护健康。

6. 提供全方位服务　提供具有可及性、连续性、方便性、主动性、政策性、综合性、独立性及初级医疗卫生保健服务。

(二)社区护理工作方式

社区护士在为社区个人、家庭及群体提供护理服务时主要采用综合性(generalized)社区护理方式和专科性(specialized)社区护理工作方式,两者比较见表1-1所示。

1. 综合性社区护理方式　社区护士针对社区全体居民提供疾病预防及管理、健康促进等服务时采用综合性护理方式。利用该方式在获得社区信任的同时可全面掌握该社区的健康需求,避免服务的重复提供,节省时间。

2. 专科性社区护理方式　是以护理工作的特殊性来分配工作,每位社区护士均担任相关专科护理服务工作,如长期卧床患者护理与功能锻炼、糖尿病患者家庭护理和居家病人临终关怀等。此护理方式适用于该社区出现某些特殊健康问题的人群。

表 1-1　社区护理工作方法的比较

	综合性社区护理方式 (generalized C. H. N. *)	专科性社区护理方式 (specialized C. H. N. *)
优　点	可以全面掌握社区问题; 易获得社区信任,利于问题解决; 节约时间,减少护理人力资源的浪费; 提供多种服务时可以避免重复提供; 社区护士可学习多领域的知识	社区护士易精通某一专科领域知识; 与特殊群体易形成较深的信赖关系
缺　点	社区护士不能精通某专科领域,在专业性方面具有一定局限性	无法全面掌握社区问题; 无法获得全体社区的信任; 存在多个健康问题的服务对象,易出现服务重复提供的现象

* Community Health Nursing

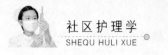
三、社区护理的内容

1.提供社区健康护理　收集、统计、分析及整理各项卫生资料,评估社区健康水平、环境因素、与健康相关的服务、社会政策等,并采取相应措施解决社区存在的健康相关问题,如处理和预防紧急意外事件、传染病的消毒和隔离等。

2.提供个人及其家庭护理　通过家庭访视和居家护理等方式了解和发现个体及家庭存在的健康问题,并提供相应护理措施和保健指导。

3.提供社区保健服务　为社区妇女、儿童、老年人及慢性病患者等特殊群体提供预防、保健等服务。

4.开展社区健康教育　为社区具有不同健康需求的个体、家庭和群体提供相应的健康教育。教育内容主要围绕预防保健、健康促进等内容进行,由此增强居民预防疾病、维持和促进健康的意识、纠正不良生活行为习惯,进而提高社区整体的健康水平。

5.开展计划免疫与预防接种　参与社区儿童的计划免疫任务,进行免疫接种的实施和管理。

6.进行定期健康检查　与全科医生等合作进行定期健康普查的组织、管理,并建立居民健康档案。

7.实施社区慢性病等病人的管理　为社区高血压、糖尿病等慢性病病人、传染病病人及精神障碍者提供相应的健康管理服务。

8.提供社区急危重症病人的转诊服务　在社区无法进行妥善抢救和管理的急危重症病人,应安全转诊到相应医疗机构,使其得到及时、必要的救治。

9.提供社区临终护理服务　帮助临终病人减少痛苦、安详走完人生最后一段,同时尽量减少对其家庭成员带来的影响;为社区临终病人及家属提供所需的综合护理服务。

10.参与社区卫生监督管理工作。

四、社区护士的角色和素质要求

(一)社区护士的角色

1.护理服务者　是社区护士的基本角色。社区护士利用基本护理技能、观察能力、沟通能力、健康教育能力和咨询能力,在考虑服务对象生理、心理、社会、文化、生活环境及背景的基础上,为社区不同人群提供其所需要的护理服务。

2.初级卫生保健者　社区护士工作在一线卫生保健机构,且通过家庭访视等方式能够接触到较多的社区居民,深入了解健康情况,是实施预防保健工作的最佳人选。社区护理的首要任务是如何帮助人们远离有害因素、预防疾病,维持及提高人们的健康水平。

3.社区卫生代言人　社区服务对象的健康相关利益、安全等受到威胁,或有不道德、不合法或不符合其意愿的事情发生时,社区护士应采取措施予以制止,以保护其安全及利益;在社区服务对象没有能力分辨或不能充分表达自己意图时,社区护士应为其辩护。

4.健康教育者和咨询者　健康教育是社区护士的一个重要角色。社区护士通过健康教育使服务对象具有自我健康管理能力,并提高其自行获取健康信息及合理利用保健资源的能力。社区护士通过咨询明确服务对象的健康问题及需求,帮助其选择适宜的方法应对健康问题。

5.组织者与管理者　社区护士作为卫生保健机构重要成员,常负责人员、物资和各种活动的安排,或组织社区不同人群参加健康教育活动,不仅对活动形式进行组织管理,同时也对其内容和质量进行监控和管理。

6.协调者与合作者　社区护理涉及面广,社区护士经常需要与全科医生、康复师、营养师及行政管理部门、民警、环保、社区等工作人员的合作,才可有效解决社区健康问题。

7.观察者与研究者　社区护士需有敏锐的观察能力,以便及时发现社区健康问题,如儿童生长发育问题、社会环境危险因素等,能够及时发现疾病的早期症状、治疗效果、用药反应等。同时社区护士亦应与其他卫生服务人员合作或独立开展社区护理相关研究,了解社区健康问题、健康行为及致病因素等,并通过研究进一步丰富社区护理理论及专业知识领域,以推动社区护理学科的发展。

8.个案管理者　社区护士需针对慢性病人等进行个案管理。其主要目的是在充分评估的基础上,利用社区资源,协调各类服务,为服务对象的个案提供整体、连续性的服务。

(二)社区护士的素质要求

根据2002年1月卫生部《社区护理管理的指导意见(试行)》规定:

1.具有国家护士执业资格并经注册。

2.通过地(市)以上卫生行政部门规定的社区护士岗位培训。

3.独立从事家庭访视护理工作的护士,应具有在医疗机构从事临床护理工作5年以上的工作经历。

五、国内外社区护理发展史

(一)国外社区护理发展史

1.宗教及慈善阶段(公元后—1859年)　社区护理的早期发展与宗教、慈善事业有着密切的关系。公元399年,基督教会的法希奥拉(Fasciola)修女创建了第一个慈善医院来收容病人。1669年,圣文森·德·保罗(St. Vincent de Paul)在巴黎创立了"慈善姊妹社",为病人及贫困人群提供帮助,这是历史上社区访视护理的开始。

2.地段访问护理阶段(1860—1900年)　英国利物浦的企业家威廉·勒斯朋(Willian Rathbone)因妻子患慢性疾病卧床在家,罗宾森夫人到其家中进行护理,减轻了病人的痛苦。他深感家庭护理的必要性,于1859年在罗宾森夫人的帮助下在利物浦成立了第一个地段访视护理机构,并获得南丁格尔护士学校合格护士的协助。后来,又与利物浦皇家医院合办护士训练学校,学生毕业后成为"保健护士(health nurse)"。他们当时把利物浦分为18个地段,由各地段的保健护士从事疾病照顾、环境卫生及疾病预防等工作。1874年,伦敦成立了全国访问贫病护士协会,各地设有分会。

美国第一个地段访视护士是弗朗西斯·鲁特(Frances Root),她于1877年开始在纽约对贫困人群进行家访。随后在波士顿、费城等地也相继成立地段护理组织。但此时的社区护士多为未受过良好护理教育的妇女,访问对象多是患病的贫困群体,经费来源多为慈善救助。1885年,在纽约成立地段访视社,后统一命名为"访视护士协会(Visiting Nursing Association)"。在此期间,美国亦开展了相关服务,先在纽约附近开始家庭访问护理,后不

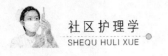

断扩展。至 1890 年,相关的访问护士机构已有 21 家。

3.公共卫生护理阶段(1900—1970 年) 美国护士丽连·沃德(Lillian Wald)于 1893 年在纽约的亨利街成立服务中心,提供当地所需的各项护理服务,是使用公共卫生护理名称的第一人。她主张公共护士具有自身独特的职能,在不依附医生的情况下能够更好地发挥护理功能;致力于学校环境卫生改善和防治学生传染病,创立学校卫生;成立儿童局,从事妇幼卫生研究,促使当局关注妇幼群体的卫生问题;护理服务对象从贫病者扩大到一般群体,采取收费和聘用公共卫生护士制度。1893 年,成立了公共卫生护理学会,并制定了公共卫生护理服务的原则和标准,提出了公共卫生护理教育的课程标准,并逐步纳入大学教育中。

此后,美国经历了第二次世界大战,为促进国民健康、教育及环境等的改善,政府制定了一系列法令,在大学中设奖学金,促进公共卫生护理教育发展。1950 年后,公共卫生护理工作从家庭走向社区。

4.社区护理阶段(1970 年—现在) 1970 年,露丝·依瑞曼首次使用"社区护理"一词,将公共卫生护士与社区护士进行了区别,并认为社区护理是护士在各种不同形式的机构内进行多项的卫生工作,指出社区护理的重点是社区。社区护理工作的特点是:护理对象是整个社区群体,而不是仅对刚出院的病人或慢性病病人;护士角色不局限于照顾病人,而扩大至健康教育者、咨询者、策划者,以及开业护士及病人的代言人;凡从事健康服务的人员均应合作。

目前发达国家如美国、英国等的社区护理体系比较完善,已具有较高素质的社区护理队伍、较好的社区护理教育体系以及社区护理模式,在社区健康教育和健康促进工作上有较好的理论体系和实践基础。其中家庭护理已法制化、规范化,成为一个相对独立的社区护理服务体系。

(二)我国社区护理发展史

1925 年,北京协和医学院教授格兰特在北京创办"第一公共卫生事务所",培养公共卫生护理专业人员。1932 年,政府设立了"中央卫生实验处"训练公共卫生护士。1936 年,创办包括公共卫生护士在内的"公共卫生人员训练班"。1945 年,北京协和医学院成立了公共卫生护理系,课程包括健康教育、心理卫生、家庭访视与护理技术等。

新中国成立后,北京协和医学院停办,卫生事务所改为各城区卫生局,局内设防疫站、妇幼保健所、结核病防治所等,一部分医院开设地段保健科或家庭病床。当时护校课程中未设公共卫生护理,虽然城市及农村都设有三级卫生保健网,但参加预防保健的护士寥寥无几。

20 世纪 80 年代初,部分医院设立了家庭病床,为慢性病患者及不需要住院的病人提供医疗和护理服务。1983 年,我国开始恢复高等护理教育,在高等护理教育课程中增加了护士预防保健意识和技能的训练,但大多没有设立社区护理专业。1996 年 5 月,中华护理学会在北京召开了"全国首届社区护理学术会议",会议倡导要发展及完善我国的社区护理事业,重点是社区中的老年人护理、母婴护理、慢性病护理及家庭护理等。1997 年,首都医科大学设立了社区护理专业,并于同年开始招生。同年,根据《中共中央、国务院关于卫生改革与发展的决定》中"积极发展社区卫生服务,逐渐形成功能合理、方便群众的卫生服务网络"的决定,明确了我国社区卫生服务工作的目标,较好地推动了社区卫生服务工作的进程,社区护理也得到了相应的重视和发展。之后,卫生部于 2000 年及 2002 年相继印发了《社区护士岗位培训大纲(试行)》及《社区护理管理指导意见》,我国各地区开始建立各种形式的社区护理机构,积极探索社区护理工作。2006 年以后,国家陆续出台了一系列社区卫生服务政策,一些大城市已初步建立了以社区为基础、以人群为对象、以服务为中心,融预防、医疗、保健、护理和健康教育为一体的连续、综合的社区卫生服务模式。但是目前我国社区护理尚处于发展阶段,社区护理知识、理论及教育有待于进一步提高。

第三节 社区护理相关模式与理论

社区护理相关理论可以科学地界说和系统地解释社区护理领域内的现象、事实和关系,提供护理干预措施的框架和预测护理活动的结果。社区护理实践以护理学、保健学等理论为指导来维护并增进社区健康,作为社区护士了解相关理论并将其应用于实践是非常必要的。

一、纽曼系统模式

(一)理论背景

贝蒂·纽曼(Betty Neuman)出生于 1924 年美国俄亥俄州的一个农场主家庭。1947 年在俄亥俄州阿克伦城人民医院获得护理学大专学历,随后在洛杉矶的一所医院先后担任临床护士、护士长,参与内外科、传染科、重症监护室的临床教学工作,并担任过学校和工厂的保健护士。1957 年纽曼在加州大学洛杉矶分校获得公共卫生护理学学士学位,1966 年获得公共卫生精神卫生护理咨询硕士学位,毕业后在加州大学任教。1985 年获西太平洋大学临床心理学博士学位,从此开始致力于精神卫生护理的研究和实践,成为该领域的先驱者。

1970 年,纽曼在加州大学硕士研究生的一门导论课上,提出了系统模式的基本观点。1972 年,在美国《护理研究》杂志上纽曼发表了系统模式。1982 年,纽曼的专著《纽曼的系统模式:在护理教育和护理实践中的应用》(*The Neuman Systems Model:Application to Nursing Education and Practice*)出版,于 1989 年、1995 年、2002 年 3 次更新版本,理论得到不断的完善和发展。

纽曼系统模式主要借鉴了系统理论、应激理论、预防层次理论等,用整体和系统的观点看待人与环境的持续互动,将人看做一个动态的开放系统。与其他护理理论不同的是该模式没有把护理服务对象局限于个人,而将其扩展至家庭、群体和社区,因此被广泛应用于社区护理领域。

(二)纽曼系统模式内容

纽曼系统模式围绕人的压力源和对压力的反应进行阐述。护理通过一级预防、二级预防和三级预防帮助个体系统恢复平衡状态(图 1-1)。

1.个体系统(client system) 个体系统是由生理、心理、社会文化、发展、精神 5 个变量组成的动态的开放系统,不断与内外环境中的压力源相互作用,以维持个体系统的稳定。纽曼系统模式用个体/个体系统取代了其他护理理论中"人"的概念,可以是个人、家庭、群体或社区。个体系统的稳定水平由基本结构或能量源、抵抗线、正常防御线、外层的弹性防御线和 5 个变量之间相互协调决定。

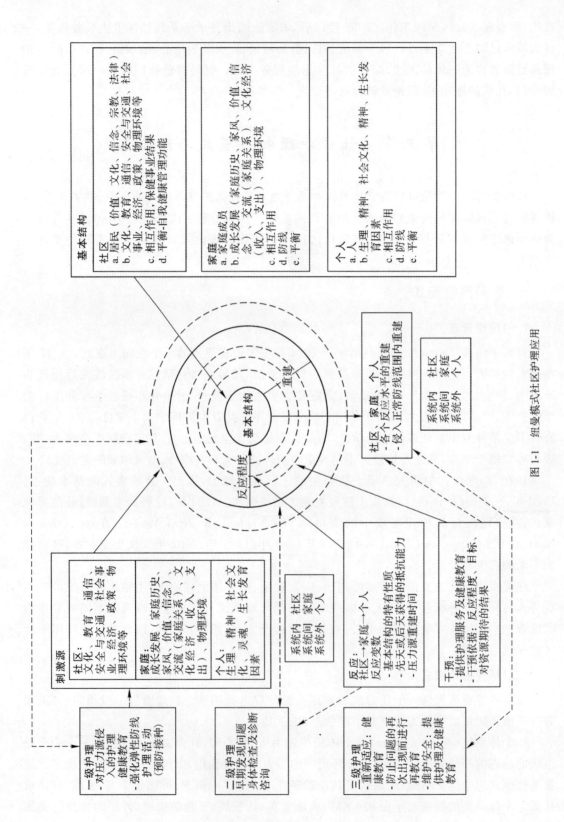

图 1-1　纽曼模式社区护理应用

基本结构

社区（价值、文化、信信、宗教、法律）
a. 居民、教育、通信、安全与交通等
b. 文化、经济、政策、物理环境等
c. 相互作用、保健事业结果
d. 平衡-自我健康管理功能

家庭
a. 家庭成员（家庭历史、家风、价值、信念、（家庭关系）、文化经济
b. 成长发展（收入、支出）、物理环境
c. 相互作用
d. 防线
e. 平衡

个人
a. 人
b. 生理因素、精神、社会文化、精神、生长发育
c. 相互作用
d. 防线
e. 平衡

重建

基本结构

反应程度

社区、家庭、个人
- 各个反应水平的重建
- 侵入正常防线范围内重建

系统内　社区
系统间　家庭
系统外　个人

刺激源

社区：文化、教育、通信事业、安全与交通、经济、政策、物理环境等

家庭成长发展（家庭历史、家风、价值信念、（家庭关系）、文化交流、经济（收入、支出）、物理环境

个人：生理、灵魂、社会文化因素、精神、生长发育

系统内　社区
系统间　家庭
系统外　个人

反应：
社区→家庭→个人反应变数
- 基本结构的特有性质
- 先天或后天获得的抵抗能力
- 压力源重建时间

干预：提供护理服务及健康教育
- 干预依据、反应程度、目标、对资源期待的结果

一级护理
- 对压力源侵入的护理
健康教育
- 强化弹性防线护理活动（预防接种）

二级护理
早期发现问题
身体检查及诊断
咨询

三级护理
重新适应：健康教育
- 防止问题的再次出现而进行再教育
- 维护安全及健康提供护理及健康教育

10

(1)基本结构/能量源(basic structure/energy resources):位于个体系统核心的同心圆圈状结构,是基本生命维持因素。就社区而论基本结构是组成社区的人(people),除了人口学特征之外,还包括价值、信念、历史等。居住在社区的人由相互作用、相互影响的子系统组成。基本结构一旦遭到破坏,个体系统便处于危险之中。

(2)抵抗线(line of resistance):围绕基本结构的一系列抵抗线,以基本结构外层的若干虚线圈组成,旨在保护基本结构的稳定。抵抗线是为了维护、保护社区的正常状态,采取应对措施抵抗来自外界环境的压力源。如设置免费诊所来诊断和治疗性病,设置消防队、派出所等维护社区安全状态。

(3)正常防御线(normal line of defense):是位于抵抗线外围的一层实线圈,体现了个体系统的稳定与健康程度。正常防御线是指社区为了维持长期稳定的健康水平所采取的应对措施,通过健康指标或社会决定因素反映,如预防接种率、新生儿死亡率、生活方式、问题解决能力等。

(4)弹性防御线(flexible line of defense):是位于正常防御线外围的虚线,是保护性缓冲系统,防止外界应激源直接侵入。弹性防御线通过法律、政治、意识决策等过程调节物质能量、信息的交换。如为减少医疗费支出政府收缩财政支出、社区居民联合应对洪水引发的传染病等。当弹性防御线不足以抵抗压力源的入侵时,压力源会侵犯到正常防御线。

2.压力源(stressor) 压力源是指来自环境中的、威胁个体系统的弹性防御线和正常防御线,引起紧张并影响个体系统稳定和平衡状态的所有刺激或力量。如来自于附近工业区的空气污染、社区卫生服务人力缺乏导致的部分卫生服务站关闭、家庭关系危机等。

3.护理活动 通过对来自环境的应激源可能产生的反应进行评估,对个体系统做出有目的的调整,避免或减少应激源及其带来的不良反应,尽可能达到或维持理想的健康水平,保持个体系统的稳定性。

(1)一级预防(primary prevention):发生在危险因素确实存在,而个体系统尚未对压力源产生反应之前。一级预防的重点是减少或避免压力源,加强弹性防御线,保护正常防御线,以避免压力反应的发生。干预措施包括预防接种和有关饮食、运动、睡眠、心理压力控制等方面的健康教育。目的是维护社区的最佳稳定状态。

(2)二级预防(secondary prevention):发生在压力源已穿过正常防御线,导致个体系统产生压力反应之时。出现健康相关问题时社区护士应明确压力源,采取相应的护理措施帮助个体系统早期发现、早期治疗,减轻和消除压力反应,加强内部抵抗线,保护基本结构。目的是重建社区的最佳稳定状态。

(3)三级预防(tertiary prevention):发生在基本结构及能量源遭到破坏之时,如洪水引发的大规模灾害、流感大流行、大规模失业等导致营养缺乏、医疗资源匮乏、忧郁症发病率增高等情况。社区护士应帮助恢复及重建社区功能,减少受害程度。目的是通过外部支持力量和继续保持能量,加强个体系统稳定或保护系统重建。

纽曼模式在社区护理中主要用于家庭评价的框架,用于指导家庭功能不良的评估和干预,防止虐待老年人;还是心肌梗死病人家庭康复的指导依据。

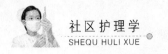

二、考克斯的健康行为互动模式

(一)理论背景

谢莉·考克斯(Cheryl L. Cox)于 1948 年出生在美国印第安纳州罗根斯波特市。1970 年毕业于田纳西州大学,获得护理学学士学位。1970 年获得范德比尔特大学护理学硕士学位,1982 年获罗切斯特大学护理学博士学位。曾担任过护士、家庭临床护士、护理学教师。考克斯的主要研究方向是慢性疾病病人的健康与危险行为、健康行为转变的动机及其影响。

1982 年,考克斯在《护理科学进展》(*Advances in Nursing Science*)杂志发表了"健康行为互动模式:研究理论描述"的论文,正式提出健康行为互动模式(Interaction Model of Client Health Behavior,IMCHB)。考克斯是国际护理组织"Sigma Theta Tau"的创始人之一,也是美国公共卫生协会(American Public Health Association)、癌症护理协会(Oncology Nursing Society)、行为医学学会(Society of Behavioral Medicine)的重要成员。

该模式主要阐述了服务对象的独特性、服务对象与专业人员的互动对健康行为的影响及其与健康结局的关系;将服务对象的独特性考虑到健康行为的影响因素中,强调服务对象的主体性,认为服务对象有能力获得健康相关信息,并对健康相关行为作出自己的选择。目前该模式已广泛应用到护理的各个领域,包括临床护理实践指导、健康筛查、健康行为指导、健康行为的变量评估以及护理干预中变量选择及工具的发展。

(二)健康行为互动模式的主要内容

该模式主要由 3 个要素构成,即服务对象的独特性(client singularity)、服务对象—专业人员的互动(client-professional interaction)、服务对象的健康结局(client health outcomes)。该模式的重点是动态的服务对象与医护人员的互动(图 1-2)。

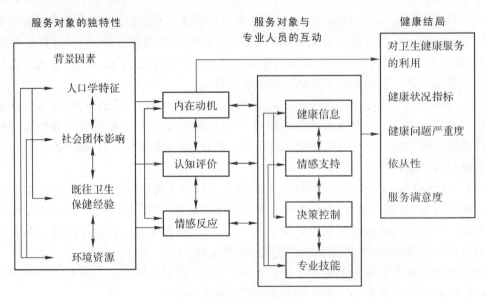

图 1-2　健康行为互动模式

1. 服务对象的独特性　考克斯认为背景因素、动态变量(内在动机、认知评价、情感反应)构成了服务对象的独特性。由于背景因素较为稳定,不易发生改变,因此社区卫生服务人员主要针对动态变量进行干预。

（1）背景因素：包括人口统计学特征、社会对服务对象的影响、既往卫生保健经历、环境资源（如经济资源、对卫生保健设施利用的可及性）等。背景因素是该模式的基础，这些背景因素相互影响，并随时间变化影响特定的健康行为。如服务对象的社会经济地位低与社会团体的消极影响、卫生保健普及性差等因素相互作用，会导致不健康的饮食习惯或不按时进行产前检查等行为。

（2）内在动机：是该模式的一个主要要素，指服务对象追求健康的需求和动机。服务对象的需求、愿望、选择、自我决策是行为的影响因素。人不断与环境互动、并适应环境，在这种互动中，服务对象的"自己有能力、能自我决策"的情感体验可为个体提供一种内在的奖赏，以增强其维持健康行为的动机。

（3）认知评价：指服务对象对目前健康状况、健康相关行为、与卫生保健服务人员关系等的感知。社会文化因素、个体资源等背景因素直接影响个体的认知评价。例如，在特定情况下，宗教影响服务对象对流产及相关行为的认知评价。

（4）情感反应：情绪可阻碍或促进认知活动，最终影响健康行为决策。例如，焦虑、恐惧、内疚、愤怒、悲伤、嫉妒等负性情绪会通过分散注意力而干扰认知评价。同样，认知评价也会唤起相关情绪。如当服务对象对阴道检查有负性认知评价时，会唤起其对疼痛的恐惧反应，反过来影响宫颈涂片标本的成功采集。由此可见，认知评价与情感反应互相调节，并影响相关行为。

2. 服务对象—专业人员互动 考克斯认为服务对象与专业人员的互动对卫生保健行为有重要影响，该部分包括四个要素，即健康相关信息（health information）、情感支持（affective support）、决策控制（decisional control）和专业技能（professional/technical competencies）。

（1）健康相关信息：卫生保健人员为服务对象提供健康相关信息是促进健康行为的重要方式。信息的性质（抽象还是具体）、内容（有无针对性）、提供信息的方式（健康手册、专题讲座）、信息的量及提供信息时服务对象的状态等都会影响健康相关信息的接受效果。社区护士的主要功能之一是在评估服务对象独特性的基础上为其提供适宜的、服务对象所需要的信息或进行健康教育。

（2）情感支持：是社区护士对服务对象情感反应的照顾，主要包括情感激励以及构建信赖关系。如果社区护士仅提供健康相关信息，忽视情感支持，则可能对服务对象的情感反应、认知评价产生消极影响。特别是服务对象的情感反应处于焦虑等状态，社区护士应先使其情感反应降至一定水平，才可以进一步改变其认知评价。

（3）决策控制：社区护士应认识到服务对象拥有参与自身健康行为决策的能力和期望。参与健康决策可增强服务对象的自我效能感，并能促进健康相关行为的承诺。由于每个服务对象具有不同的生活背景及独特性，决策控制具有较大的个体差异。一般能进行决策控制的服务对象更倾向于采取健康行为，或愿意参与健康相关的活动。另外，如果服务对象由于缺乏正确的信息，对疾病的认知评价不正确，决策控制就会受到限制。因此，应根据每个服务对象的特点，提供决策控制有关的信息，使其产生控制感，积极采取有利于健康的行为。

（4）专业技能：是服务对象依赖社区卫生服务人员提供的专业技能，如脑卒中病人出院后的康复训练。服务对象的依赖程度增加，其决策控制需求降低，对情感支持的需求就会增

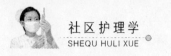

加。因此,应主动采取相应措施减少服务对象对卫生服务人员技能的依赖性。

3. 健康结果 健康结果的主要要素是健康行为的测量,主要包括 5 个方面:①对卫生保健服务的利用:指利用卫生资源所做的健康促进行为,如产前检查、定期健康体检等;②健康状况指标:表示健康结局,如青少年吸烟率、慢性病患病率、孕产妇死亡率等;③健康问题的严重度:包括健康问题的发展和转归,如亚健康状况进一步发展成高血压等慢性病;④依从性:指为确保积极的健康结局所采取的必要行为,如糖尿病病人的血糖自我监测、乳房自检等;⑤服务满意度:服务对象对卫生服务人员提供的服务满意程度,可预测服务对象今后健康行为情况,如对服务满意度高的居民会更积极参加健康促进活动。健康结果要素代表了规范的护理干预模式构成的有效性测量。

健康行为互动模式已被广泛应用于探讨社区老年人的背景因素、内在动机、认知评价、情感反应对其健康行为的影响,如服务对象与卫生保健人员的互动对孕妇健康行为及其健康结局的影响。此外,该模式还应用于指导降低青少年癌症病人药物滥用、预防青少年攻击性行为、促进学龄期儿童饮食和运动相关行为、癌症患儿的健康行为、老年女性的规律锻炼、糖尿病病人的饮食控制、精神病病人的服药依从性、军人体重控制、戒烟等护理实践。

三、奥瑞姆的自理缺陷护理理论

(一)理论背景

奥瑞姆(Dorothea E. Orem)于 1914 年出生在美国马里兰州巴尔的摩市。1934 年在美国华盛顿普罗维登斯医院护校的护理证书班毕业,先后从事过儿科、内外科、急诊室等临床护理工作。1939 年,在美国天主教大学获得护理学学士学位,到普罗维登斯医院底特津护校任教。1945 年,在天主教大学获得护理学硕士学位,担任普罗维登斯医院底特津护校校长。1959 年在天主教大学任教,并担任护理系主任。1965 年,与天主教大学教师共同创办了护理模式委员会。1970 年开办自己的咨询公司。

奥瑞姆在 1971 年出版的《护理:实践的概念》(Nursing:Concepts of Practice)一书中正式提出自理缺陷护理理论(Self-care Deficit Theory of Nursing)。该书多次再版,并将服务对象由个人延伸到家庭、群体及社会。她认为自理是"个体或社区为了维护、增进自身的健康、安宁、生活而采取的行为"。该理论主要强调了服务对象应对健康相关的自我照护行为负责,必要的护理介入只是为了帮助人们提高自我照护能力,以增进健康,提高生活质量。

奥瑞姆的自理缺陷护理理论是护理实践中应用最为广泛的理论之一,由自理理论(the theory of self-care)、自理缺陷理论(the theory of self-care deficit)和护理系统理论(the theory of nursing system)三个部分组成。自理理论解决"什么是自理、人有哪些自理需要"的问题;自理缺陷理论解决"什么时候需要护理"的问题;护理系统理论解决"如何通过护理系统帮助个体满足其治疗性护理需要"的问题。其中自理缺陷理论是该理论的核心。

(二)奥瑞姆自理缺陷护理理论的主要内容

1. 自理(self-care) 指服务对象为维护生命和健康而采取的一系列活动,也称自护、自我护理或自我照顾。在正常情况下,成人能主动照顾自己。对于婴幼儿、儿童、老年人、病人、残疾人等依赖他人照顾的个体,称为依赖性照护。

2. 自理需要(self-care requirement) 指在某个时期内服务对象通过使用有效方法和

途径来满足自身功能、成长以及健康不佳时的自理需要的总和。分为一般性自理需要、发展性自理需要和健康不佳时的自理需要。

(1)一般性自理需要(universal self-care requirement)：也称日常生活需要,是指人在生命周期各个发展阶段必不可少、与维持人的结构和功能完整性的需要。主要包括空气、水、食物、排泄、休息与活动、独处与社会交往、预防或避免对生命或健康有害的因素、增进功能等。如垃圾及废弃物处理、增进家庭与其他社会成员的交往、为儿童或老年人提供安全的家庭环境等。

(2)发展性自理需要(developmental self-care requirement)：指服务对象为了满足自身成长所具备的需要,如母亲对婴幼儿进行排便训练,以满足其能够正常排便的需要;在成长过程中经历失业、丧偶时能够进行自我心理调节的需要等。

(3)健康不佳时的自理需要(health deviation self-care requirement)：指服务对象在疾病、受伤或残疾时出现的自理需要,或由于采取诊断性或治疗性措施产生的需要。如寻求恰当的健康保健服务、有效地执行医嘱、社区卫生服务人员的健康指导内容、适当调整自我概念和自我形象以接纳健康不佳的事实等,学会应对以避免或减少不良后果的需要。

3. 自理能力(self-care agency) 指服务对象能够进行自理活动或经过护士健康教育习得的能力。护士可通过帮助、指导或护理措施满足服务对象健康不佳时的自理需要。

4. 自理缺陷(self-care deficit) 自理能力或依赖性照顾能力不足以满足自理需要时会出现自理缺陷。自理能力与自理需要之间的平衡被破坏,个体需要借助外界力量,即护士的帮助来恢复平衡。

5. 护理系统(nursing system) 是指为了满足服务对象治疗性自理需要,护士与服务对象各自需要承担和实施的护理内容及护理措施。奥瑞姆将护理系统分为三类:全补偿系统、部分补偿系统和辅助—教育系统(图1-3),并在每个护理系统中,界定了在满足治疗性自理需要过程中护士与服务对象的职责及其应采取的行动。

(1)全补偿系统(wholly compensatory nursing system)：是指服务对象没有能力进行自理活动时需要护士给予全面帮助,即由护士负责照顾服务对象以满足其全部需要。护士必须"替"这类服务对象做所有的事,方能满足其自理需要;代偿服务对象在自理上的"无能为力",并支持和保护服务对象。

(2)部分补偿系统(partly compensatory system)：是指服务对象有能力进行一部分自理活动,不能完成的自理活动护士应根据需要给予帮助、调整,以弥补其自理方面的不足。

(3)辅助—教育系统(supportive-educative system)：是指服务对象虽然有自理能力及自理所需资源,但是需要护士提供咨询、指导和教育。护士的职责是帮助服务对象制定决策、控制行为、获取知识和技能,提供和促进自理能力,如糖尿病病人在护士的指导下正确控制饮食、运动、情绪、监测血糖和胰岛素注射等。

随着社会的发展和疾病谱的改变,慢性病越来越成为困扰人们健康的主要问题。慢性病大多数是终身疾病,要求病人能够通过自我护理达到控制疾病、促进健康、改善生活质量的目的。因此,评估并帮助慢性病病人、提高自理能力成为社区护理工作的主要任务之一。如在社区老年人、残障者及脑卒中、糖尿病、老年痴呆等病人的护理中,应强调社区护士的教育、支持和指导作用,在评估病人现有能力的基础上挖掘病人的潜能,指导病人及其照顾者学习相应的知识和技能,提高和促进病人的自理能力。

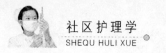

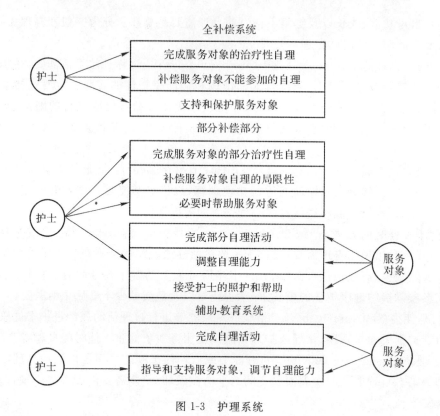

图 1-3 护理系统

（李冬梅）

第二章　社区护理程序

社区护理程序(community nursing process)是以社区为服务对象,为增进和恢复社区健康运用护理程序而进行的一系列有目的、有计划的工作方法,包括社区护理评估、社区护理诊断、社区护理计划、社区护理干预、社区护理评价五个步骤。

社区护理程序有助于社区护士有效掌握社区健康问题,有系统、有组织地收集资料并加以整理与分析,确定社区现存的、潜在的健康问题,确立优先顺序,以此为依据制订计划、评价的过程。

第一节　社区护理评估

社区护理评估(community nursing assessment)作为社区护理的第一步,是指有系统、有组织地收集社区健康相关资料,并对资料进行整理和分析的过程,目的是明确社区的健康问题及其影响因素。社区护理评估是确立社区护理诊断和实施有效社区护理措施的依据,也是评价社区护理效果的参考。

一、社区护理评估的内容

以社区为评估对象,系统收集社区现存的或潜在的健康问题及其相关因素、社区居民的健康信念和价值观、社区居民的保健知识、社区卫生资源的便利性及居民对卫生资源的利用情况等。为了收集更加翔实的资料,与居民建立良好的人际关系是非常重要的。社区护士收集的资料包括三大部分,即社区的基本情况、社区的人群特征及社区的社会环境。

(一)社区地理环境

1. 社区的地理位置　社区所处地理位置、区域范围、面积大小、与整体大环境的关系等。社区护士收集社区范围内的人群及互动的相关资料,查找影响社区健康的因素。

2. 自然环境　社区的自然环境可影响社区的健康。评估时需注意有无特殊的自然环境,例如是否有河流、山川,这些自然环境是否会引起洪水、泥石流、台风等,对健康或生命有无威胁,社区居民是否很好利用自然环境等。

3. 气候　社区的湿度、温度、有无风沙、有无应对气候骤变的应急措施,以及气候的变化是否影响到居民健康。

4. 动植物分布情况　了解社区内有无有毒、有害动植物及居民对其利弊的理解,宠物饲养情况及接种疫苗等饲养管理情况,社区绿化情况等。

5. 居住情况　居住条件、住房结构、户数、换气及采光状况、饮水、邻里关系等情况。

6. 其他　大气、污水和废物处理、空气质量、动物控制(如暴露于狂犬病和其他人畜共

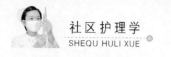

患性疾病)、劳动保护、职业病及职业中毒等情况。

（二）社区的人群特征

1. 社区人口结构　包括社区的人口数量、性别、年龄、教育程度、婚姻、分娩及计划生育、经济水平、职业、家庭结构、人口流动情况、宗教、民族、文化习俗、信念、价值观等。

2. 社区人口健康状况　包括社区内人口出生率、死亡率（如孕产妇死亡率、新生儿及幼儿死亡率)、平均寿命、死亡原因、主要疾病谱、患病率、残障率、高危人群数等。一般而言，社区人口的死亡率和患病率可以作为衡量社区人口健康状况的主要指标。

3. 健康相关行为　根据哈律士(Harris)和顾坦(Guten)的建议,健康行为可分为五类：①基本健康行为：指一系列日常生活中基本的健康行为,如积极的休息与睡眠、合理营养等；②预警行为：预防事故发生以及事故发生后如何处置的行为,如驾车系安全带、火灾发生后自救等；③保健行为：指合理、正确使用医疗保健服务以维护自身健康的行为,如预防接种、定期体检等；④避免环境危害行为：是指环境污染或生活紧张事件等；⑤戒除不良嗜好行为：主要指吸烟、酗酒和吸毒等行为。此外,还应收集意外事故发生后的自救、定期体检、健康保险状况、医疗机构利用状况等。

4. 社区发展史　包括社区建立的年代、发展过程、重大历史事件等。

（三）社区的社会环境

1. 社区经济状况　包括社区内主要经济活动类别、居民收入及消费水平、就业率、失业率。社区经济状况决定了对社区卫生服务事业的资金投入及居民医疗资源的利用程度。

2. 卫生保健状况　收集社区可提供健康服务机构的种类、数量、功能及地理位置,提供服务的范围、时间、收费、技术水平、就诊人员特征等情况,以及卫生服务资源的利用率及居民的接受和满意度。同时,评估社区的转诊程序,以及保健机构与其他机构配合情况。

3. 交通与安全状况　交通状况的评估包括社区居民交通利用情况（如居民就医时的交通便利情况等)、社区内交通事故发生率及其影响因素、残疾人无障碍设施等。安全状况评估包括治安状况、消防设施,如消防通道、灭火器、派出所、消防队等。

4. 通讯状况　社区通讯功能是否完善直接影响到能否顺利向社区居民传播健康相关知识。主要评估居民常用信息获取途径,如电视、收音机、电话普及率,以及报纸订阅率及邮件服务系统等。通讯系统是提供社区健康教育的重要工具。

5. 社会服务及福利机构　包括为社区居民提供衣、食、住的服务机构和对这些机构的利用情况,以及托儿所、幼儿园、养老院、老年大学、残疾人设施、家政服务公司等满足特殊群体的设施和机构。

6. 娱乐及健身设施　包括娱乐及健身场所的类型、数量、分布、利用及居民满意度等情况。健康的娱乐和健身活动能够提高社区居民的生活质量,减少疾病的发生。

7. 教育情况　社区教育程度在某种程度上可以决定社区群体的经济地位、健康服务获得、阅读及对健康信息的理解能力。评估内容包括社区居民的教育程度,以及正式与非正式教育机构的类型、数量、地理分布、师资、教育经费投入等情况。对于学校教育应评估健康教育情况、性教育、校园午餐计划（如营养饮食）等。

8. 政治体系　政治体系的支持关系到社区发展和卫生计划的可执行性。评估内容包括社区健康保健相关政策、政府对大众健康的关心程度、卫生服务费用的投入,以及社区主要政府机构(如居委会、民政部门)的运营情况等。

9. 宗教信仰 宗教信仰可影响社区居民的生活方式、价值观和健康行为。评估内容包括有无宗教团体、宗教信仰种类、信徒人数、信奉程度、信奉方式、活动场地等。

为提高评估的效果和效率,社区护理人员在评估前可根据实际情况和社区的具体需求将以上评估内容加以取舍,制订评估简况表。

二、社区护理评估的方法

社区护士评估时所收集的资料包括主观资料和客观资料。主观资料是通过访谈直接从社区居民处获得的资料,客观资料是从家属、邻居、社区居民、社区领导者、文献等获得的资料。社区护士应根据不同的目的、不同的调查对象选择不同的评估方法。

(一)重点人物访谈法

访谈法是通过与评估对象进行面对面的、有目的的交谈来评估个人或社区存在的健康问题的方法。重点人物访谈时可以寻访居住或工作在社区、深入了解社区的人(如社区中正式或非正式领导人),调查社区发展的过程、社区的特性、社区的主要健康问题及需求。访谈可以在短时间内获得大量的信息,应答率高,适用范围广,资料较深入、完整,有时还可获得非常有价值的资料。

(二)问卷调查法

问卷调查是在某一特定时间内、对某一特定人群进行的调查,可采用普查或抽样调查方法。抽样调查是社区调查常用的方法之一,分为单纯随机抽样、系统抽样、分层抽样或整群抽样等,而普查则需要大量的人、财、物方面的投入。至于何时采用何种方法,应根据工作中的实际情况决定。

(三)查阅文献

通过查阅全国性或地方性的调查资料、其他机构的卫生统计报告判断社区的整体状况,如人口普查、生命统计、疾病统计指标、机构的统计年报、调查报告、会议记录以及有关期刊、杂志、报纸等,是资料收集的重要途径。另外,还可通过了解社区的组织机构及数量、居委会负责人、社区人口特征、人员流动等情况收集社区健康相关资料。

(四)参与式观察

社区护士以社区成员的身份直接参与社区健康相关会议、社会活动、宗教活动及其他特殊活动。通过观察可以了解社区的价值观、决策过程、参与者特征、居民关心话题、社区文化等深层次资料。

(五)社区讨论

该方法是了解社区居民健康观念和态度的一种质性研究方法。可以在社区人群或学校会堂举办,组织者选择并要求相关人员参加讨论会。给社区居民提供发表意见和建议的机会,了解居民对社区健康问题的看法和态度,共同商讨并确认社区主要的健康需求。

(六)实地考察

实地考察又称挡风玻璃式调查(windshield survey)或周游社区调查法,是指护理人员利用自己敏锐的感官主动收集社区资料,了解社区居民生活形态、社区物理环境、住宅形态及

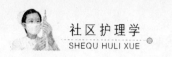

结构、社区居民聚集场所、各种服务机构的种类及位置、垃圾处理等情况。该方法常用的引导问题如表 2-1 所示。

表 2-1　挡风玻璃式调查法常用的引导问题

1. 社区活力

(1)社区里可以见到居民吗？他们都在做什么？

(2)社区里居住的都是哪些人？他们的年龄范围是多少？主要年龄段是什么(如老年人、学龄前儿童、年轻母亲、学龄期儿童)？

(3)最常见的民族或种族有哪些？

(4)你观察到的对象整体表现怎么样？他们看起来健康吗？你注意到有明显残疾的人了吗？比如需要辅助行走或坐轮椅的人，或那些有精神或情绪障碍的人,他们都住在哪里？

(5)你观察到那些营养良好或营养不良、消瘦或肥胖、健壮或体弱、蓬头垢面穿着暴露或衣着干净得体的人了吗？

(6)你观察到这个社区有旅游者或参观者了吗？

(7)你观察到滥用酒精或药物的人了吗？

(8)你看到孕妇了吗？你看到推婴儿车和带孩子的妇女了吗？

2. 社会和经济条件指标

(1)你观察到的家庭一般条件如何？他们是单亲家庭结构还是多成员家庭结构？有无房屋破旧或房屋改造？人们采用什么交通工具？有公共交通吗？是否有长椅和遮阳蓬的公共汽车站？通往医疗资源的交通运输工具是否可用？

(2)有公共建筑吗？状况如何？

(3)居民就业情况如何？附近有工作机会吗？如工厂、小型企业或军事设施。可见到失业人员吗？如无家可归的人。

(4)你见到人群在街头集结吗？他们看起来如何？他们在做什么？

(5)这里是农村地区吗？有农场或农业型企业吗？

(6)你见到季节性员工了吗？如移民或打短工者。

(7)你见到有妇女在街道上徘徊吗？她们在做什么？

(8)你观察到儿童或青少年在白天上课时间离校吗？

(9)你观察到有趣的政治运动或问题了吗？如运动标志。

(10)你发现广告牌、广告、标志、广播站或电视台有健康教育内容吗？这些方法是否适合当地居民？

(11)适宜的学校和日托中心种类有哪些？

3. 卫生资源

(1)你见到医院了吗？它属于哪一类型？地点在哪里？

(2)有诊所吗？它们都为谁提供服务？有家庭服务计划吗？

(3)有医生和牙医行医场地吗？他们是专科医生还是全科医生？

(4)你见到养老院、康复中心、精神卫生诊所、酒精或药物治疗中心、无家可归或受虐者庇护所、健康诊所、卫生部门相关设施、计划生育服务设施或药房了吗？

(5)这些资源对解决该社区存在的问题是否适合和充足？

4. 健康相关环境条件

(1)是否有土壤、水源及空气污染的可能性？

(2)房屋卫生条件怎么样？房屋是否拥挤、肮脏或需要翻修？窗户是否有玻璃？

(3)公路条件如何？是否有坑洞？排水系统是否到位？有无低水位通道及是否有警示性标志？有足够的交通信号灯和标志、人行道及路缘和镶边石吗？铁路道口是否装有警示性标识或路障？街道和停车点是否照明充足？这里是交通繁忙地带或农村道路吗？有弯曲及其他因素使道路存在危险性吗？

(4)有残疾人无障碍设施配套建筑物、人行道吗？

(5)你观察到娱乐设施和操场了吗？它们是否投入使用？有基督教青年会或社区中心吗？有日间护理设施或学前班吗？

(6)有儿童在街道、胡同、院落或公园里游戏吗？

(7)你见到餐馆了吗？

(8)食品是否在街道上？人们是否在公共场所进食？有垃圾箱及坐椅吗？公共洗手间是否可用？

(9)你观察到是否有蚂蚁、苍蝇、蚊子或啮齿类动物？

5.社会功能

(1)你观察社区的家庭了吗？家庭结构和功能怎么样？谁在照顾孩子？他们采用什么样的管理方式？是否不止一代人？

(2)有社会组织或地方组织吗？

(3)你观察到的社区宗教信仰是什么？

(4)你观察到的社区凝聚力怎样？附近有什么组织努力以改善社区生活条件？有社区互助吗？

(5)有多少教堂？分别属于何种类型？

(6)你观察到某些社会问题了吗？诸如帮派活动、青少年犯罪、药物或酒精滥用或未成年少女妊娠。

6. 对于健康的态度及健康护理

(1)你观察到民间行医现象了吗？如植物或草药药店。有其他开业者吗？

(2)你发现卫生资源得到充分利用了吗？

(3)有预防性或健康护理活动吗？

(4)你观察到社区卫生改善措施了吗？你是否观察到健康公平？是否有关于健康相关事件、诊所或报告的广告？

三、社区护理评估资料的整理与分析

社区护士应以收集的资料为依据寻找社区及人群现存的或潜在的健康问题，并综合考虑社区的实力、与健康有关的问题、解决社区问题的意见或建议、社区护理活动的合作伙伴等。

(一)资料分类

社区护士将收集的资料进行不同的分类。社区护士可根据资料收集的概念框架或经验进行分类，也可按照本章前述的社区地理环境、人群特征、社会环境进行分类。

(二)资料概括

以分类的资料为依据概括并描述社区整体特征、历史背景及地理特征。为避免复杂冗长的文字描述，便于计算、分析、对比、直观地反映出事物间的关系，可采用表格法、图形法、地图绘制法等。

(三)资料的确认、比较

为了防止资料之间的不一致、资料遗漏等情况发生，对收集的资料进行再次确认，与其他社区资料、全国资料或之前的统计数据进行比较。在此阶段听取居民及同事意见等也会有所帮助。

(四)得出结论

通过对资料的分析、概括，可发现所收集到的资料的意义、社区健康需求，从而得出相关结论。

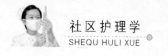
第二节　社区护理诊断

社区护理诊断(community nursing diagnosis)是指根据社区评估资料的分析结果,推断出社区现存的或潜在的健康问题及引起健康相关问题原因的过程。社区护理诊断是社区护理程序的第二步,也是最重要的一步,它是社区护士选择社区护理干预措施的依据。社区护理诊断的重点是社区整体健康,因此与临床上使用的护理诊断有所不同。

一、社区护理诊断的原则

1. 护理诊断能反映社区及人群目前的健康状况　除关注个体、家庭健康状况外,社区护士还要考虑社区的地理环境、社会环境及社区的人群特征,以便能够全面反映社区及人群目前的健康状况。

2. 护理诊断应综合考虑与社区健康相关的各种因素　社区护理侧重于促进健康,既关注人的健康消极面,也注重人的健康积极面。与社区健康相关的各种因素交错复杂,应找出其中最重要的因素,以便获得最大效能。

3. 护理诊断必须符合逻辑且表述明确　因社区护理诊断的名称还在不断发展与完善,表述时应与医疗诊断区别,所列诊断应明确、简单、易懂,有利于护理措施的制订。

4. 护理诊断必须以评估资料为依据　所列诊断应避免社区护士的主观判断。所有诊断必须基于深入评估并对资料进行详细分析的基础之上,且能提示目标和引导措施。

二、奥马哈社区护理诊断分类系统

奥马哈系统(Omaha System)是美国护士协会(American Nurses Association,ANA)认可的12种标准化护理语言之一,由美国奥马哈家访护士协会(Visiting Nurse Association of Omaha)在20世纪70年代开发,目前已广泛用于多个国家和地区的社区及家庭护理机构。

奥马哈系统是一个以解决问题程序为框架的综合系统,由护理诊断(问题)分类系统、护理干预系统和护理结果评量系统组成。该系统促进了社区护理业务的科学化,提供了社区护理服务量化空间,使社区护士拥有了以整体护理模式评估服务对象及其家庭的基本工具。利用奥马哈护理诊断系统可将社区护士收集的各种资料数据进行有效分类,便于其他专业人员参考与利用,在我国应用过程中应充分考虑文化的差异(表2-2)。

表2-2　奥马哈护理诊断(问题)分类系统

领　域	护理诊断(问题)分类
环境	收入、卫生、住宅、邻居/工作场所的安全、其他心理
心理社会	与社会资源的联系、社会接触、角色改变、人际关系、精神压力、哀伤、情绪稳定、照顾、忽略儿童/成人、虐待儿童/成人、生长与发育、其他
生理	听觉、视觉、说话与语言、咀嚼、认知、疼痛、意识、皮肤、神经运动(肌肉、骨骼)系统与功能、呼吸、循环、消化、排便功能、生殖泌尿功能、产前产后、其他
健康相关行为	营养、睡眠与休息型态、身体活动、个人卫生、物质滥用(乙醇或药品)、家庭计划、健康指导、处方用药、特殊护理技术、其他

三、社区护理诊断的内容

(一)社区护理诊断的陈述方式

社区护理诊断的陈述包括3个要素:①健康问题(problem,P),指社区现存的或潜在的健康问题;②原因(etiology,E),指与健康问题相关的因素,包括生理、心理和社会因素;③症状或体征(symptoms or signs,S),指与社区健康问题有关的症状或体征。

社区护理诊断一般有两种陈述方法,即两部分陈述法和三部分陈述法。

1. 两部分陈述法(PE,SE) 一般用于现存的、高危险的和潜在的护理诊断。问题或症状为诊断的一部分,原因为诊断的第二部分,两个部分之间常用"与……有关"进行联结。

2. 三部分陈述法(PSE) 多用于现存的护理诊断。问题是陈述的第一部分,原因为陈述的第二部分,诊断依据即症状和体征为陈述第三部分。

例如,P:社区应对能力失调:社区居民高血压患病率高达19%(全国平均水平为7%)

E:社区领导重视经济发展高于为社区居民健康投入

S:社区卫生服务人员相关知识缺乏,人员数量少,难以完成社区卫生服务工作;社区无健康教育场地。

在社区护理中,为了最大限度地提高社区的健康水平,护理人员把社区作为一个整体来考虑,关注可能影响社区健康水平的各种因素。从健康到疾病是一个连续的过程,无论是积极的或是消极的,还是社区或政策制定中的某些特殊不足之处,都是社区护理诊断所关注的问题。

(二)社区护理诊断形成的优先顺序

当社区面临多个健康问题时,社区护士需进行综合性考虑,判断哪个问题最重要、最需要优先予以处理,依次对社区诊断进行排序。社区护理诊断优先顺序的排列通常采用Mueck(1984)与Stanhope & Lancaster(1996)提出的优先顺序确定方法。

1. Mueck法 共8项,包括:①社区对问题的了解程度;②社区对解决问题的动机;③问题的严重程度;④可利用的社区资源;⑤预防效果;⑥社区护士解决问题的能力;⑦健康政策与目标;⑧解决问题的迅速性与持续效果。

每项给分采用0~2分标准,0表示不太重要,不需优先处理;1表示有些重要,可以处理;2表示非常重要,必须有效处理。所得综合分数越高,越是急需解决的问题。同时,护理诊断优先顺序的排列还应考虑到服务对象的意见和要求,并与其他社区卫生服务人员达成协议(表2-3)。

表 2-3　Muecke 优先顺序确定方法

社区诊断准则	社区对问题的了解	社区动机	问题的严重性	可利用的资源	预防效果	护理人员能力	政策	快速性及持续效果	总和
发生交通事故的可能性	2	2	2	1	2	0	1	1	11
中年人预防慢性病知识缺乏	2	1	1	0	2	1	0	2	9
预防性的行为不足(乳房自检)	0	0	1	1	2	1	0	2	7

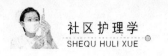

2. Stanhope & Lancaster 法 对于每一个项目(共 7 项)给予 1～10 分的分数,评定各自的比重,得分越高,表示越是急需解决的问题(表 2-4)。

表 2-4 Stanhope & Lancaster 优先顺序确定方法

准则 比重诊断	社区对问题的了解		社区动机		问题的严重性		预防的效果		护理人员的能力		政策		快速性及持续性效果		总和
	比重	资源	比重	资源	比重	资源	比重	资源	比重	资源	比重	资源	比重	资源	
发生交通事故的可能性	10	10	8	10	10	10	10	9	1	1	6	5	8	6	104
中年人预防慢性病知识缺乏	9	8	7	6	5	6	9	7	8	9	1	1	10	10	96
预防性的行为不足(乳房自检)	1	1	2	1	6	5	10	9	6	5	2	2	10	10	70

第三节 社区护理计划

社区护理计划(community nursing planning)是社区护士在评估及诊断的基础上,对社区健康问题、社区护理目标及护理措施的一种书面说明。计划主要以社区人群的健康需求和期望、社区健康服务的宗旨和目标、社区可能提供的资源、护理实践的服务范围和标准、社区人群的合作与理解以及参与等情况为依据制订。

社区护士在制订目标与确定干预重点时,可考虑以下四个方面的因素:①干预的危害性,即所选择的干预因素是否对本地区人群有较大危害;②可预防性,即护理干预的对象或危险因素已有有效的控制手段;③有效性,即通过护理干预能对改善不良健康状况或控制危险因素收到良好效果;④可行性,即采取的干预措施是可动员资源,在得到政府或管理机构关注和支持情况下才可进行。

一、制订社区护理目标

预期目标是指服务对象在接受护理干预后所能达到的结果,可以是功能的改进、行为的改变、知识的增加或情感的稳定。

(一)社区护理目标的类型

1. 短期目标 通常是指时间在 2～3 个月至两年内的目标,是中期目标和长期目标的具体化、现实化和可操作化,是最清楚的目标。

2. 中期目标 是指在一定的目标体系中受长期目标所制约的子目标,是达成长期目标的一种中介目标。

3. 长期目标 是指五年以上的目标,是社区卫生服务机构通过实施特定战略期望达到的结果。

长期、中期、短期目标实现项目如表 2-5 所示。

表 2-5 长期、中期、短期目标实现项目

分 类	实现项目
短期目标	对政策支持的变化
	知识、态度、信念等的变化
中期目标	服务利用率的变化
	行动的变化
长期目标	死亡、伤残等健康状态的变化
	社区价值的变化

(二)社区护理目标的制订原则

1. 服务对象自觉参与的原则 社区护理较医院护理最大的差别是服务时间长、服务对象生活在自然环境中,护理效果很大程度上取决于服务对象的认可程度。只有他们认为目标是自己认可的,而不是外界强加的,才能激发起内在的动机,使预期结果容易实现。

2. 与社区其他卫生服务人员目标一致的原则 社区护理需要与其他社区卫生人员通力合作,护理目标只有与其他专业组的目标协调一致才能有效实现。

3. 符合服务对象自身特点的原则 护理目标只有符合服务对象的生理、心理、社会、经济等情况,才能使服务对象有配合的要求与愿望。过高的目标将会使服务对象产生较大的压力,目标如未按期达到,可使服务对象产生挫败感。而过低的目标则不能激发服务对象参与的激情和动机。

4. SMART 原则 社区护理目标应循序 SMART 原则,即 S＝Specific(明确性)、M＝Measurable(可衡量性)、A＝Attainable(可达成性)、R＝Relevant(相关性)、T＝Time-bound(时限性)。

(三)社区护理目标的陈述方式

护理目标的陈述包括五个要素(4W1H):什么(what,需要改变的状态或条件)、什么时候(when,需要改变的时间或期限)、哪里(where,目标实施的地点)、谁(whom,需要改变的对象)及多少(how much,需要改变的状态或条件的量)。

举例:

1. 2013 年 1 月至 12 月某社区居民中每周 3 次、每次 30 分以上持续运动的比率增加至 50％。

2. 至 2015 年为止某社区 20 岁以上居民中吸烟率下降至 30％以下。

二、制订社区护理措施

社区护理措施是社区护士帮助服务对象达到预期目标所采取的具体方法,应针对社区护理诊断的相关因素制定,并结合预算、人力、设备、场所等可利用资源,与个人、家庭或群体协商,选择合适的、具体的实施措施。

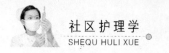

(一)制订社区护理措施的注意事项

1. 确定目标人群。
2. 对现有资源的利用是可行的、有效的。
3. 与其他卫生工作者的目标相一致。
4. 与服务对象健康需求相吻合,符合其经济承受能力。
5. 与服务对象的价值观、信仰相符合,且参与积极性高。
6. 以护理学知识、护理经验或其他相关学科知识为基础。

(二)社区护理措施的内容

1. 由谁来落实该护理措施   是指承担业务的主体,具备哪些知识与技术以及需要几名人员落实。
2. 护理措施执行的时间   具体描述各项措施执行的时间及结束时间。
3. 落实护理措施的方法及所需资源   描述针对各目标人群实施的护理措施,以及所需要的设备及预算。
4. 护理措施执行的场所   明确描述护理措施在哪个社区、哪个村庄等执行。

三、社区护理计划的评价

评价是为了掌握社区护理计划是否顺利进行及其原因的重要因素,在执行社区护理措施之前应事先制定由谁(评价者)、什么时候(评价时间)、利用什么(评价工具)、对哪些范围(评价范畴)进行评价的计划。

(一)社区护理计划评价的组成

1. 评价者   确定评价由谁来执行。如果由评价委员会进行,应明确成员的名单。
2. 评价时间   明确什么时候进行评价,如年末、季度末、月末或周末等。
3. 评价工具   明确利用什么进行评价,评价工具应具有一定的信度和效度。
4. 评价范畴   包括措施的有效性、合理性,以及业绩评价。

(二)制订评价计划的准则

对于社区护理评价计划,可采用 RUMBA 准则。RUMBA 准则指的是真实的(realistic)、可理解的(understandable)、可测量的(measurable)、行为目标(behavioral)、可实现的(achievable)5 个准则。

第四节   社区护理实施

社区护理实施(community nursing implementation)是指社区护士根据护理计划的要求和具体措施开展的护理实践活动。社区护理实施强调以社区为基础的综合性干预,社区居民的积极参与是获得预期结果的必要条件。社区护理计划实施成功与否,与护理人员的领导、决策和沟通能力有很大关系。

一、社区护理实施前的准备

在实施计划前需再次确认参与者对于计划实施的时间、地点是否明确,计划实施者对服务的方法、服务所需的知识和技能、所需承担的责任等是否知晓,并根据团队成员的能力及计划的实施内容进行合理分配和授权,如家庭访视可由经验丰富的访视护士完成,社区康复训练则由康复师或有康复训练经验的社区护士完成,做到合理有效利用人力资源。

二、社区护理计划的实施

为了提高实施效果,实施者要为护理对象营造一种安全舒适的氛围,计划实施地点、环境、室温、设备等均应考虑在内。实施过程中要及时发现和处理出现的各种问题或困难。此外,应定期了解护理计划实施情况,如确认人力、时间、环境安排是否合理,针对干扰因素作重新评估,随时进行监测、调整、监督。

奥马哈系统中适用于社区护理的措施包括以下 4 种:

1. 健康教育、指导、咨询(health teaching, guidance, counseling) 包括为服务对象提供信息、预测社区可能出现的健康问题、鼓励服务对象执行健康行为、决策及问题管理。

2. 处置与处理(treatments and procedures) 包括预防症状与症候、确认初期出现的症状、症候及其危险因素、缓解症状与症候的技术活动。

3. 个案管理(case management) 个案管理包括协调(coordination)、倡导(advocacy)、转介(referral)等活动。个案管理可以使服务对象更加便利地接受服务,增进与卫生服务人员的沟通交流,指导服务对象利用合适的社区资源。

4. 监督(surveillance) 监督是指发现、测量、批判性分析、监控社区护理服务对象状态的护理活动,是社区护理活动的重要组成部分。

三、社区护理实施的记录

社区护理实施记录反映社区健康及其管理状况、护理过程,是社区护理的原始文字记录,也是进行业务交流、工作评价及教学研究的重要资料。社区护士应及时、如实、准确地记录护理计划实施情况、参与对象的反应及产生的新需求等,体现护理的动态性和连续性。

1. 记录格式 可采用 PIO 格式(以问题为导向的记录),即“问题+护理措施+结果”的书写格式。

2. 家庭访视记录单 家庭访视记录单是个案管理的资料之一,社区其他卫生服务人员也可以此为依据提供连续性社区卫生服务。主要记录每次护理项目、护理过程、个案的主要症状和体征,以及下次访视时应注意的问题和所需物品。

四、实施社区护理计划的注意事项

在社区护理计划执行过程中,可能会遇到一些计划外的变化,社区护士应根据不同的情况及时进行修改与补充。因此,在实施护理计划时社区护士应注意以下几个方面的问题:

1. 掌握必要的知识与技能 具有一定的知识和技能是顺利完成社区护理计划的前提条件。除了要掌握有关护理知识与操作外,还需要具有良好的人际沟通能力。

2. 分工与授权 社区护理工作需小组通力协作。在计划执行期间,部分措施需要分配

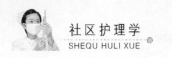

给他人来完成。如指导社区产妇母乳喂养时吸奶器的正确使用及奶瓶的消毒等工作,可授权给产妇家属或保姆操作。分工和授权应充分考虑相关法律法规及服务对象的文化层次、能力和缺点。

3. 发现、处理阻碍因素　在执行过程中会发生意想不到的阻碍因素,社区护士应根据情况及时调整。如天气变化使部分成员不能参加相应的社区活动,可对活动方式或地点进行调整。

4. 提供良好的实施环境　社区护理计划实施过程中,护士应该为服务对象提供一个安全、舒适的环境。如实施地点的选择、执行时间、室温等。

第五节　社区护理评价

社区护理评价(community nursing evaluation)是护理程序的最后一步,主要评价实施护理活动后的效果,将护理对象的实际状态与护理目标作比较,确定预期目标实现的程度。通过评价可以确认是否达到预期目标、了解护理活动的效果或效率、谋求护理活动的改善方案、明确护理活动责任,最终获得健康决定因素的新方案、新技术。

一、社区护理评价的分类

社区护理评价通常可分为结构评价(structure evaluation)、过程评价(process evaluation)、结果评价(outcome evaluation)三种类型。

1. 结构评价　结构评价是指投入社区卫生服务事业的资源是否合理的评价活动,主要包括投入的人力、设施、装备、预算等资源。如所有专业人员是否持证上岗并具有相应的证书、设施是否符合当地卫生部门的标准、社区是否有足够可利用资源以满足社区居民的卫生服务需求等。

2. 过程评价　过程评价是指社区护理实施是否按照预期计划执行的评价活动。重点考虑计划执行程度、服务质量及质量改善情况。评价内容包括护理实施是否满足服务对象的需求、社区居民接受及参与情况等。

3. 结果评价　结果评价是计划完成后评价社区护理实施的效果,主要包括结果是否与预期目标一致、社区健康问题能力是否得到提高、是否可持续或扩大护理活动等。结果评价分为近期结果评价、中期结果评价和远期结果评价。近期结果评价主要包括护理对象知识、态度改变情况,部分生理指标如体重、血压、血糖等控制情况。中期结果评价主要包括行为和环境的改变情况,如饮食是否得到调整、是否戒烟等。远期结果评价也称结局评价,主要包括护理对象的疾病及其危险因素的变化情况、效益评价和成本—效果分析等。

二、社区护理评价的方法

1. 医疗文书评价法　利用社区居民健康档案、病历、辅助检查、家庭诊疗护理文书等,按月份、季度、年份等对社区居民的患病情况、发病情况、死亡情况等进行评价。

2. 统计指标评价法　利用医学统计学方法,通过对医疗文书、问卷调查、行为观察等收集到的资料进行分析,对政策和社区环境因素的改变、社区居民行为危险因素等进行评价。

3. 护理服务项目评价法　利用项目评价的方法,对所开展的新的护理服务项目进行评价。

4. 满意度评价法　满意度评价应该集中在社区护理服务规范及服务提供是否满足社区居民需要等范围之内。

三、社区护理评价的内容

1. 资源投入情况　主要测量社区护理人力资源投入情况,包括社区护士提供护理服务的时间、家庭访问的次数、人力、物品消耗程度等。

2. 护理计划执行情况　了解是否按照计划执行及其进展情况,如果与原计划不一致,应分析原因,判断计划是否需要更改等。

3. 健康目标达标程度　将社区护理结果与预期目标进行比较,以明确健康目标达标程度。在健康目标未达标时,应对资料收集方法、计划可及性、社区动机变化、社区居民参与度等因素进行分析,找出健康目标未完成的原因及改进办法。

4. 护理活动效率　效率评价是指各种投入与产出之间的比率关系。效率应力求做到以最少的投入获得最大的产出。

5. 护理活动适宜性　评价社区护理目标、护理活动是否满足社区健康需求,与投入相比结果是否有价值等。

(李冬梅)

第三章　社区健康促进与健康教育

为了促进全面健康素质的提高,达到人人享有基本保健卫生服务,必须加强社区卫生服务建设,提高以预防为主的社区健康管理策略。因此,只有加强社区健康促进与健康教育工作,才有可能真正实现防病工作的重点前提。

第一节　健康促进与健康教育

一、社区健康促进与健康教育的概念

(一)健康促进

1986 年 11 月 21 日世界卫生组织在加拿大渥太华召开的第一届国际健康促进大会上首先提出了"健康促进"这一词语,是指运用行政的或组织的手段,广泛协调社会各相关部门及社区、家庭和个人,使其履行各自对健康的责任,共同维护和促进健康的一种社会行为和社会战略。

美国健康教育学家劳伦斯·格林(Lawrence W. Creen)教授及其团队认为"健康促进是指一切能促使行为和生活条件向有益于健康改变的教育与环境支持的综合体"。其中教育是指健康教育,环境包括社会的、政治的、经济的和自然的环境,而支持即指政策、立法、财政、组织、社会开发等各个系统。健康与环境的整合需要通过跨部门合作完成。在健康促进规划中特别强调创造支持性环境。

世界卫生组织将健康促进(health promotion)定义为"是促进人们维护和提高他们自身健康的过程,是协调人类与环境的战略,它规定个人与社会对健康各自所负的责任。"

(二)健康教育

美国学校保健用语制定委员会将健康教育(health education)定义为"使个人或团体的健康相关知识、态度、行为朝着健康方向转变的所有学习活动"。

健康教育是通过一系列有计划、有组织、有系统的教育活动和社会活动,帮助个体、家庭和群体掌握卫生保健知识、树立健康观念、促进人们自觉地采纳健康行为和生活方式,消除或减轻影响健康的危险因素,预防疾病,促进健康和提高生活质量。

健康教育的目的不仅仅是提高群众的卫生知识,更重要的是要树立健康的信念,养成健康的行为,促进个人健康和社会文明。通过健康教育能够使人们做出更健康的选择并付诸于行动,引发社会对健康及其相关活动的关注及兴趣。

二、健康促进与健康教育的意义

(一)是实现初级卫生保健任务的关键

1989年5月,第42届世界卫生大会通过了关于健康促进、公共信息和健康教育的决议,呼吁把健康促进和健康教育作为初级卫生保健的基本内容。初级卫生保健的实施需要以广大居民自我保健意识提高为前提,而只有通过健康促进和健康教育,才能促使人们增强自我保健的自觉性和主动性。"人人享有卫生保健"目标的实现应以健康教育作为基础和先导,以健康促进作为重要的手段和途径。

(二)是卫生事业发展的战略举措

从世界发展趋势来看,把健康促进与健康教育列入卫生保健战略措施是一种必然的趋势。通过社会动员,促使人们建立有利于健康的行为和生活方式,预防各种"生活方式病"是健康促进与健康教育的核心。近20年来,由于大力开展健康教育和健康促进,发达国家的吸烟率每年下降1.1%,冠心病发病率下降1/3,脑血管病发病率下降1/2。我国有关专家预测通过大力开展健康促进与健康教育,10~20年后心脑血管疾病死亡率将下降25%~59%。

(三)是一项低投入、高产出、高效益的保健措施

健康促进与健康教育要求全社会承担起健康的责任,引导人们自觉维护自身健康,减少危害健康因素的发生。从成本—效益分析来看,是一项投入少、产出高、效益大的保健措施。美国疾病控制中心研究指出:如果美国男性公民不抽烟、不过量饮酒、采取合理饮食并进行经常性锻炼,将会大大降低有关疾病的发病率和死亡率,其寿命可望延长10年。

三、健康促进与健康教育的关系

健康促进框架包含了健康教育,健康促进需要通过健康教育来推动和落实。健康促进战略的明确和实施,为健康教育的开展提供了机遇和挑战,而健康教育是健康促进战略中最活跃、最具有推动力的具体工作措施。

健康教育必须以健康促进战略思想为指导,并需要健康促进的支持以改善人们的行为。人类行为极其复杂,受到多方面因素的影响,仅靠健康信息传播是不够的,行为改善还需要一定的环境条件,是一种系统的社会活动。健康促进要求全社会承担健康职责、参与健康活动,其战略思想为健康教育提供了指导,为健康行为的改善提供了保障。

四、健康促进与健康教育的相关理论

健康教育的基本任务是通过传播、普及卫生科学知识,改变人们不良的健康行为,树立健康意识,因此有关健康教育的理论多以改变健康相关行为为主。

(一)健康信仰模式

健康信仰模式(health belief model)是20世纪50年代服务于美国公共保健机构的社会心理学家Hochbaum为了探讨人们不参加"预防和早期发现癌症项目"的原因而提出的,之后美国心理学家Rosenstock和Becker对其进行了逐步修订和完善。该模式以心理学的认知理论为基础,强调认知因素对行为的主导作用,强调促进健康行为产生的关键是健康信念

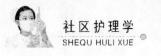
的形成。

该模式认为当人们感知到阻碍因素小、罹患某种疾病的可能性大时会更有可能采纳预防性健康行为。性别、年龄、经济收入、教育程度等人口学因素可影响人们对疾病威胁、易感性、严重性的感知以及自我效能感。该模式包括个人认知、修正因素和行动可能性三个部分（图 3-1）。

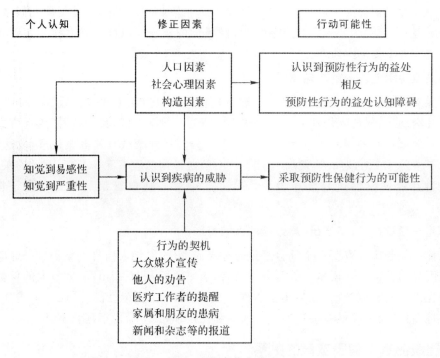

图 3-1　健康信念模式

1. **对疾病易感性的感知**（perceived susceptibility）　指个体对自身罹患某种疾病或出现某种健康问题可能性的认知。个体易感性受到人口学因素、社会心理学因素及环境因素的影响。

2. **对疾病严重性的感知**（perceived severity）　指个体对罹患某种疾病或放弃治疗等严重性的担忧。包括疾病导致的疼痛、伤残、死亡等生理上的不良印象，以及疾病对工作、家庭生活、社会关系等产生的不良影响。

3. **对健康行为益处的感知**（perceived benefits）　指个体对采纳健康行为后可能产生益处的认知。如虽然罹患某种疾病的可能性大，但是采取健康行为可以预防疾病的发生；或者即使罹患某种疾病，但是采纳健康行为可取得一定效果。

4. **对健康行为障碍的感知**（perceived barriers）　个体对采纳健康行为将会面临障碍的一种负面认知。如经济负担重、危险性（副作用等）大、健康行为复杂、消耗时间长、难以改变原有习惯等都可能成为障碍因素。

5. **自我效能感**（self-efficacy）　是指相信自己成功完成某个行为目标或应对困境能力的自信心。自我效能感高的人，更有可能采纳所建议的有益于健康的行为。

6. **提示因素**（cues to action）　指诱发健康行为产生的因素，如大众媒体对疾病预防与控制的宣传，卫生服务人员建议采纳健康行为，家人、同事或朋友患有此种疾病等都有可能作为提示因素诱发个体采纳健康行为。

7. 其他因素 ①人口学因素:指个人特征,如年龄、性别、民族、人种等;②社会心理学因素:如人格特点、社会阶层、社会压力等;③结构性因素:如个体对疾病与健康的认识。

健康信念模式目前被广泛应用于预测和改变各种长期或短期健康危险行为,如吸烟、不良饮食习惯、性病、艾滋病等的预防和干预。该模式可指导社区护士从影响公众的健康信念入手,利用科普手册、电视、报纸杂志等宣传危害健康行为对健康的威胁、预防疾病的知识和方法,促进服务对象察觉到疾病的威胁及其严重性以及采取健康行为的益处和障碍,帮助其形成正确的健康信念,从而主动采取积极的预防性措施,达到防治疾病的目的。

(二)健康促进模式

健康促进模式(Health Promotion Model,HPM)是由美国护理学家娜勒·潘德(Nolar J. Pender)于1982年提出来的,并于1996年和2002年进行了修订。潘德认为健康促进不同于疾病预防,更关注于如何达成或向更加健康—幸福(well-being)靠近。此模式作为原因模式和健康教育测量,已被多个国家的护理实践和护理研究所采用。2002年修订的健康促进模式包括三个部分:个人特征及经验、特定行为认知与情感、行为结果(图3-2)。

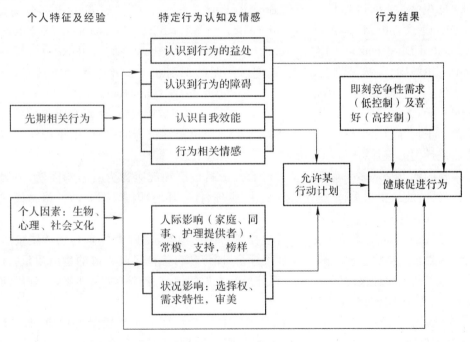

图 3-2 健康促进模式

1. 个人特征及经验 包括先期相关行为、个人因素两个部分。先期相关行为指以前曾经采取促进健康的经历、采取促进健康因素的认知及行为技巧;个人因素包括生理、心理和社会文化三个方面,如年龄、性别、文化程度、种族、生物学特征、对健康的定义、感受到的健康状况。

2. 特定行为认知与情感 包括感受行为益处、感受行为障碍、感受自我效能、行为相关情感、人际间影响、状况影响。

3. 行为结果 包括允诺行动计划、即刻竞争需求和喜好。整个健康促进模式的最终目

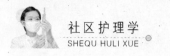
标是使服务对象形成健康促进行为,并整合为健康促进生活方式。

该模式强调为了调节服务对象健康促进行为,应明确健康的重要性及自身健康状态,认识到达成健康促进行为所获得的益处,掌握并采取措施尽量减少阻碍因素,为了提高自我效能感开展各项活动,如健康教育等,以此提高服务对象执行健康促进行为的自信心。

健康促进模式强调了在健康促进过程中个人的主观能动性。健康行为受多方面因素的影响,人们是否执行健康促进行为不仅靠是否有意愿,还与个体的认知、经验、环境、健康需求有关。该模式可指导社区护士针对服务对象对健康的认知和需求进行健康教育。例如,帮助个体认识到行为的预期利益,改变其对健康行为活动的相关情感,促进自我效能,排除行动的障碍,从而达成健康促进行为的实现。此外,潘德开发了健康促进生活方式量表(Health Promoting Lifestyle Profile,HPLP)和锻炼的益处—障碍量表(Exercise Benefits/Barriers Scale,EBBS),被应用于社区各类人群(如青少年、妇女、老年人、慢性病病人等)健康促进生活方式的研究。

(三)PRECEDE-PROCEED 模式

目前国内外应用最广的是美国著名学者格林(Lawrence W. Green)提出的 PRECEDE-PROCEED 模式,又称格林模式或健康诊断与评价模式。格林模式由两部分组成,即PRECEDE 模式(Predisposing, Reinforcing, and Enabling Constructs in Education/Environmental Diagnosis and Evaluation),为诊断阶段(或需求评估),用于教育、环境诊断和评价中应用倾向、促成及强化因素,强调对问题的识别和干预效果评价应具有针对性;PROCEED 模式(Policy, Regulatory, Organizational, Constructs in Educational and Development),为执行阶段,是指在执行教育、环境干预中应用政策、法规和组织的手段。该模式主要用于指导卫生保健人员鉴别影响人们健康决策和行为的因素,用于指导健康教育和健康促进计划的设计、执行和评价。

此模式的特点是从多个角度评估并综合性分析健康和健康行为的影响因素,强调健康及健康行为的社会、生态学(家庭、社区、文化、生理、社会环境)因素(图 3-3)。格林模式 9 个步骤的具体内容为:

1. 社会诊断(social diagnosis) 通过社区居民的参与,了解为提高其生活质量所需因素及阻碍因素。包括生活质量和社会环境评价,即评估目标社区或人群的生活质量,并确定影响生活质量的主要健康问题;了解目标社区或人群的社会、经济、文化环境,与健康问题相关的政策,以及社区资源。

2. 流行病学诊断(epidemiological diagnosis) 确定影响生活质量的健康问题及其分布,包括躯体健康问题、心理健康问题、社会健康问题以及相对应的各种危险因素的发生率、分布、频率、强度等。通过流行病学诊断,能够明确社区的主要健康问题及其危险因素,以及采用何种策略给予解决。

3. 行为与环境诊断(behavioral and environmental diagnosis) 找出与健康问题相关的行为因素与环境因素,如生活方式、应对方式、预防行为以及自然、社会、服务等环境因素,通过分析各因素的重要性和可变性,确定与健康问题相关的、能够确定为干预目标的行为。

4. 教育与组织诊断(educational and organizational diagnosis) 包括倾向因素(predisposing)、促成因素(enabling)、强化因素(reinforcing)。倾向因素指有助于或阻碍动机改变的因素,包括知识、态度、信仰、价值观及对健康行为或生活习惯的看法;促成因素指

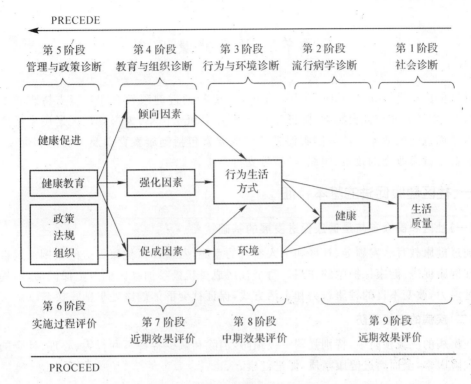

图 3-3　PRECEDE-PROCEED 模式

支持或阻碍行为改变的相关因素,包括技能、资源的可利用性及障碍;强化因素指对于健康行为改变后各方面正性和负性的反馈,如卫生保健人员、同事、父母、朋友等的鼓励或反对。评估这三类因素有助于正确制定教育策略,并确定切实、可行、有效的干预重点。

5. 管理与政策诊断(administrative and policy diagnosis)　判断、分析实施健康教育或保健计划过程中行政管理方面的能力、相关资源、政策方面的优势与缺陷、实施计划的范围、组织形式、采用的方法等。

6. 健康促进计划的实施(implementation)　按照已制订的计划执行、实施健康促进。

7. 过程评价(process evaluation)　在实施健康促进的过程中,不断进行评价,找出存在的问题并及时对计划进行调整,增加计划实施的可行性。

8. 效果评价(impact evaluation)　对健康促进所产生的影响及短期效应进行及时评价。主要评价指标有干预对象的知识、态度、信念等的转变。

9. 结果评价(outcome evaluation)　在健康促进活动结束时,对照计划检查是否达到预期的长、短期目标,重点是长期目标。常用的评价指标有发病率、伤残率、死亡率等。

PRECEDE-PROCEED 模式主要用来指导健康教育和健康促进计划或规划的制定、实施及评估。根据该模式从结果入手的特点,在制订计划或规划前,应明确为什么要制订该计划,并对影响健康的因素作出诊断,从而帮助确立干预手段和目标。

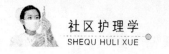

社区护理学

第二节　社区健康促进

社区健康促进（community health promotion）指通过健康教育和环境支持改变个体和群体行为、生活方式与社会影响，降低本地区发病率和死亡率，为提高社区居民生活质量和文明素质而进行的活动。社区健康促进的构成要素包括健康教育以及一切能够促使行为、环境有益于健康改变的政策、组织、经济等支持系统。

一、社区健康促进的基本特征

（一）社区和群众参与是健康促进发展的基础

通过健康教育激发领导、社区和个人参与的意愿，营造社区健康促进的氛围。发挥家庭成员在健康促进、健康保护中的作用。每个社区成员积极参加社区的卫生保健活动，提高自我保健能力，改变不良的健康行为和生活方式，保证社会群体健康处于良好状态。

（二）疾病的三级预防

在疾病的三级预防中，特别强调一级预防，消除和减少各种不利行为、心理、社会的环境及其危险因素，全面增进健康素质，促进健康。

（三）社区健康促进以健康教育为基础和先导

健康促进包括政策和环境的支持；健康教育则着重于个人与社会参与。健康促进不仅包括健康教育的行为干预，更强调行为改变所需各项策略的支持，也包括卫生部门、非卫生部门等全社会参与和多部门合作。

（四）社区健康教育是以健康为中心的全民教育

社区健康教育需要全社区人群自觉参与，通过提高认知水平，改变态度和价值观，进一步自觉地采取有益于健康的行为和生活方式。健康促进涉及整个人群，强调政府部门在组织、政策、经济、法律等方面的支持，对行为改变有持久的约束性。

二、社区健康促进的策略和领域

1986 年首届国际健康促进大会通过的《渥太华宣言》对健康促进的发展具有里程碑意义，不仅奠定了现代社区健康促进的理论基础，明确了社区健康促进是实现社区初级卫生服务保健目标的重要策略，也阐明了社区健康促进的 5 个主要活动领域。

（一）健康促进的策略

1. 倡导（advocacy）　指倡导创造有利于健康的社会、环境、经济等条件。
2. 促进（enabling）　指促使每个人发挥最佳的健康潜能。
3. 协调（mediating）　指协调不同的利益团体，使他们共同追求最佳的健康状态。

（二）健康促进的领域

1. 制定健康公共政策（building health public policy）　健康促进超越了传统的卫生保健范畴，它将健康问题纳入各个部门及各级领导的议事日程上，要求所有政策领域都必须要考虑到健康、和平，并对人群健康负有责任，包括法令、条例、制度、规章、规范等。保护个人、家庭、社区远离各种危险因素，帮助或促进人们尽早做出有利于健康的选择。

2. 创造支持性环境（creating supportive environments） 创造支持性环境就是创造一种对健康更加支持的社会生活环境、政治环境，营造一种安全、舒适、满意、愉悦的生活和工作环境。同时，应注重系统地评估环境对健康及健康相关行为的影响，通过政策倡导社会多部门和社区群体提出有针对性的策略，保证自然环境和社会环境的健康发展，合理开发并充分利用社区资源。

3. 强化社区行动（strenghening community action） 社区参与是健康促进的重要活动领域。通过具体有效的社区行动，发现社区现存的和潜在的健康问题，明确社区健康目标并确定优先顺序，进而做出决策。发动社区力量，挖掘社区资源，帮助社区人群认识自己的健康问题，积极有效地提升社区群众参与卫生保健计划的制订，以及实施的积极性和责任感，提高人群有关健康权利和健康责任的知识和意见，以增强自我保健能力，促进健康生活方式的建立，提高居民的健康水平和生活质量。

4. 发展个人技能（developing personal skills） 为家庭、学校、工作单位、社区等多种机构提供各种健康信息和健康教育，以提高个人的健康知识，增强健康意识、自我保健技能、自我健康维护和家庭健康管理能力，有准备地应对人生各个阶段可能出现的健康问题。同时，应掌握各种慢性病和意外伤害的处理方法和应对技巧，促使人们更加有效地控制自身的健康问题和生存环境，以支持个人和社会的健康发展。

5. 调整卫生服务方向（rectify health services） 世界卫生组织指出，卫生部门的作用不仅是提供临床与治疗服务，而必须坚持健康促进的方向。卫生系统的发展必须由初级卫生保健原则和有关政策推动，使其朝着改善人群健康的目标前进。卫生部门更广泛地与社会、政治、经济和物质环境部门合作，共同承担卫生服务的责任，并立足于整体人的需要提供服务。

三、社区健康促进的任务和目标

(一)城市社区健康促进的任务和目标

根据"全国健康教育与健康促进工作规划纲要（2005—2010年）"的规定，城市社区健康促进的主要任务和目标有：

1. 建立健康促进工作网络 建立并健全政府领导、健康教育专业机构指导，以社区卫生服务机构为骨干、社区居委会为基础的城市社区健康教育与健康促进工作网络。积极推进"健康促进社区"建设，大力开展"相约健康社区行"等卫生进社区活动，针对影响健康的主要危险因素，开展社区综合干预。至2010年城市居民健康知识知晓率和健康行为形成率，分别达到80％和60％以上。

2. 开展以场所为基础的健康教育与健康促进 场所健康教育与健康促进任务与目标主要有以下几个方面：

(1)学校健康促进：各类学校开设健康教育课程，开展多种形式的健康教育活动，加强健康行为养成教育，重点做好心理健康、控制吸烟、环境保护、远离毒品、预防艾滋病、意外伤害等健康教育工作。至2010年，中、小学生健康知识知晓率城市、农村分别达到90％、80％；中、小学生健康行为形成率城市、农村分别达到70％、60％。

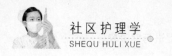

（2）工矿企业健康促进：积极推进以"安全—健康—环境"为中心的"工矿企业健康促进工程"，倡导有益于健康的生产、生活方式，减少和控制职业伤害、职业病及职业相关疾病的发生。对工矿企业管理者和各种作业人群进行有针对性的安全与健康培训，新职工、女工、接毒接尘工人的岗前、岗位安全与健康培训率达到100%；2010年，大型企业管理人员和职工的职业安全与健康知识知晓率达到90%以上，相关健康行为形成率达到80%以上。

（3）公共场所健康促进：监督和指导公共场所经营单位对从业人员进行健康知识培训、复训，考核合格后才能上岗。各类公共场所经营管理单位有责任在所辖范围内对公众开展卫生科普宣传。禁烟、安全标志明显，消防疏散通道通畅，应急措施健全，积极营造健康环境。

3. 重点人群健康促进　开展多种形式的妇幼健康教育与健康促进活动，促进生殖健康的全面发展。至2010年，妇幼保健健康教育普及率在城市达到100%，农村地区达到80%以上。同时开展老年健身、老年保健、老年病防治与康复等多种形式的教育活动，提高老年人群的健康水平和生活质量。

4. 控制烟草危害与成瘾行为　普及烟草危害相关知识，开展吸烟行为干预，降低吸烟率，加强控烟能力建设，公共场所禁止吸烟，各类公共场所有明显的控烟标志、有管理人员。积极开展创建无烟单位、无烟家庭活动。到2010年，90%的中小学校、90%的医院成为无烟场所。继续开展创建无烟草广告城市工作，到2010年，无烟草广告城市占地市级以上城市总数的30%。将预防吸毒、酗酒等成瘾行为纳入社区健康教育的重要内容，加强公民道德意识教育。

（二）农村健康促进的任务与目标

积极推进《全国亿万农民健康促进行动规划（2006—2010年）》，以满足农村居民基本卫生服务需求为重点，着力解决影响农村居民的重大卫生问题，预防控制农村重大疾病流行，提高农村居民自我保健意识和健康水平。

1. 疾病健康教育　根据各地区农村卫生与农民健康的主要问题，大力开展农村重大疾病防治的健康教育，包括艾滋病、结核病、病毒性肝炎、人感染高致病性禽流感等重点传染病；高血压、糖尿病等慢性非传染性疾病；血吸虫、疟疾等寄生虫病；碘缺乏病、地方性氟（砷）中毒等地方病。开展预防和应对突发公共卫生事件的健康教育，增强农村居民对突发公共卫生事件的防范意识和应对能力。提高农民卫生保健知识水平，促进行为生活方式向有利于健康的方向改变。

2. 加强重点人群和重点领域的健康教育　以场所为基础，针对农村妇女、儿童开展健康教育，促进妇幼保健，提高住院分娩率，提高计划免疫接种率，降低婴幼儿营养不良率，降低婴儿死亡率和孕产妇死亡率；加强农村中小学生健康教育，培养青少年良好的健康习惯；针对各类疾病患者、乡镇企业员工的特殊健康问题，加强农村社区、卫生机构和乡镇企业的健康教育；加强流动人口的健康教育，加大针对流出/流入地农民工健康教育需求的研究与干预；加强新型农村合作医疗的政策宣传，提高农民的预防保健意识和互助共济理念，引导农民积极参加合作医疗。

3. 开展环境健康促进　加强农村居民生活、生产环境保护与改造的健康教育，认真落实《国务院办公厅关于加强饮用水安全保障工作的通知》等政策要求，围绕改水改厕、利用清洁能源、绿色生态农业、环境保护等内容促进村容整洁和环境安全，保护农村劳动力，提高农村居民生活质量。

第三节 社区健康教育

一、社区健康教育的概念及目的

社区健康教育(community health education)是以社区为基本单位,以社区人群为教育对象,以促进居民健康为目标,进行有目的、有计划、有组织、有评价的、系统的健康教育活动。

随着医学模式与健康概念的转变,人们对健康的需求已经由仅在维持生命、没有疾病的水平上,转变为不断地保持和促进健康。社区护士不仅对患病群体提供护理服务,更要为促进社区人群的健康提供服务。因此,开展社区护理健康教育的目的主要包括5个方面:①提高和促进社区人群健康和自我保护意识;②增进居民自我健康的知识和技能;③促使居民养成有利于健康的行为和生活方式;④合理利用社区的保健服务资源;⑤减少和消除社区健康危险因素。

二、评估社区需求

评估社区需求是指通过各种方法收集有关健康教育对象和环境的信息与资料并进行分析,了解教育对象的健康教育需求。

(一)评估的内容

1. 评估教育对象 通过评估掌握个体、家庭或群体在特定健康问题的知识、态度、技能等方面存在的不足,以及引起健康问题的行为因素和环境因素。评估内容包括个体、家庭及群体的学习能力、学习动机和态度、学习准备情况以及对健康知识的认识与掌握情况等。同时也应充分考虑教育对象的性别、年龄、文化程度、生活经验等对健康教育效果产生的影响。

2. 评估教育环境 包括对健康教育场所是否安静无干扰、有无舒适的座位、是否有利于教学等进行评估;同时也对人际环境进行评估,如教育者与学习者是否能够建立良好的信任关系,教育过程中是否保持双向交流以及学习者之间的交流和态度等。

3. 评估教育者 主要从教学能力、教学态度、专业知识和技能、对健康教育工作的热情等方面去评估。健康教育者不仅需要扎实的专业知识和技能,还需要有一定教育学知识和一定教学技巧。

4. 评估社区资源 主要指社区健康教育可利用的资源,如健康教育结构的专业人员组成、设备条件等。

(二)评估的方法

1. 召开座谈会 通过邀请当地卫生行政部门、爱国卫生机构、预防保健机构、社区管理机构的领导、专家、技术人员以及群众代表参加座谈会,集中大多数人的意见和基层群众的要求,分析、研究、确定社区的主要健康问题。

2. 分析文献资料 从当地卫生部门、统计部门公布的信息资料、专题报告或发表的调查研究文献,获取有关社区人群健康状况、健康危险因素等方面的资料,分析研究,找出社区

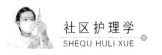

存在的主要健康问题。

3. 流行病学调查　通过人群调查,发现哪些是社区最严重、最主要的健康问题和需要优先解决的健康问题,并分析哪些行为因素和环境因素是引起这些健康问题的危险因素。

4. 其他　通过与知情人交谈,了解群众关心的问题,争取群众的支持和参与;利用直接观察、现场调查(抽样调查或普查)等了解社区健康相关状况。

三、确定优先项目

确定优先项目是指从大量需解决的问题中,选择能够反映群众最迫切需要或各种特殊群体存在的特殊需求,通过健康教育干预能够获得良好效果的问题。社区护士应在尊重教育对象意愿的基础上,根据健康教育需求的重要性、有效性、可行性、成本—效益分析排列确定优先项目。确定优先项目的标准有:

(一)重要性

重要性是指对人群健康威胁的严重程度。衡量指标主要包括损害健康的程度、问题的紧急性、造成的经济损失、对其他人的影响及社会关注程度等。如艾滋病、青少年吸烟、突发急性传染病等。

(二)可行性

分析社会以及政策对所确定的优先项目采取的干预策略及其支持力度和有利条件,是确定优先项目的必要条件。主要包括经济可行性、可接受性、资源可供性、技术可行性及合法性。

(三)有效性

有效性是指危险因素是否能够通过健康教育得到有效干预,干预措施实施后是否收到明显的效果和社会效益,是确定优先项目的重要因素之一。

(四)成本—效益分析

通过对所确定优先项目干预的成本—效益分析,选择能用最低成本达到最大效果和最高社会效益的项目作为优先项目。

四、制订社区健康教育计划

结合调查分析结果,社区护士应动员基层组织机构、人力资源和潜在的参与者共同磋商制订计划,提出解决该问题的目标以及实现目标所要采取的一系列具体方法和策略。

(一)制订目标

优先项目确定后,应针对项目计划干预的内容,确定计划所要达到的总目标以及为实现总目标而制订的各项具体目标。总目标又称目的,是指计划工作的方向、理想的效果。具体目标是为实现总目标而设计的具体的、明确的、项目必须达到的量化指标。

(二)制订计划内容

社区健康教育计划内容应根据教育对象的需求确定,包括一般性的健康教育、特殊性健康教育和卫生管理法规教育等内容。

1. 一般性的健康教育　主要是帮助教育对象了解和增强个体、家庭和群体的基本健康知识,如常见病的防治知识、饮食与营养、活动与安全、计划生育、意外伤害的防范等。

2. 特殊性健康教育　是指针对社区特殊人群的常见健康问题进行的健康教育,如妇女、老年人、儿童保健知识、疾病康复知识和残疾人自我功能锻炼等。

3. 卫生管理法规教育　主要学习相关卫生法规及政策,目的是促使社区居民树立良好的健康观和道德观,提高其责任心,促使其自觉遵守与维护卫生管理法规,进而维护社区健康水平。

社区不同人群保健是社区护理的主要内容,健康教育是保健工作的重要措施。社区不同人群健康教育的主要内容见表 3-1 所示。

表 3-1　社区各人群健康教育的主要内容

人群特征	健康教育主要内容
婴幼儿 学龄前儿童	感知、认识能力、语言能力及动作能力的训练 培养良好的生活、卫生习惯 培养良好情绪、情感和个性 膳食营养知识 计划免疫知识 呼吸道感染、腹泻、佝偻病、缺铁性贫血、痢疾、蛔虫病等常见病的防治知识和家庭护理 外伤、气管异物、触电、溺水、交通事故的防范与急救
学龄期 青少年	近视、龋齿、结膜炎防治知识 常见传染病防治知识 营养不良、肥胖等营养问题干预措施 良好的学习、作息习惯,个人卫生习惯 性教育、青春期心理卫生 常见心理社会问题的干预 体育运动知识 意外创伤预防
妇女	经期卫生 婚前性知识教育、性卫生 计划生育、优生优育 孕期保健、分娩及产后护理、新生儿护理 更年期生理及保健 预防泌尿道感染 心理卫生 乳房自检 妇科常见疾病防治
中年人	心理压力调适 膳食与营养指导 运动锻炼指导、合理休息与睡眠 常见慢性疾病的自我监测和预防 不良生活方式危害及改变等
老年人	老年人生理、心理知识 老年人生活安排及心理调适 营养知识、运动锻炼指导 常见慢性病自我护理 心脑血管意外预防 用药指导、皮肤护理 预防跌倒、骨质疏松、便秘、泌尿道感染 预防呛咳、误吸、噎食 死亡教育

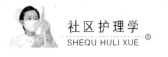

（三）选择教育方法

社区健康教育方法的选用应根据教学目的和内容、教育对象的文化水平及认知、学习特点、经费、时间等因素加以选择利用,还应注意多种方法的联合使用。常用的教育方法有:

1. 语言教育法　又称口头教育法,包括以口头交谈、健康咨询、专题讲座、小组座谈和大会报告、演讲等形式开展的教育方法。

2. 文字教育法　包括以出版的科普读物、印刷的健康指导、健康教育手册、宣传资料、社区墙报、宣传栏或张贴的海报等形式进行的教育方法。

3. 形象化教育法　包括以图片、照片、标本、演示操作等形式进行的教育方法。具有直观性、真实性强的特点,可加强健康教育的效果。

4. 电化教育法　包括利用广播、电视、电影等传媒手段,以及投影、幻灯片、VCD、录音带、录像带等电化教材进行的教育方法。

（四）制订教育时间和地点

根据教育项目的目的、教育对象特点和内容、教学方法、健康教育地点等选择社区、学校、企业或机构、公共场所、居民家庭等场所提供健康教育。

五、实施社区健康教育计划

健康教育计划完成并获得批准后,应通过有效的实施实现计划的预期目标。社区健康教育计划的实施是按照计划去实现目标、获得结果,是产生社会效果和经济效益的具体活动。实施健康教育可遵循制订实施时间表(schedule)、控制实施质量(control of quality)、建立实施组织机构(organization)、培训实施人员(person)和配置所需设备(equipment)的SCOPE模式进行。

（一）制订计划实施时间表

由于一个完整系统的健康教育计划会涉及多方面复杂因素,时间表可以将整个计划书简化,使得整个计划更加明了,以备忘录和督促纲领的形式存在,明确任务完成的时间计划和经费的预算。时间表的制订是以时间为顺序列出各项实施工作的时间、内容、地点、具体负责人员、经费预算和特殊需求等,其中具体时间安排和经费预算是重点。

在实际使用中,时间表也被用来评估整个计划的实施进展情况,将实际过程中进展速度和完成数量与时间表上进行对照,在一定程度上反映任务执行率(按时间完成的工作项目/同期计划完成工作项目×100%)。

（二）计划实施的质量控制

社区健康教育计划实施过程中,质量控制是为了了解实施进程和实施效果,发现和解决实施工作存在的问题,及时调整策略和工作方法,调整人力、物力和财力的分配,控制实施质量,以保证计划的顺利实施和取得预期的效果。

质量控制主要包括对教育项目内容监测、进度监测、对活动开展状况监测、对人群知—信—行水平及影响因素的监测、经费支出监测等。通常采用的方法包括记录与报告、召集例会、现场督导、审计及调查等。

(三)计划实施的组织

社区健康教育活动涉及多部门、多学科、多手段,需要得到领导的支持、多部门的协作以及群众的积极参与,因此实施的首要任务是开发领导部门参与、支持健康教育计划,以利于加强协调,也利于建立一个支持性政策环境。组织建设主要涉及领导组织及政策的支持保证、执行部门的确定、以社区为基础的场所支持以及各部门间协调合作问题。

(四)计划实施的人员培训

为达到计划目标而建立一支有能力、高效工作队伍,是健康教育计划顺利实施的人力保证。选定人员应根据计划的具体内容确定,既要考虑到人员的数量,又要考虑到人员的项目管理知识、专业知识和专业技能。培训方法包括理论授课、小组讨论、角色扮演、案例分析、模拟练习、头脑风暴等。

(五)配置所需设备

在实施社区健康教育时除了考虑在现有的传播材料中寻找可以利用的、基本适合于该项目的材料以节省时间和经费外,在许多情况下需要制作更新的材料。

六、评价社区健康教育

评价作为健康教育的重要组成部分,贯穿于整个教育过程的始终,从计划制订的评价、实施方法和效果的评价到最终总结评价都是整个计划的必要步骤。评价不仅能够确保计划实施的正确方向、提高专业人员的理论与实践水平、充分说明计划的价值取向,而且能够深入群众、扩大计划影响力,为计划的可持续发展奠定良好的基础。

(一)评价的目的

1. 确定健康教育计划的先进性与合理性。

2. 明确健康教育活动的数量与质量,以确定健康教育活动是否适合目标人群,各项活动是否按计划进行,统计资金的利用情况。

3. 确定健康教育计划达到预期目标的程度及其影响,可行性如何。

4. 总结健康教育项目的成功与不足之处,提出进一步的研究假设。

5. 向公众介绍项目结果,扩大健康教育项目的影响力,改善公共关系,以取得目标人群、社区更多的支持与合作。

6. 向项目资金提供者说明项目结果,完成合同的要求。

(二)评价的种类和内容

根据健康教育内容、指标和特性的不同,评价可分为以下几种类型:

1. 形成评价 形成性评价是在计划执行前或执行的早期对计划设计、所需的政策、环境、资源等作出全面评价,使计划更科学、更完善。形成评价可使计划获得最大的成功机会,并可确保设计本身的正确性和可实践性。

形成性评价主要包括了解目标人群的各种基本特征;了解干预策略、活动的可行性;了解教育材料的发放系统,包括生产、储存、发放渠道等;对问卷进行调查及修改;对健康教育适用的目标人群、健康教育材料进行预实验,以确定其适宜性;收集反馈信息,根据计划执行阶段出现的新情况、新问题对计划进行适度调整。

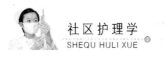

2. 过程评价　过程评价是在计划实施过程中的监测与控制,保证计划的各项活动能按照计划的程序进行,贯穿于计划执行的全过程,促进计划目标的成功实现。过程评价的各类具体的评价指标有媒介拥有率、干预活动覆盖率、目标人群参与率等。

过程评价的主要内容包括:①教育内容是否适合教育对象并为其所接受;②教育干预是否按既定程序进行,其干预质量如何;③教育材料是否发放给所有目标人群,教育干预的覆盖率如何;④目标人群参与状况,是否积极参加,不参与的原因是什么;⑤教育服务利用情况,利用率低的原因;⑥教育方法是否有效,是否需要调整;⑦信息反馈体系是否建立,各项记录是否完整,是否符合教育质量要求;⑧教育人员的专业技能、工作态度、责任心,以及与教育对象、工作人员之间的配合情况。

3. 效应评价　评价计划的全面效果,利用人群卫生知识合格率、知晓率,知识、态度、行为、健康状况的改变情况以及目标人群保健技能的提高等指标对计划进行近期和中期效果评价,分析倾向因素(知识、态度、价值观等)、促成因素(政策、法规、服务可及性、资源技术等)、强化因素(同伴观点、自身感受等)等影响行为的因素变化。效应评价指标包括健康知识知晓率、健康知识均分、健康知识合格率、行为改变率、信念持有率等。效应评价又称中期效果评价。

4. 结局评价　结局评价着眼于评价健康教育项目导致的人群健康状况以及生活质量的变化,评价计划目标是否实现,如低发病率或死亡率,提高生活质量。结局评价相对于效应评价更具持久性,属于远期效果评价范畴。一般包括对健康状况(生理指标、心理指标、疾病和死亡指标等)、生活质量情况的长远追踪评价。评价内容有效果和效益两方面。结局评价又称远期效果评价。

5. 总结评价　是综合形成评价、过程评价、效果评价以及各方面资料作出总结性概括,其中也包括计划的成本—效益和成本—效果分析、各项活动的完成情况,它在很大程度上反映了计划的成败,具有全局性。正确分析计划的可持续性,通过总结评价以决定该计划是否有必要重复、扩大或终止。

(李冬梅　金胜姬)

第四章 社区健康管理

近几十年来,世界范围内的老龄化加速,慢性疾病患病率迅速上升,疾病经济负担严重,医疗费用急剧上涨。在这些严峻形势下,催生和带动了健康管理的发展与学术理论的进步。本章在介绍健康管理兴起的背景和健康管理基本概念的基础上,具体阐述社区健康管理内容、策略和步骤;居民健康档案管理方法、双向转诊的形式和流程。

第一节 社区健康管理概述

一、社区健康管理的概念及意义

20世纪60—70年代,美国保险业最先提出健康管理概念,进入90年代后,健康管理开始作为一种医疗保健消费战略,在美国、德国、英国等国家实施,随后被越来越多地应用于医疗卫生服务领域,成为一门新兴的学科和产业。经过二三十年的实践证明,健康管理改善了人们的健康状况,提高了生活质量,还大大提高了医疗资源的利用率,明显降低了医疗保险费用的开支。目前健康管理已成为世界各国提高国民健康水平的重要举措。

(一)健康管理的概念

健康管理作为一门新兴的学科和产业,目前仍缺乏世界统一的定义,有学者认为,健康管理是针对健康需求对健康资源进行计划、组织、指挥、协调和控制的过程,也是对个体和群体健康进行全面监测、分析、评估,提供健康咨询和指导,以及对健康危险因素进行干预的过程。

另有学者认为,健康管理是从生理到心理进行科学管理的一种现代化、精品化、多元化的服务过程,同时也是人类运用现代技术关注生命质量并不断提升的研究过程。它融合当代最先进的医学技术和信息技术,构建一体化的大区域性健康网络和健康信息交互平台,以最迅捷、最科学、最温馨、最人性化、最多元化的服务方式,为健康需求者提供个性化帮助。其宗旨是调动个人、家庭和集体的积极性,有效地利用有限的卫生资源达到改善健康的最大效果。

也有学者认为,健康管理是一种对个人和人群的健康危险因素进行全面管理的过程,是健康管理循环的不断运行,即对健康危险因素的检查监测(发现健康问题)→评价(认识健康问题)→干预(解决健康问题)→再监测→再评价→再干预……其中健康危险因素的干预(解决健康问题)是核心。健康管理是一个无限循环的持续动态过程,单次的循环中健康问题得到解决,健康管理循环的不断运行使管理对象走上健康之路。

还有学者认为,健康管理是指对个人或群体的健康状态进行全面的调查、分析、评估、监

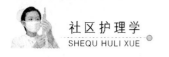
测、预测,并对健康危险因素采取干预措施,以减少或消除危险因素,保证良好的健康状态。健康管理包括健康咨询、健康体检与监测、健康教育、健康危险因素干预和健康信息管理等。

由上可见,健康管理的宗旨是调动个体和群体及整个社会的积极性,变被动就医为主动预防,最大限度地利用有限资源来达到最大的健康效应,减少疾病发生,降低医疗费用支出,提高人群生活质量,促进社会的和谐发展。

(二)社区健康管理的概念

社区卫生服务具有以社区居民群体为服务对象的特点,决定了社区健康管理是社区卫生服务的重要内容。社区健康管理是基于管理理论和新健康理念对社区健康人群、疾病人群的健康危险因素进行全面监测、分析、评估、预测、预防、维护和发展个体及家庭技能的全过程。实施社区健康管理是转变被动治疗为主动健康管理的质的飞跃。社区健康管理将健康管理的基地扎根于社区,具有提高社会公平性、发扬社区能动性、最大限度地解决民生问题的全方位优势。

随着我国人口老龄化程度的加剧以及生活方式的转变,使得慢性病的发病率呈逐年上升趋势,导致了医疗卫生需求不断增长,而现有的医疗卫生服务模式不能满足国民健康需求,在这种严峻的形势下,健康管理理念被引入我国,并受到越来越多的关注。目前我国现有的健康管理模式主要有四种,即附属于医疗机构的健康管理模式、专业体检中心的健康管理模式、社区卫生服务机构的健康管理模式及第三方健康管理公司的服务模式。以社区为基础的健康管理针对的是全人群,即包括健康人群、高危人群、慢性病病人等,因而这种模式的健康管理覆盖的人群范围较广,能够为广大居民提供基础的公共卫生和基本医疗服务。

中华医学会对我国社区健康管理提出了明确要求。①城市社区:针对不同地域特点与经济社会发展状况,以预防控制社区慢病及其风险因素流行为目标,通过规范实施健康教育与促进、个体健康咨询与指导、生活方式改善、非药物干预等健康管理医学服务项目,来提高社区人群高血压、糖尿病、冠心病、骨质疏松等慢性非传染性疾病的知晓率、治疗率与控制率;②功能社区:针对不同职业与环境特点,以节约健康劳动力资源,生产可持续发展为目标,通过实施企业员工健康与生产力管理规划、个体健康自我管理培训项目、不良生活方式干预与健康促进等,来提高企业员工的健康素养与健康自我管理能力,有效防控慢病,降低疾病负担;③农村社区:认真贯彻"保基本、强基础、广覆盖、可持续"的新医改方针,从农村和农民的实际情况出发,积极探索新农合开展健康管理医学服务的模式与路径。重点针对当地自然环境、生活习惯、居住条件、文化风俗方面存在的健康风险因素,组织开展健康教育与宣传、环境与生活方式改善指导、健康普查、建档与常见病防治等;降低农民疾病负担,促进农民健康水平的提高。

(三)社区健康管理的意义

随着经济的发展、健康意识的提高,发展社区健康管理具有十分重要的意义。

1. 社区健康管理是从上游解决民众"看病贵、看病难"问题的有效办法和举措　慢性病威胁和医疗负担加重是引发当前社区健康管理热潮的直接原因和最大需求。只有实施战略前移(从疾病发生的上游入手,即对疾病发生的危险因素实行有效地控制与管理,从以病人为中心转向健康/亚健康人群为中心)和重心下移(即将卫生防病工作的重点下放到社区、农村和家庭),才是解决民众看病贵、看病难问题的有效办法和举措。通过发展社区健康管理,能够引导社区居民的一般诊疗下移到基层,解决看病贵、看病难的问题,逐步实现社区首诊、分级医疗和双向转诊。

2. 发展社区健康管理是社区群众越来越迫切的需要　WHO 认为所有就诊病人中,只有 10% 左右的病人需要专科医生诊治,而人群中 80%～90% 以上的基本健康问题可以通过训练有素的社区卫生服务工作人员来解决。社区健康管理的发展能够使社区卫生服务机构逐步承担起居民健康"守门人"的职责。

3. 发展社区健康管理有利于适应疾病谱改变的需要　2008 年卫生部公布的全国城乡调查数据显示:脑血管病、恶性肿瘤、心脏病、呼吸系统疾病、损伤及中毒、内分泌营养和代谢疾病、消化系统疾病、泌尿生殖系统疾病、神经系统疾病、精神障碍等发病率均比上一年度大幅度上升。世界卫生组织发布的健康公式(健康＝15% 遗传＋10% 社会因素＋8% 医疗＋7% 气候因素＋60% 生活方式)也明确显示,影响健康的主要因素是生活方式,而生活方式不当引起的疾病是可以通过健康管理有效地预防的。

4. 发展社区健康管理有利于充分发挥中医药(民族医药)在疾病预防控制、应对突发公共卫生事件、医疗服务中的作用　中医文化博大精深,特别是中医的"治未病"思想更是切合社区健康管理的理念,因此以发展社区健康管理为契机,可以充分促进中医的发展和普及。

二、社区健康管理的内容

健康管理是一种前瞻性的卫生服务方式,它以较少的投入获得较大的健康效果,从而增加医疗服务的效益。社区健康管理的内容包括三个方面:健康监测、健康风险评估、健康干预。

1. 健康监测　即收集与个人或群体生活方式相关的信息。信息采集的途径有日常生活调查、健康体检、健康咨询、跟踪随访等方式。健康管理机构将收集到的个人健康状况信息,按照统一的格式录入,建立健康档案。只有采集详细的个人健康信息,才能制订科学的健康管理计划,实施有效的个人健康维护。

2. 健康风险评估　即根据所收集到的健康信息,采用数学模型等现代评估技术,对个人或群体的健康状况及发展趋势进行量化评估,预测一定时间内发生某种疾病或健康危险的可能性。通过定量的健康危险性评价模型,将每个服务对象健康风险按高危、中危、低危进行分级,以指导健康改善方案的制订。

3. 健康干预　即在明确每个服务对象患病危险性和疾病危险因素分布的基础上,通过制订个人健康改善行动计划,对不同危险因素实施个性化的健康指导。个性化健康管理计划包括综合体检方案、综合保健方案、健康教育处方、饮食与运动处方等。这是最实质性、最重要的环节,是健康管理过程的核心。

随着健康管理的不断发展,人们对健康需求层次的不同,健康管理的内容也在不断丰富和完善,形式也呈多样化发展,如家庭医生服务、运动指导、心理咨询等健康管理服务也越来越被人们接受。

三、社区健康管理的策略

健康管理的策略是通过健康信息收集、健康风险评估和健康干预,控制健康风险,达到

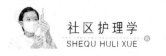

维护健康的目的,包括:生活方式管理、需求管理、疾病管理、灾难性病伤管理、残疾管理、综合的人群健康管理。

1.生活方式管理　关注个体的生活方式可能带来的健康风险,帮助个体作出最佳的健康行为选择,促进个体建立健康的生活方式和习惯。生活方式管理是健康管理策略的基础。在实践中,四种主要方法常用于促进人们改变生活方式。

(1)教育:传递知识,确立态度,改变行为。

(2)激励:通过正面强化、反面强化、反馈促进、惩罚等措施进行行为矫正。

(3)训练:通过一系列的参与式训练与体验,培训个体掌握行为矫正的技术。

(4)营销:利用社会营销的技术推广健康行为,营造健康的大环境,促进个体改变不健康的行为。

单独应用或联合应用上述方法,可以帮助人们朝着有利于健康的方向改变生活方式。行为改变绝非易事,形成习惯并终生坚持是健康行为改变的终极目标。在此过程中,亲朋好友、社区等社会支持系统的帮助非常重要,可在传播信息、采取行动方面提供有利的环境和条件。

2.需求管理　是通过向人们提供决策支持和自我管理支持,鼓励人们合理利用医疗服务。其目标是减少人们对昂贵的、非必要的医疗保健服务的使用。常用方法包括:寻找手术替代疗法、恰当的临床检查、合理而价廉的治疗药物,帮助病人减少特定风险因素并采纳健康的生活方式,鼓励自我保健,早期干预等。

3.疾病管理　是通过在整个医疗服务系统中为病人协调医疗资源,指导病人对疾病自我管理、自我监测,控制诊疗过程,采取综合干预措施,全面地、连续性地医治疾病,提高病人的生活质量。常用方法包括:重视对病人的教育,让其了解自身疾病的相关知识,鼓励病人合理用药、监测服药后的症状;依据循证医学的原理和方法,监测病人的临床症状和治疗计划;协调医务人员和服务提供者,保证服务的一致性和有效性。

4.灾难性病伤管理　灾难性病伤是指对健康危害十分严重、医疗费用巨大的疾病,如肿瘤、肾衰、严重外伤等。此类疾病虽发生率低但需要长期复杂的医疗卫生服务,服务的可及性受家庭、经济、保险等各方面的影响较大。灾难性病伤管理通过对病人和家属的健康教育、综合疾病管理计划的制订、病人自我保健的选择和多学科小组的管理,使病人在临床、经济和心理上都能获得最优化结果。

5.残疾管理　目的是减少工作地点残疾事故的发生率及健康和经济损失。其任务包括分析工作场所导致残疾的各种隐患,通过教育及早期干预减少残疾发生;已发生残疾的,根据伤残程度分别处理,以尽量减少因残疾造成的劳动和生活能力下降,具体目标是:①防止残疾恶化;②注重残疾人的功能性能力恢复而不仅是病人疼痛的缓解;③设定残疾人实际康复和重返岗位的期望值;④详细说明残疾人今后行动的限制事项和可行事项;⑤评估医学和社会心理学因素对残疾人的影响;⑥帮助残疾人和雇主进行有效的沟通;⑦有需要时考虑残疾人的复职情况。

6.综合的人群健康管理　是指通过协调不同的健康管理策略,对个体提供更为全面的健康和福利管理。

四、社区健康管理的实施

社区健康管理的实施一般包括以下 5 个步骤(图 4-1):

1.社区居民的健康信息管理 健康信息的管理是健康管理的基础,健康信息的记录形成健康档案。社区医疗卫生服务机构以社区居民为对象,通过健康问卷、健康检查和历史数据,全面收集记录居民个人及家庭每个成员的健康基本状况、疾病史、遗传史、疾病动态和预防保健以及心理、精神、社会环境、家庭关系、经济条件等信息,建立居民个人和家庭健康档案,为进行健康危险因素评价,及早发现健康危险因素,制订健康促进计划提供基础资料。

2.对居民健康状况进行评估和预测 在个人健康信息的基础上进行健康评估,包括生活方式、健康危险因素、疾病风险以及疾病并发症风险评估,分为健康、亚健康和疾病三种不同状态;并对不同人群进行分组,如高血压人群、血脂异常人群、肥胖人群和糖尿病人群等,从而有针对性地开展健康促进和疾病防治工作。

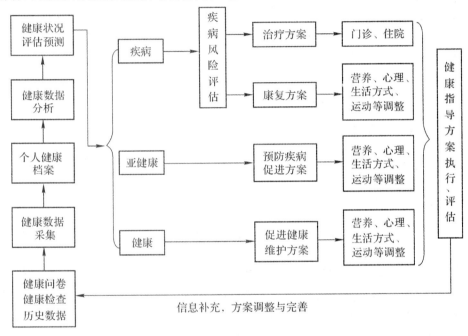

图 4-1 健康管理循环过程

3.针对不同人群设计健康干预目标和管理方案 与一般健康教育和健康促进不同的是,由于存在着个体、地域、社会心态及个人教育背景的差异因素,导致健康管理过程中的健康干预具有个性化的特点,即根据居民个人健康危险因素、健康趋势以及健康改善的目标,与居民个人和家庭共同制订个人或家庭的健康管理计划,为其量身打造个性化健康改善计划。如某糖尿病高危个体,除血糖偏高外,还有超重和吸烟、酗酒、焦虑等危险因素。因此除单纯从生物因素控制血糖外,对个体的管理方案还应包括减轻体重(膳食、体力活动等)和戒烟等多种因素的内容。

4.健康干预 通过个人和家庭健康改善的行动计划,社区卫生服务人员针对不同危险因素为居民提供改善生活方式、疾病防治及自我管理等方面的健康指导。采取多种形式行动来实现个人健康管理计划,矫正不良生活方式,控制危险因素,积极合理治疗,改善和促进身体健康。

5.动态追踪效果评价 个人健康的发展是随着年龄增长而不断发生变化的,不同阶段的健康信息能动态地反映出个人健康发展过程。社区医务人员对居民个人和家庭执行健康

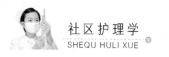
计划的状况进行定期动态跟踪管理,如通过个人健康管理日记、参加专项健康维护课程及跟踪随防措施来达到健康改善效果。依据监测的数据不断评价健康变化趋势,进行重复评估,重新调整健康改善计划和改善措施,保持个人的健康行为与健康状况相协调。

第二节　居民健康档案管理

居民健康档案是社区卫生服务中不可缺少的工具,是居民健康管理过程规范和科学的记录。健康档案以居民个人健康为核心,贯穿整个生命过程,涵盖各种健康相关因素,实现多渠道信息动态收集,是满足居民自我保健和健康管理、健康决策需要的信息资源。完整的健康档案记录便于社区卫生服务人员正确理解社区个体及其家庭健康问题的发生、发展规律,对社区健康问题进行正确的评估、诊断,以此为依据提供适宜的干预措施。因此,建立健全的社区健康档案具有重要的意义。卫生部颁发的《国家基本公共卫生规范(2011年版)》对城乡居民健康档案管理进行了明确规定。

一、居民健康档案的种类

从我国实际出发,一般将居民健康档案的内容分成三个部分,即个人健康档案、家庭健康档案、社区健康档案。

(一)个人健康档案

个人健康档案是指人从出生到死亡的整个过程中,其健康状况的发展变化情况以及所接受的各项卫生服务记录的总和。

个人健康档案包括两部分内容:一是以问题为导向的健康问题记录;二是以预防为导向的记录。以问题为导向的健康问题记录通常包括病人的基础资料、健康问题目录、问题描述、病程流程表、化验及检查的项目及结果、转会诊记录等(表4-1、表4-2)。以预防为导向的记录通常包括预防接种、周期性健康检查、儿童生长与发育评价、病人教育、危险因素筛查及评价等,通过预防服务的实施,达到早期发现疾病及相关危险因素,并加以干预的目的。

表4-1　个人基本信息表

性　别	0 未知的性别　1 男　2 女　9 未说明的性别　□		出生日期	□□□□ □□ □□
身份证号			工作单位	
本人电话		联系人姓名	联系人电话	
常住类型	1 户籍　2 非户籍　　□		民　族	1 汉族　2 少数民族 _____ □
血　型	1 A 型　2 B 型　3 O 型　4 AB 型　5 不详/RH 阴性:1 否　2 是　3 不详			□/□
文化程度	1 文盲及半文盲　2 小学　3 初中　4 高中/技校/中专　5 大学专科及以上　6 不详			□
职　业	1 国家机关、党群组织、企业、事业单位负责人　2 专业技术人员　3 办事人员和有关人员　4 商业、服务业人员　5 农、林、牧、渔、水利业生产人员　6 生产、运输设备操作人员及有关人员　7 军人　8 不便分类的其他从业人员			□

续表

婚姻状况	1 未婚　2 已婚　3 丧偶　4 离婚　5 未说明的婚姻状况	□
医疗费用支付方式	1 城镇职工基本医疗保险　2 城镇居民基本医疗保险　3 新型农村合作医疗　4 贫困救助 5 商业医疗保险　6 全公费　7 全自费　8 其他_____	□/□/□
药物过敏史	1 无　有:2 青霉素　3 磺胺　4 链霉素　5 其他_____	□/□/□
暴露史	1 无　有:2 化学品　3 毒物　4 射线	□/□

既往史	疾病	1 无　2 高血压　3 糖尿病　4 冠心病　5 慢性阻塞性肺疾病　6 恶性肿瘤_____ 7 脑卒中　8 重性精神疾病　9 结核病　10 肝炎　11 其他法定传染病　12 职业病 　　　　13 其他_____ □ 确诊时间　　年　月/□　确诊时间　　　年　月/□　确诊时间　　　年　月 □ 确诊时间　　年　月/□　确诊时间　　　年　月/□　确诊时间　　　年　月	
	手术	1 无　2 有:名称 1_____时间_____/名称 2_____时间_____	□
	外伤	1 无　2 有:名称 1_____时间_____/名称 2_____时间_____	□
	输血	1 无　2 有:原因 1_____时间_____/原因 2_____时间_____	□

家族史	父　亲	□/□/□/□/□/□	母　亲	□/□/□/□/□/□
	兄弟姐妹	□/□/□/□/□/□	子　女	□/□/□/□/□/□
	1 无　2 高血压　3 糖尿病　4 冠心病　5 慢性阻塞性肺疾病　6 恶性肿瘤　7 脑卒中 8 重性精神疾病　9 结核病　10 肝炎　11 先天畸形　12 其他			

遗传病史	1 无　2 有:疾病名称_____	□
残疾情况	1 无残疾　2 视力残疾　3 听力残疾　4 言语残疾　5 肢体残疾　6 智力残疾　7 精神残疾　8 其他残疾_____	□/□/□/□

生活环境*	厨房排风设施	1 无　2 油烟机　3 换气扇　4 烟囱	□
	燃料类型	1 液化气　2 煤　3 天然气　4 沼气　5 柴火　6 其他	□
	饮水	1 自来水　2 经净化过滤的水　3 井水　4 河湖水　5 塘水　6 其他	□
	厕所	1 卫生厕所　2 一格或二格粪池式　3 马桶　4 露天粪坑　5 简易棚厕	□
	禽畜栏	1 单设　2 室内　3 室外	□

表 4-2　健康体检表

姓名:　　　　　　　　　　　　　　　　　　　　　　　　　　编号 □□□-□□□□□

体检日期	年　　　月　　　日	责任医生	
内容	检 查 项 目		
症状	1 无症状　2 头痛　3 头晕　4 心悸　5 胸闷　6 胸痛　7 慢性咳嗽　8 咳痰　9 呼吸困难　10 多饮　11 多尿　12 体重下降　13 乏力　14 关节肿痛　15 视力模糊　16 手脚麻木　17 尿急　18 尿痛　19 便秘　20 腹泻　21 恶心呕吐　22 眼花　23 耳鸣　24 乳房胀痛　25 其他_____ □/□/□/□/□/□/□/□/□/□/□		

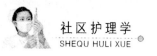社区护理学
SHEQU HULI XUE

续表

一般状况	体 温	℃		脉 率		次/分钟	
	呼吸频率	次/分钟		血 压	左 侧	/ mmHg	
					右 侧	/ mmHg	
	身 高	cm		体 重		kg	
	腰 围	cm	体质指数(BMI)			kg/m²	
	老年人健康状态 自我评估*	1 满意 2 基本满意 3 说不清楚 4 不太满意 5 不满意					□
	老年人生活自理 能力自我评估*	1 可自理(0~3分) 2 轻度依赖(4~8分) 3 中度依赖(9~18分) 4 不能自理(≥19分)					□
	老年人 认知功能*	1 粗筛阴性 2 粗筛阳性,简易智力状态检查,总分_____					□
	老年人 情感状态*	1 粗筛阴性 2 粗筛阳性,老年人抑郁评分检查,总分_____					□
生活方式	体育锻炼	锻炼频率	1 每天 2 每周一次以上 3 偶尔 4 不锻炼				□
		每次锻炼时间	分钟	坚持锻炼时间		年	
		锻炼方式					
	饮食习惯	1 荤素均衡 2 荤食为主 3 素食为主 4 嗜盐 5 嗜油 6 嗜糖					□/□/□
	吸烟情况	吸烟状况	1 从不吸烟 2 已戒烟 3 吸烟				□
		日吸烟量	平均 支				
		开始吸烟年龄	岁	戒烟年龄		岁	
	饮酒情况	饮酒频率	1 从不 2 偶尔 3 经常 4 每天				□
		日饮酒量	平均 两				
		是否戒酒	1 未戒酒 2 已戒酒,戒酒年龄:_____岁				□
		开始饮酒年龄	岁	近一年内是否曾醉酒	1 是 2 否		
		饮酒种类	1 白酒 2 啤酒 3 红酒 4 黄酒 5 其他				□/□/□/□

	职业病危害
	因素接触史
		1 无 2 有(工种_____从业时间_____年)
		毒物种类 粉尘_____ 防护措施 1 无 2 有_____
		         放射物质_____ 防护措施 1 无 2 有_____
		         物理因素_____ 防护措施 1 无 2 有_____
		         化学物质_____ 防护措施 1 无 2 有_____
		         其他_____ 防护措施 1 无 2 有_____
							□
							□
							□
							□
							□

脏器功能	口 腔	口唇 1 红润 2 苍白 3 发绀 4 皲裂 5 疱疹 齿列 1 正常 2 缺齿 ┼ 3 龋齿 ┼ 4 义齿(假牙) ┼ 咽部 1 无充血 2 充血 3 淋巴滤泡增生					□ □ □
	视 力	左眼_____右眼_____ (矫正视力:左眼_____右眼_____)					
	听 力	1 听见 2 听不清或无法听见					□
	运动功能	1 可顺利完成 2 无法独立完成其中任何一个动作					□

查体	眼　底[*]	1 正常　2 异常_____	☐
	皮　肤	1 正常　2 潮红　3 苍白　4 发绀　5 黄染　6 色素沉着　7 其他_____	☐
	巩　膜	1 正常　2 黄染　3 充血　4 其他_____	☐
	淋巴结	1 未触及　2 锁骨上　3 腋窝　4 其他_____	☐
	肺	桶状胸:1 否　2 是	☐
		呼吸音:1 正常　2 异常_____	☐
		啰音:1 无　2 干啰音　3 湿啰音　4 其他_____	☐
	心脏	心率_____次/分钟　心律:1 齐　2 不齐　3 绝对不齐	☐
		杂音:1 无　2 有_____	☐
	腹部	压痛:1 无　2 有_____	☐
		包块:1 无　2 有_____	☐
		肝大:1 无　2 有_____	☐
		脾大:1 无　2 有_____	☐
		移动性浊音:1 无　2 有_____	☐
	下肢水肿	1 无　2 单侧　3 双侧不对称　4 双侧对称	☐
	足背动脉搏动	1 未触及　2 触及双侧对称　3 触及左侧弱或消失　4 触及右侧弱或消失	☐
	肛门指诊[*]	1 未及异常　2 触痛　3 包块　4 前列腺异常　5 其他_____	☐
	乳　腺[*]	1 未见异常　2 乳房切除　3 异常泌乳　4 乳腺包块　5 其他_____	☐/☐/☐/☐
	妇科[*] 外阴	1 未见异常　2 异常_____	☐
	阴道	1 未见异常　2 异常_____	☐
	宫颈	1 未见异常　2 异常_____	☐
	宫体	1 未见异常　2 异常_____	☐
	附件	1 未见异常　2 异常_____	☐
	其　他[*]		

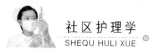

续表

辅助检查	血常规*	血红蛋白_____g/L 白细胞_____×10⁹/L 血小板_____×10⁹/L 其他_____
	尿常规*	尿蛋白_____ 尿糖_____ 尿酮体_____ 尿潜血_____ 其他_____
	空腹血糖*	_____mmol/L 或_____mg/dL
	心电图*	1 正常 2 异常_____ ☐
	尿微量白蛋白*	_____mg/dL
	大便潜血*	1 阴性 2 阳性 ☐
	糖化血红蛋白*	_____%
	乙型肝炎 表面抗原*	1 阴性 2 阳性 ☐
	肝功能*	血清谷丙转氨酶_____U/L 血清谷草转氨酶_____U/L 白蛋白_____g/L 总胆红素_____μmol/L 结合胆红素_____μmol/L
	肾功能*	血清肌酐_____μmol/L 血尿素氮_____mmol/L 血钾浓度_____mmol/L 血钠浓度_____mmol/L
	血脂*	总胆固醇_____mmol/L 甘油三酯_____mmol/L 血清低密度脂蛋白胆固醇_____mmol/L 血清高密度脂蛋白胆固醇_____mmol/L
	胸部 X 线片*	1 正常 2 异常_____ ☐
	B 超*	1 正常 2 异常_____ ☐
	宫颈涂片*	1 正常 2 异常_____ ☐
	其他*	
中医体质辨识*	平和质	1 是 2 基本是 ☐
	气虚质	1 是 2 倾向是 ☐
	阳虚质	1 是 2 倾向是 ☐
	阴虚质	1 是 2 倾向是 ☐
	痰湿质	1 是 2 倾向是 ☐
	湿热质	1 是 2 倾向是 ☐
	血瘀质	1 是 2 倾向是 ☐
	气郁质	1 是 2 倾向是 ☐
	特秉质	1 是 2 倾向是 ☐

现存主要健康问题	脑血管疾病	1 未发现　2 缺血性卒中　3 脑出血　4 蛛网膜下腔出血　5 短暂性脑缺血发作 6 其他_____	□/□/□/□/□
	肾脏疾病	1 未发现　2 糖尿病肾病　3 肾功能衰竭　4 急性肾炎　5 慢性肾炎 6 其他_____	□/□/□/□
	心脏疾病	1 未发现　2 心肌梗死　3 心绞痛　4 冠状动脉血运重建　5 充血性心力衰竭 6 心前区疼痛　7 其他_____	□/□/□/□/□
	血管疾病	1 未发现　2 夹层动脉瘤　3 动脉闭塞性疾病　4 其他_____	□/□/□
	眼部疾病	1 未发现　2 视网膜出血或渗出　3 视乳头水肿　4 白内障 5 其他_____	□/□/□
	神经系统疾病	1 未发现　2 有_____	□
	其他系统疾病	1 未发现　2 有_____	□

		入/出院日期	原　因	医疗机构名称	病案号
住院治疗情况	住院史	/			
		/			
		建/撤床日期	原　因	医疗机构名称	病案号
	家庭病床史	/			
		/			

	药物名称	用法	用量	用药时间	服药依从性 1 规律　2 间断　3 不服药
主要用药情况	1				
	2				
	3				
	4				
	5				
	6				

	名　称	接种日期	接种机构
非免疫规划预防接种史	1		
	2		
	3		

健康评价	1 体检无异常　　　　　　　　　　　　　　　　　　　　□ 2 有异常 异常 1 _____ 异常 2 _____ 异常 3 _____ 异常 4 _____

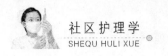

社区护理学

SHEQU HULI XUE

续表

健康指导	1 纳入慢性病病人健康管理 2 建议复查 3 建议转诊 □/□/□/□	危险因素控制：　　　　　　　□/□/□/□/□/□ 1 戒烟　2 健康饮酒　3 饮食　4 锻炼 5 减体重(目标_____) 6 建议接种疫苗_____ 7 其他_____

(二)家庭健康档案

家庭是个人生活的主要环境之一,它影响到个人的遗传和生长发育,影响疾病的发生、发展、传播及康复,家庭与居民的健康息息相关。家庭健康档案是居民健康档案的重要组成部分。

家庭健康档案是以家庭为单位,记录其家庭成员和家庭整体在医疗保健活动中产生的有关健康基本状况、疾病动态、预防保健服务利用情况等的文件材料。主要包括家庭的基本资料、家系图、家庭生活周期、家庭卫生保健、家庭主要问题目录及问题描述和家庭各成员的健康档案,是实施以家庭为单位的医疗保健的重要参考资料。

(三)社区健康档案

社区健康档案是记录社区自身特征和居民健康状况的资料库。以社区为单位,通过入户居民卫生调查、现场调查和现有资料搜集等方法,收集和记录反映主要健康特征、环境特征以及资料及其利用状况的信息,并在系统分析的基础上评价居民健康需求,最终达到以社区为导向,进行整体性、协调性医疗保健服务的目的。

二、建立居民健康档案的目的和意义

居民档案主要针对辖区内常住居民,包括居住半年以上的户籍及非户籍居民。以 0～6 岁儿童、孕产妇、老年人、慢性病病人和重性精神病病人等人群为重点进行建档。建立居民健康档案的目的和意义有以下几个方面:

(一)掌握社区居民基本情况和健康现状

居民健康档案的基本资料来自社区卫生服务过程的记录,通过对这些资料的了解,能适时掌握居民健康基本情况和健康现状。同时,居民就医和转诊时,可随时查阅和传递这些信息,方便居民的诊断和治疗。

(二)便于正确理解社区个体、家庭和群体的健康问题

健康档案记录了社区中所有健康问题的发生、发展和变化过程,有利于社区卫生服务人员分析、掌握社区中健康问题的发生、发展规律和变异情况,从而有利于及时诊断和正确处理,提高工作的效率和服务的水平。

(三)为社区预防提供依据

通过档案管理,掌握病人的就医行踪,及时敏感地发现病人现存的和潜在的生理、心理及家庭健康问题,便于了解社区居民健康问题的流行病学特征;此外,健康档案涵盖了系统的预防保健服务项目,可提醒社区卫生服务人员已经执行和应该执行的预防计划,在适当的时机及时地提供有效的预防保健服务,并为整个社区预防提供科学依据。

(四)有利于做好社区动员

通过建立个体、家庭和社区健康档案,能够详细了解和掌握社区居民的健康状况、卫生问题和卫生资源,有利于动员社区与家庭资源,包括卫生机构、福利慈善机构、各种专业人员及其他可动员的社会资源等,为本社区居民提供医疗保健、精神支持和其他帮助。

(五)提供法律依据

规范的档案管理是评价社区卫生服务人员服务质量和医疗技术水平的工具之一,是处理医疗护理纠纷的法律依据。

(六)为社区卫生教育和科研提供信息资料

完整而准确的健康档案记录,本身就是社区卫生服务人员自身继续教育的一个重要资料。通过对居民健康档案进行有意识的分析和总结,可以发现许多健康问题的自然历程,丰富自身的实践经验。同时,健康档案对病人和家庭健康照顾的长期记录,为社区卫生人员从事科研工作提供了良好的研究素材和信息资料。

三、建立居民健康档案的方法及注意事项

(一)建立居民健康档案的方法

居民健康档案要求资料的记录保持动态连续性,除了记录患病资料外,还要求记录居民的健康教育内容,有些内容需要根据个体的特殊健康状况而添加。档案中各类项目建立后,应继续连续动态地记录相关的信息,并使之有较高的利用率。居民健康档案建立有两种最基本的方法:

1. 个别建档 结合全科卫生服务,在家庭个别成员就诊时建立档案,通过多次接触和家访,逐步完善个人健康档案和家庭健康档案。这种方式简便易行,省时省力,但不容易得到完整、全面的资料,家庭其他成员参与较少。

2. 社区全面建档 社区卫生服务人员在一段时间内动员社区力量,拜访社区中的每一个家庭,一方面宣传健康档案建立的意义和与之相关的服务内容、服务方式,另一方面对每一个家庭成员及整个家庭作一次全面的评估,收集个人及其家庭的基础资料,包括身体、心理、家庭生活、社会关系和生活环境等。同时,针对建立档案过程中发现的有关健康危险因素,进行必要的健康教育。这种方式耗费较多的人力、物力和时间,但能在短时间内全面了解社区居民及其家庭健康状况,也加强了卫生服务人员与社区个体和家庭的联系,也是一次发现和解决个体及其家庭健康问题的良好时机。

此外,社区健康档案的建立主要依靠政府的统计资料、现有的医疗登记资料、医疗工作日志、个人和家庭健康档案、社区调查资料等。定期将上述资料进行分类、整理、统计、分析,即可得到所需的社区健康档案资料。社区健康档案一般每年整理、统计一次,逐年积累,并视具体情况进行分门别类地统计、分析。

(二)建立居民健康档案的注意事项

1. 档案建立不可能一蹴而就 档案中的有些资料如家庭环境、家庭成员基本情况等是相对表面的、稳定的,可以通过短时间的观察和了解而作出定论;而有些资料如社会适应状态、家庭关系、人格特征等,则需要通过长期的观察、分析、综合,才能作出全面、正确的判断;

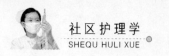
另外,还有一些资料如病人的隐私、家庭极力避讳的问题等,只能在一定的时机和建立信任的基础上才能获得;此外,没有一成不变的结论,有些资料还会不断地变化,因此,档案建立是一个连续动态的长期的过程。

2. 力求资料的客观性和准确性　医护人员遵守职业规范,采取严肃、认真、科学的态度,深入了解个人及其家庭情况,尽量在临床接触、家访、社区调查和测验中获得更多客观的资料,有些资料虽然是主观的,但也必须有一些比较客观的依据,力求资料的准确性。

3. 注意所收集资料的价值　影响健康的因素广泛存在,档案资料不可能面面俱到地记录,应有重点地记录。但应注意,资料的重要性随家庭或个人所面临状况或问题的变化而变化。

4. 避免墨守陈规　健康档案中所列出的基本项目并不能包括所有影响个人及其家庭健康的重要资料,在实际应用中,还须根据具体情况及时添加一些重要项目。

四、居民健康档案的建立及使用

(一)居民健康档案的建立

1. 辖区居民到乡镇卫生院、村卫生室、社区卫生服务中心(站)接受服务时,由服务人员负责为其建立居民健康档案,并根据其主要健康问题和服务提供情况填写相应记录。同时,为服务对象填写并发放居民健康档案信息卡。

2. 通过入户服务(调查)、疾病筛查、健康体检等多种方式,由乡镇卫生院、村卫生室、社区卫生服务中心(站)组织服务人员为居民建立健康档案,并根据其主要健康问题和服务提供情况填写相应记录。

3. 已建立居民电子健康档案信息系统的地区应由乡镇卫生院、村卫生室、社区卫生服务中心(站)通过上述方式为个人建立居民电子健康档案,并发放国家统一标准的医疗保健卡。

4. 将医疗卫生服务过程中填写的健康档案相关记录表单,装入居民健康档案袋统一存放。农村地区可以家庭为单位集中存放保管。居民电子健康档案的数据存放在电子健康档案数据中心。

(二)居民健康档案的使用

1. 已建档居民到乡镇卫生院、村卫生室、社区卫生服务中心(站)复诊时,应持居民健康档案信息卡(或医疗保健卡),在调取其健康档案后,由接诊医生根据复诊情况,及时更新、补充相应记录内容。

2. 入户开展医疗卫生服务时,应事先查阅服务对象的健康档案并携带相应表单,在服务过程中记录、补充相应内容。已建立电子健康档案信息系统的机构应同时更新电子健康档案。

3. 对于需要转诊、会诊的服务对象,由接诊医生填写转诊、会诊记录。

4. 所有的服务记录由责任医务人员或档案管理人员统一汇总、及时归档。

五、居民健康档案服务流程

(一)确定建档对象流程图(图 4-2)

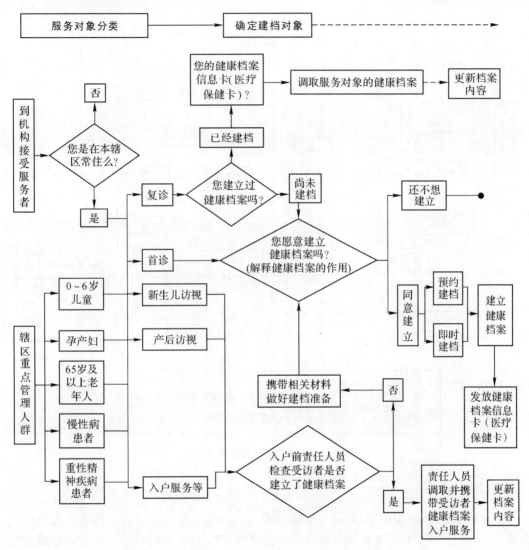

图 4-2　确定建档对象流程图

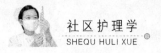

(二)居民健康档案管理流程图(图 4-3)

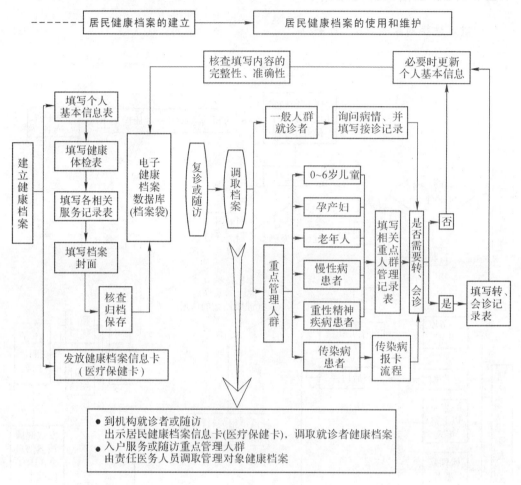

图 4-3 居民健康档案管理流程图

六、服务要求

1.乡镇卫生院、村卫生室、社区卫生服务中心(站)负责首次建立居民健康档案、更新信息、保存档案;其他医疗卫生机构负责将相关医疗卫生服务信息及时汇总、更新至健康档案;各级卫生行政部门负责健康档案的监督与管理。

2.健康档案的建立要遵循自愿与引导相结合的原则,在使用过程中要注意保护服务对象的个人隐私,建立电子健康档案的地区,要注意保护信息系统的数据安全。

3.乡镇卫生院、村卫生室、社区卫生服务中心(站)应通过多种信息采集方式建立居民健康档案,及时更新健康档案信息。已建立电子健康档案的地区应保证居民接受医疗卫生服务的信息能自动汇总到电子健康档案中,保持资料的连续性。

4.统一为居民健康档案进行编码,采用 17 位编码制,以国家统一的行政区划编码为基础,以村(居)委会为单位,编制居民健康档案唯一编码。同时将建档居民的身份证号作为身份识别码,为在信息平台上实现资源共享奠定基础。

5.按照国家有关专项服务规范要求记录相关内容,记录内容应齐全完整、真实准确、书写规范、基础内容无缺失。各类检查报告单据和转、会诊的相关记录应粘贴留存归档。

6.健康档案管理要具有必需的档案保管设施设备,按照防盗、防晒、防高温、防火、防潮、防尘、防鼠、防虫等要求妥善保管健康档案,指定专(兼)职人员负责健康档案管理工作,保证健康档案完整、安全。电子健康档案应有专(兼)职人员维护。

7.积极应用中医药方法为城乡居民提供中医健康服务,记录相关信息纳入健康档案管理。健康体检表的中医体质辨识内容由基层医疗卫生机构的中医医务人员或经过培训的其他医务人员填写。

8.电子健康档案在建立完善、信息系统开发、信息传输全过程中应遵循国家统一的相关数据标准与规范。电子健康档案信息系统应与新农合、城镇基本医疗保险等医疗保障系统相衔接,逐步实现各医疗卫生机构间数据互联互通,实现居民跨机构、跨地域就医行为的信息共享。

七、考核指标

1.健康档案建档率＝建档人数/辖区内常住居民数×100％。

2.电子健康档案建档率＝建立电子健康档案人数/辖区内常住居民数×100％。

3.健康档案合格率＝抽查填写合格的档案份数/抽查档案总份数×100％。

4.健康档案使用率＝抽查档案中有动态记录的档案份数/抽查档案总份数×100％。

注:有动态记录的档案是指1年内有符合各项服务规范要求的相关服务记录的健康档案。

第三节 双向转诊

一、双向转诊的概念

双向转诊是根据病情和人群健康的需要而进行的上下级医院间、专科医院间或综合医院与专科医院间的转院诊治过程,分为纵向转诊和横向转诊两种形式。社区卫生服务双向转诊是双向转诊制度中的纵向转诊形式,它是指下级医院对于超出其诊治范围的病人或在本院确诊、治疗有困难的病人转至上级医院就医,而上级医院对病情得到控制的、情况相对稳定的病人转至下级医院继续治疗。

双向转诊使社区医院主要承担辖区内居民的计划免疫、健康管理、预防保健,常见病、多发病的首诊和大病发现、转诊职能;大医院承担重要和疑难疾病的诊断和治疗、新医疗技术的研究及临床应用等职能。双向转诊优化了医疗资源,又减轻了病人的经济负担,对大医院、社区医院、病人三方均有益,可谓"一举多得"。

一些西方国家的双向转诊机制非常成熟和发达。加拿大、英国、澳大利亚等国的大医院不设门诊,只有转诊。英国超过90％以上的居民由社区全科医生提供24小时预防、诊断和初步治疗、保健服务,除急诊外,一般专科治疗均需通过全科医生转诊。美国大型医院接诊的原则是急诊抢救和需手术者,平均住院天数不超过6天,出院后康复护理分流到社区医院,双方通过双向转诊,实现病人合理分流,同时合理配置、共享一个城市或一个区域内的医

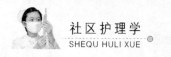
疗卫生资源。因此,只有解决了双向转诊等制度问题,才能真正实现小病进社区、大病进医院,医疗卫生体制改革才能有所突破。

二、双向转诊的意义

双向转诊的有效开展,实现了"小病进社区、大病进医院"的格局,积极发挥大中型医院在人才、技术及设备等方面的优势,同时充分利用各社区医院的服务功能和网点资源,促使基本医疗逐步下沉社区,社区群众危重病、疑难病的救治到大中型医院。双向转诊对于提高现有资源的有效利用、提高卫生服务的社会效益、控制日益增长的卫生费用、解决目前老百姓"看病贵、看病难"等问题具有积极的意义,具体表现在:

(1)优化卫生资源、促进病人合理分流;

(2)降低医疗费用,节约医保资金,减轻病人负担;

(3)使社区卫生服务工作的特点适应人口老龄化和疾病谱的改变;

(4)使各级医疗机构职能分明,各行其职;

(5)加强各级医疗机构间的协作和优势互补,促进其业务发展;

(6)有效利用专科、全科两种资源,对处于疾病各阶段的各类病人提供持续性支持,为广大居民提供连续性的照顾和服务。

三、双向转诊的条件

在实施过程中首先要确定双向转诊的条件,目前各省市都在根据各地情况尝试制订具体的转诊条件,现阶段在实施的转诊条件如下:

1. 上转大医院　上转大医院的条件:①不能确诊的疑难复杂病例;②重大伤亡事件中处置能力受限的病例;③有手术指征的危重病人;④因技术、设备条件限制不能诊断、治疗的病例;⑤由上级支援医院与受援社区卫生服务中心(站)共同商定的其他转诊病人。

2. 下转社区卫生服务中心　下转社区卫生服务中心的条件:①急性期治疗后病情稳定,具有出院指征,需要继续康复治疗的病例,如脑血管意外、冠心病、慢性阻塞性肺疾病、糖尿病、恶性肿瘤术后或化疗后、骨科及神经外科术后康复病人等;②诊断明确且需要长期治疗的慢性病病例;③老年需要护理病例;④需建立家庭病床的病例;⑤由上级支援医院与受援社区卫生服务中心(站)共同商定的其他转诊病人等。

四、双向转诊的形式和流程

(一)双向转诊的形式

社区上转病人在病人自愿的前提下,优先转到对口支援的大医院。具体转诊时,应视病人的不同病情做"一般转诊"和"住院转诊"。"一般转诊"是指由社区转入大医院门诊就诊;住院转诊指的则是直接进入大医院住院治疗。正在制订中的转诊标准要求"一般转诊"提前预约,大医院在两到三天内安排就诊;"住院转诊"分紧急和一般处理两种,紧急住院应在24小时内安排住院,一般处理无太多限制,可由社区和对口大医院自行确定。目前各地均在尝试中,双向转诊制度的运作流程、评价指标以及界定转诊的病种和疾病转诊的周期,均有待于逐步建立和规范。

(二)双向转诊的流程(图 4-4)

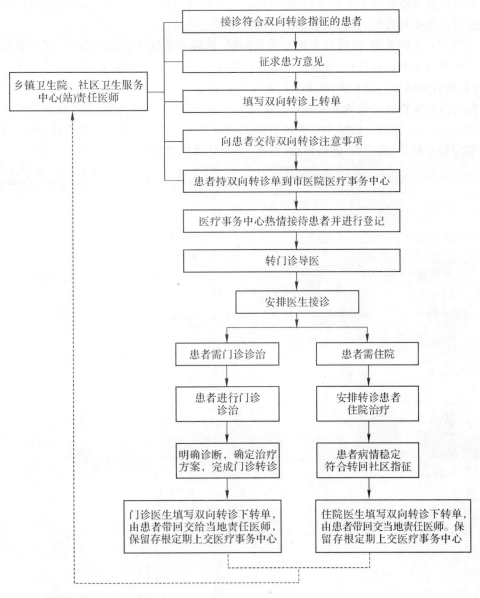

注:实线表示上转过程,虚线表示下转过程。

图 4-4 双向转诊流程图

1.社区卫生服务机构上转病人时填写《社区卫生服务双向转诊上转单》,注明初步诊断,由经治医师签字并加盖公章,同时电话通知医院分管社区的工作人员,经认可后转诊。危急重症病人转诊时,需派专人护送,并向接诊医生说明病人病情,同时提供相关的检查、治疗资料。

2.双向转诊单分存根栏与转诊栏,病人上转时需持《社区卫生服务转诊单》就诊,存根栏由转出社区留存。

3.医院接诊后,应认真填写《双向转诊登记表》,并及时安排转诊病人至相应病区或

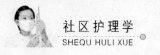

门诊。

4.医院在接收社区卫生服务机构转诊病人,并进行相应的诊断治疗期间,专业医生有义务接受社区医生的咨询,并将病人的治疗情况反馈给社区医生。

5.当病人诊断明确、病情稳定进入康复期时,医院专业医生应填写《社区卫生服务双向转诊下转单》,说明诊疗过程、继续治疗的建议和注意事项,及时将病人转回社区卫生服务机构,并根据需要指导治疗和康复,必要时接受再次转诊。

6.实行临床检验及其他大型医疗设备检查资源共享。大型医疗设备检查由社区电话预约检查日期,并告知病人做好相应准备。病人持社区医生开具的检验、检查检查单,直接到医院相应科室划价、收费后,进行检验、检查(免挂号和诊查费)。

(金胜姬 陈雪萍)

第五章　家庭护理

家庭是社会最基本的单位,联结着个人、社区以及社会,具有重要的功能和作用。家庭作为社会规范、道德教育、文化传承、情感满足的基本载体,对家庭成员的健康成长具有直接、持久、潜移默化的影响;同时,家庭在养老、疾病防治、社会扶助等方面也有不可替代的作用。家庭作为社区的基本组成部分,它的健康状况直接影响到社区整体的健康。家庭对社会稳定也起着积极的推动作用。因此,社区护士要掌握家庭的有关知识,维护和促进家庭的健康稳定。

第一节　概　述

一、家庭的概念及特征

(一)家庭的概念

家庭是社会的基本结构和功能单位。不同时代、不同国家、不同民族对家庭的定义有所不同,一般可以将其分为狭义的家庭和广义的家庭。狭义的家庭是指由法定血缘、领养、监护及婚姻关系的人组成的社会基本单位。广义的家庭超出了法定的收养关系和婚姻关系,强调家庭的社会关系,是指由两个或多个具有血缘、婚姻、情感、经济供养关系的个体组成的社会团体中最小的基本单位,是家庭成员间共同生活和彼此相依的处所。

(二)家庭特征

一个健康的家庭应具备以下 5 个特征:

1. 家庭中有良好的交流氛围　家庭应具有融洽的交流、沟通氛围,使家庭成员能开放坦诚地进行沟通,彼此分享感觉、理想,相互理解、相互尊重和欣赏,及时化解矛盾和冲突。

2. 促进家庭成员发展　家庭成员能随着家庭的改变而调整自己的角色和职务分配,家庭能够提供家庭成员足够的自我发展空间和情感支持。

3. 能积极地面对矛盾及解决问题　家庭在不同的发展阶段会有不同的发展任务,会遇到不同的问题,家庭成员应积极面对,主动承担各种责任,并能有效地利用家庭资源解决问题。

4. 有健康的居住环境及生活方式　健康家庭能为家庭成员提供安全和卫生的生活环境,使成员充分认识到营养、运动、睡眠、休闲等的重要性,自觉抵制、戒除危害健康的生活方式和行为习惯。

5. 与社会联系密切　不脱离社会,积极参加各种社会活动,充分利用社会网络、社区资

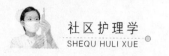

源满足家庭成员的需要。

二、家庭的类型

家庭的分类方法很多,根据目前我国的情况,家庭可以分为传统家庭和非传统家庭。

(一)传统家庭

1. 核心家庭 由夫妇及其未婚子女或收养子女组成的家庭。
2. 主干家庭 由父母、一个已婚子女及第三代人组成的家庭。
3. 联合家庭 由父母和几个已婚子女及其孙子女组成的家庭。

(二)非传统家庭

1. 单亲家庭 由离异、丧偶或未婚的单身父亲或母亲及其子女或领养子女组成的家庭。
2. 重组家庭 是指夫妻双方至少有一人已经历过一次婚姻,并可有一个或多个前次婚姻的子女及夫妻重组后的共同子女组成的家庭。
3. 丁克家庭 是指夫妻双方均有收入,又有生育能力,自愿不要子女的家庭。
4. 空巢家庭 是指无子女共处,只剩下夫妻两人独自生活的家庭。

随着经济、社会的发展及各种观念的改变,家庭类型也在发生变化,主要表现在两个方面:第一,家庭结构简单化、小型化。如孤寡、独居、空巢老人逐渐增多,这些老年人多数以居家养老为主,为养老问题带来严峻考验。第二,家庭模式的多样化。离婚率及再婚率增高、晚婚、未婚生育、同居等社会问题使单亲家庭、重组家庭、丁克家庭等非传统家庭模式大幅度增长。

三、家庭的生活周期与发展任务

家庭与人一样也有生活周期和发展任务,家庭关系最初是由一对新婚夫妇所建立,最终以夫妇的谢世而终结。在家庭生活周期的不同阶段,家庭成员都有不同的责任与任务,健康的家庭会妥善完成各阶段的任务,使家庭能够平稳地发展;相反,若不能妥善解决家庭问题,就不能发挥家庭的功能,影响家庭成员的健康发展。

健康领域多应用美国杜瓦尔(Duvall)的家庭生活周期理论,它将生活周期分为 8 个阶段,每个阶段有不同的发展任务(表 5-1)。

表 5-1 杜瓦尔家庭发展任务及保健事项

阶 段	平均长度(年)	定 义	重要发展任务
新婚	2	男女结合	夫妻相互适应与沟通,建立亲戚关系,协调性生活,计划生育,家庭计划
第1个子女出生	2.5	最大孩子介于0~30个月	父母角色适应,应对经济和照顾孩子的压力,协调因家庭成员增多而发生的冲突
有学龄前儿童	3.5	最大孩子介于30月~6岁	促进儿童的身心发展,使其社会化,维持良好的夫妻关系
有学龄期儿童	7	最大孩子介于6~13岁	教育孩子使其适应上学、社会化,防止意外事故发生

续表

阶 段	平均长度 (年)	定 义	重要发展任务
有青少年	7	最大孩子 介于13～20岁	教育培养孩子有责任感,使孩子在自由与责任之间平衡,加强与孩子沟通并进行性教育
有孩子 离家创业	8	最大孩子离家 至最小孩子离家	家庭生活的重新调整及适应,子女与父母的关系改为成人关系
空巢期	15	所有孩子离家 至家长退休	巩固婚姻关系,适应夫妻二人生活,预防疾病保持健康,做好退休的准备
退休	10～15	退休至死亡	适应退休后的生活及角色,适应健康状况的衰退,应对疾病、丧偶、死亡等多种变化

四、家庭的结构及功能

(一)家庭结构

家庭结构(family structure)是指构成家庭单位的成员及家庭成员互动的特征,分为家庭外部结构和家庭内部结构。家庭结构对家庭相互关系、家庭资源、家庭功能、家庭健康及其发展均产生不同程度的影响。

1. **家庭外部结构** 主要指家庭人口结构,即家庭的类型。一个人一生中可能会因家庭的发展或特殊事件的发生经历多种类型的家庭(图5-1)。例如,一个孩子在一个传统的核心家庭(母亲、父亲、兄弟姐妹)渡过他(她)早期的发展阶段,因为父母离婚,他(她)将在单亲家庭里渡过一段时间。当单亲父母再婚时他(她)将加入到重组家庭生活。同样是这个孩子,成人以后又可以经历几种不同的家庭类型。他(她)可以与他人同居一段时间后,可能结婚并有自己的孩子,从而再次组成核心家庭,如果离婚,他(她)和其孩子又组成了单亲家庭,这时他(她)可再与其他人同居,一段时间后他可能与有孩子的伙伴再婚组成重组家庭。之后,孩子可能不在身边而成为空巢家庭,最后他(她)因为老年丧偶成为鳏夫(寡妇)构成单身家庭。每一次家庭类型的改变,会影响家庭功能的发挥,并会给家庭成员带来不同程度的身心影响,社区护士要帮助家庭成员渡过家庭类型的转变时期,以减少对家庭成员的负面影响。

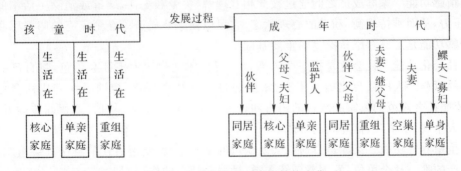

图5-1 个体所经历的家庭结构变化

2. **家庭内部结构** 家庭内部结构指家庭成员间的互动行为,其表现为家庭关系。一般认为家庭的内部结构包括四个方面,即沟通方式、家庭权利、家庭角色和家庭价值系统。

(1)家庭沟通:是指家庭成员之间在情感、愿望、需要以及信息、意见等方面进行交换的

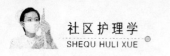
过程,通过语言和非语言的互动来完成。由于沟通是家庭达成一致、完成应有功能的重要条件,因此,家庭关系建立的好坏,关键在于沟通。

(2)家庭权力:家庭权力是指一个家庭成员对家庭的影响力、控制权、支配权。权力影响家庭的决策。

家庭的权力结构有三种类型:①传统权威型,这种权威来自传统文化,例如在父系家庭一般认为父亲为一家之主,其权威大家都认可,不计较其社会地位、职业、收入等;②情况权威型,会因家庭情况的变化而产生权力转移,这种权威来自经济能力,谁掌握经济大权,谁负责供养家庭,谁就具有权威性;③分享权威型,这种权威来自家庭成员权利的平等性,他们分享权威,共同协商决定家庭事务,该权力结构比较民主。

(3)家庭价值系统:是家庭成员在所处的文化背景、宗教信仰和社会价值观的影响下所形成的一种特有的思想、态度和信念。家庭价值观决定着家庭成员的行为方式及对外界干预的反应。

(4)家庭角色:是指家庭成员在家庭中所占有的特定身份。一般家庭成员依照在家庭中的责任对家庭角色进行分配。在一个健康的家庭,他们均自愿扮演自己的角色,且角色行为符合社会规范。通常家庭成员在家庭中同时扮演多种角色,如既是母亲或婆婆,又是妻子,也可能是女儿或儿媳,还可能是姐姐或嫂子。家庭成员在家庭中所占的身份和所扮演的角色随时间的推移而改变。成年人的角色占主导地位,它是促进家庭健康发展的主要因素。角色也决定了家庭成员的行为,赋予他们在家庭和社会中应该执行的责任、义务和权利。家庭成员也可在没有充分准备的情况下进入到另一角色,如十几岁的高中生变成一个未婚生育的母亲。家庭角色的这种不正常转变,会导致家庭功能的异常改变,从而影响家庭成员的身心健康。因此,在评估家庭角色时要注意家庭成员间角色负荷过重、角色匹配不当等角色适应不良的现象。

(二)家庭功能

家庭功能是指家庭本身所固有的性能和功用。家庭作为人们生活的基本环境,对家庭成员具有满足其生理、心理及社会各方面、各层次需求的功能。具体来说,家庭具有以下几种功能:

1.情感功能　家庭成员之间通过彼此相互理解、关爱和支持,缓解或消除生活中的各种烦恼、压力,从而维持均衡、和谐的心理状态,它可以使家庭成员体会到家庭的归属感和安全感。情感功能是形成和维持家庭的重要基础。

2.社会化功能　社会化是指一个人通过学习群体文化和承担社会角色,将自己一体化到群体的过程。人的社会化始于家庭,家庭通过提供社会教育,帮助子女完成社会化的过程,并依照社会规范约束家庭成员的语言和行为。家庭还是文化、价值、道德的传播者,影响其成员人生观、价值观、世界观的形成。

3.生殖养育功能　家庭是目前社会所认可的生育子女、繁衍后代的合法社会组织,是人口再生产的唯一社会单位,发挥着延续人类、种群和社会的作用。

4.经济功能　提供家庭成员的经济资源,满足家庭成员衣、食、住、行、教育、娱乐等各方面的需要。

5.抚养及赡养功能　家庭具有抚养子女及赡养老人的功能。抚养是父母对未成年子女的供养,赡养是子女对年老父母生活上的供养和照顾。具体表现为家庭代际关系中的双向义务与责任,它是实现社会更替必不可少的保障。

6.健康照顾功能 家庭不仅有保护、促进家庭成员健康的功能,还有在成员患病时提供各种所需照顾和支持的功能。

7.休息和娱乐功能 休息和娱乐是家庭的主要闲暇方式,它使个体获得最大程度的放松,从而维持身心健康。

第二节 家庭护理

一、家庭护理的概念及目的

(一)家庭护理的概念

家庭护理(family nursing)是社区护士以家庭为单位,与家庭及其成员有目的地进行互动,帮助家庭充分发挥家庭的健康潜能,预防、应对、解决家庭发展阶段的各种健康问题,以促进和维护家庭及其成员健康的活动。提供家庭护理的主要工作手段为家庭访视。

(二)家庭护理的目的

1. 早防范、早治疗与遗传相关的健康问题 很多疾病的易感性是受遗传因素影响的,如遗传性疾病21-三体综合征、苯丙酮尿症,与遗传有关的疾病如宫颈癌、乳腺癌、高血压、糖尿病、冠心病等。通过家庭护理,可以对家庭成员进行早期筛查,早期防范,做到早发现,早治疗。

2. 有效控制疾病的发生、发展及传播 社区护士通过观察和沟通,了解与疾病发生、发展及传播相关的因素,如家庭的健康观念、防病意识、就医和遵医行为、生活和卫生习惯,找出影响家庭健康的问题,协助家庭解决这些问题。如社区护士通过健康教育,影响家庭的健康观念,增强防病意识,促使其成员采纳健康的行为和生活方式,改变就医和遵医行为,消除或减轻影响健康的危险因素,从而有效控制疾病的发生、发展及传播。

3. 促进儿童的生长发育 儿童生理、心理、社会、文化、精神等各方面的成熟与发展依赖于家庭。良好的家庭护理,可使儿童接受良好的教育、合理的喂养,促进儿童生理心理发育。

4. 促进疾病的康复 通过家庭护理,不仅可以促进家庭对其患病成员的关心、照顾,以及经济及情感的支持,还可以帮助家庭掌握康复的相关知识和技能,从而更好地促进病人的康复。

二、家庭护理理论及模式

(一)家庭系统理论

家庭系统理论是关于人类情绪活动与交往行为的理论,由美国著名心理治疗专家默里·波文(Murray Bowon)教授提出,并由其助手米切尔·E.科尔(Michaol E. Kerr)完善。该理论将家庭看成一个系统,其家庭成员是系统的组成部分,每个成员之间是交互的。家庭系统理论着眼于家人之间的互动关系,它显示出家庭中的每个成员如何参与整个家庭系统。

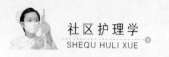

家庭系统理论具有以下基本观点：

1. **整体论**　指一个系统的全体性。在家庭系统中,整体的家庭系统并不仅仅等于家庭成员的总和,而是大于或小于各部分的总和,因为整体系统来自各部分之间的互动,因此,若家庭中的某一成员有问题行为,必须检视整个家庭系统。

2. **家人关系**　家庭中每个家庭成员之间都有某种关系存在,如婚姻关系、亲子关系、手足关系等,他们既是独立的个体又是相互联系的子系统。社区护士必须注意各成员之间不同的关联,以及他们之间互动的方式。

3. **新的信念**　家庭系统有封闭式及开放式两种。封闭式的家庭系统里,所有的关系结构以及沟通都是僵化而固定的,运作过程缺乏变化,处理问题的模式一成不变。而开放的家庭具有高度的弹性和创意,允许改变,允许家庭以外的信息互通。

4. **家庭规则**　在家庭中每个人都要学习什么是被允许、被期待的,什么是被禁止、被控制的。家庭通常要制订许多管理规则,包括经济的、家事分工的、教育的、情感的等各方面,这些规则都各自有其在态度、行为、沟通等不同层面的定义。家庭系统功能不良,并非家庭成员不好,而是彼此之间传达信息的方式不良,或是他们之间用了不妥当的行为、规则,或出现不妥当的回馈。

5. **满足家庭的需求**　家庭也如所有的社会系统一样,具有价值感、安全感、成就感、亲密感以及对于挑战和刺激的需求及精神上的寄托。

(二)家庭系统刺激源—优势评估模式

家庭系统刺激源—优势评估(Family Systems Stressor Strength,FS³)模式中评估的重点是确定家庭刺激源和家庭用来维持健康功能的优势。家庭系统的刺激源—优势评估表(Family Systems Stressor Strength Inventory,FS³I)包括三方面的内容:①家庭系统刺激源(综合的);②家庭系统刺激源(具体的);③家庭系统的优势。FS³I是家庭健康评估和测量的工具,既可以收集定量资料又可以收集定性资料,从收集的资料中可发现家庭发生的事件、家庭用以保持其健康运转和消除困境的优势。

通过FS³I收集的资料可以帮助社区护士决定采取哪一级的预防措施。一级预防的重点是使个人和家庭向更健康的平衡状态迈进,其干预措施包括向家庭成员提供其优势的信息、提高应对和处理压力的能力,并通过家庭健康教育鼓励家庭获得更多健康常识。二级预防强调家庭系统受到压力侵害时,为维持家庭系统的稳定所必须采取的措施,其干预措施包括帮助家庭成员处理问题,帮助他们寻求和运用恰当的治疗方法,在危机时刻给予直接的干预。三级预防主要维持家庭稳定,其策略是在治疗结束后开始的,包括出院后的照护和康复。

(三)系统性组织模式(弗里德曼家庭评估模式)

系统性组织模式是弗里德曼(Friedman)在结构功能框架、发展理论和系统理论的基础上建立起来的。该理论把家庭视为整个社会的一个子系统,也是一个独立的整体。其中心是家庭结构、家庭功能以及家庭与其他社会系统之间的关系。

弗里德曼家庭评估内容主要包括家庭一般资料、家庭的发展阶段和发展历史、家庭环境、家庭结构、家庭功能、家庭对压力的应对等六个方面。

三、家庭护理的对象及内容

(一)家庭护理的对象

1. 有健康问题的家庭及家庭成员　家庭中有出院后需继续治疗的病人、处于康复期的病人、在家休养的慢性病病人及临终病人等,需要社区护士提供治疗护理、康复护理、临终护理等内容。

2. 有重点保健人群的家庭及家庭成员　家庭中有妇女、儿童、老年人等社区重点保健人群,需进行孕产妇保健、新生儿保健、婴幼儿保健、老年人保健的家庭。

3. 有传染病病人的家庭及家庭成员　家庭中有传染性病人,社区护士需做家庭访视,避免家庭成员感染。

4. 有精神病病人的家庭及家庭成员　家庭中有精神障碍但处于稳定期的病人,社区护士应定期随访,进行心理疏导,并对家属及照顾者提供指导。

5. 具有疾病高危因素的家庭及家庭成员　家庭中存在一些具有某种危险性高的疾病,社区护士应指导家庭早期进行防范,并定期进行体检,做到早发现,早治疗。

对于社区护士来讲,辖区范围内所有的家庭都是家庭护理的对象,但因社区家庭和人口数目较多,社区护士人员、时间有限,目前还不能满足每个家庭护理的需要。

(二)家庭护理的内容

1. 为家庭成员提供医疗、护理及保健服务　社区护士通过家庭评估了解家庭成员的健康状况,协助家庭成员发现健康问题,指导家庭成员及早明确诊断,接受治疗。社区护士为病人及其家属提供有关疾病、护理的知识和技术以及相应的保健指导,增强家庭成员应对健康问题的基本能力,督促他们掌握与疾病相关的基础知识。社区护士应指导病人及家属相应的护理操作,并向病人及家属说明可能会遇到的问题以及解决问题的办法。

2. 为有传染病病人的家庭提供控制传染病的知识和技能　家庭中有传染性病人,社区护士需做家庭访视,了解家庭生活环境、病人状况,协助家庭消灭病原体,切断传播途径,从营养、休息、运动及规律生活等方面对家庭成员进行指导,以增强免疫力。指导家庭学习消毒方法及各类防护技术,避免家庭其他成员及社区居民感染传染病。

3. 为有精神病病人的家庭提供心理指导　社区护士需对该类家庭定期随访,对病人进行心理疏导,并指导家属及照顾者为其提供心理指导,鼓励其参加社区及社会活动。

4. 协助家庭成员提高心理和社会适应能力　社区护士应了解家庭所处的发展阶段及其发展任务,协助家庭成员自身调节和改变角色功能,满足家庭成员各发展阶段心理、社会需要。社区护士可以运用心理学的理论和技能,通过各种途径指导家庭成员调整心态,减轻压力,放松身心,使家庭成员都具有健康的心理和良好的社会适应能力,达到并维持最佳健康状态。

5. 协助家庭成员建立或维持健康的环境和生活方式　针对家庭各成员的健康观念、防病意识、生活和卫生习惯、身体健康状况等,向家庭成员讲述目前存在的不健康行为及危害健康的因素,与家庭成员交换意见,共同探讨造成这些危险因素的原因及执行健康行为的能力,提供家庭成员相关的建议及相应的保健指导,督促家庭成员在条件允许的情况下改善不利于健康的环境和生活方式,使每个家庭成员都能在安全舒适的环境中成长和生活。

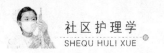
6.协助家庭利用健康资源　社区护士可以根据家庭的社会关系图了解家庭与社会组织（社会支持性团体、社会福利机构等）和他人（亲属、朋友、邻里、同事等）之间的关系，找出家庭的优势、可以寻求和利用的家庭资源，提供有关资源的信息，帮助家庭认识并充分利用这些资源，以解决家庭的健康问题。

7.协助家庭参与社区活动　社区卫生服务中心为培养人们良好的卫生习惯，传授预防疾病的常识，经常举办健康知识讲座；也会根据社区人群的健康状况开办各种俱乐部，如比较常见的高血压、糖尿病俱乐部；社区卫生服务中心还会对社区人群进行必要的急救知识和技能的培训，提高居民自救和互救的能力，如触电、溺水、气管异物、中毒等，此外，社区举办的一些文化、娱乐活动也有利于促进个体的身心健康。社区护士应向家庭提供这些活动的信息并鼓励家庭参与，使家庭成员获得保健知识和技能，提高整个社区的健康水平。

四、家庭护士的角色

家庭护理工作的开展离不开家庭护士，家庭护士在家庭护理中担任多种角色。家庭护士需要应用自己的知识及技能，完成各种角色所赋予的义务及责任。

(一)代言人

家庭护士担当着维护家庭及其成员健康权益的职责，在必要时协助家庭获取应有的福利或帮助，并能向相关部门传达家庭及其成员的健康需要。

(二)护理服务者

为家庭及其成员提供所需的护理服务，如输液、肌注、换药、导尿、灌肠等临床护理服务，此外还可提供康复护理、临终护理等。

(三)保健者及监督者

社区护理的重心是健康而不是疾病。因此家庭护士的首要任务是指导、协助家庭及其成员实施卫生保健活动，帮助其避免有害因素，预防疾病，维持及提高家庭及其成员的健康水平。

(四)健康咨询者与教育者

家庭护士需根据家庭情况，采取相应的方式对家庭及其成员进行健康教育，提高其健康意识。

(五)协调者与合作者

为最大限度地解决家庭的健康问题，家庭护士需与全科医生、其他卫生保健人员、居委会等多方合作，为家庭提供医疗、保健资源。

(六)观察者与研究者

家庭护士需要具有敏锐的观察能力，及早发现家庭中现存的或潜在的健康问题，如及早发现疾病的早期症状、儿童的生长发育问题、病人对药物的反应、家庭中是否存在威胁健康的因素等。同时社区护士作为家庭护理的实施者，需对护理过程的各个环节展开研究，如家庭评估的方法、健康问题解决办法等。

第三节 家庭护理程序

家庭护理程序是运用护理程序为家庭提供护理的方法。社区护士通过家庭评估判断出家庭健康问题，提出家庭护理诊断，制订家庭护理计划并实施，评价护理效果，并根据效果评价对护理计划做出必要的修正，最终达到解决家庭问题、维护和促进家庭健康的目的。

一、家庭护理评估

家庭护理评估（family nursing assessment）是为确定家庭存在的健康问题和确定解决这些问题的家庭优势而收集主观和客观资料的过程。社区护士可利用家庭护理理论模式及相应的评估工具进行评估，也可以结合该社区具体情况进行评估。

（一）家庭护理评估内容

家庭护理评估的内容有家庭一般资料、家庭的发展阶段和发展历史、家庭结构、家庭功能等（表 5-2）。

表 5-2　家庭护理评估内容

评估项目	评估具体内容
家庭一般资料	1. 家庭基本信息（家庭地址、户主姓名、家庭电话）
	2. 家庭成员基本资料（姓名、性别、出生年月、家庭角色、职业、文化程度、婚姻状况、宗教信仰）
	3. 家庭成员健康状况及健康资料（医疗保障、过敏史、家族史、身高、体重）
	4. 家庭成员生活习惯（饮食嗜好、吸烟、饮酒、锻炼等）
家庭成员患病情况及家庭主要的生活事件	1. 所患疾病的种类、日常生活受影响的程度、疾病愈后、家庭角色履行情况及经济负担
	2. 有无遗传问题、药物过敏
	3. 有无家庭不和、离婚、丧偶等重大生活事件
	4. 有无生活压力事件（失业）等
家庭发展阶段及任务	1. 家庭目前所处的发展阶段及任务
	2. 家庭履行发展任务的情况
家庭结构	1. 家庭成员间的关系（病人与家庭成员间、家庭成员间）
	2. 家庭沟通交流：交流的方式、特点、结果及影响因素
	3. 家庭角色（角色的变化、家庭的分工）
	4. 家庭权力（传统权威型、情况权威型、分享权威型）
	5. 家庭价值系统（家庭成员的观念、态度、信仰、健康观、家庭价值与信念）

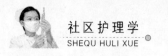
续表

评估项目	评估具体内容
家庭功能	1.家庭成员间的情感
	2.培养子女社会化的情况
	3.卫生保健情况(家庭对健康的感知、信念、行为、习惯)
家庭资源	1.家庭内资源:家庭居住条件(面积、楼层、朝向、饮用水来源)、交通便利情况、经济来源、医疗保险、知识、风俗习惯、道德观念、信息、教育、文学欣赏
	2.家庭外资源: 1)家庭周围社会支持性团体(朋友、同事、邻里、志愿者和家政服务部门等) 2)社会保障设施(医疗保险机构、居民委员会、养老院、社区卫生服务中心等)
家庭与社会的关系	1.家庭与亲属、社区、社会的关系
	2.对社区看法
家庭应对和处理问题的能力与方法	1.家庭利用社会资源的情况及能力
	2.家庭成员对健康问题的认识(疾病的理解和认识等)
	3.家庭成员间情绪上的变化
	4.家庭战胜疾病的决心
	5.家庭应对健康问题的方式
	6.生活方式的调整(饮食、睡眠、作息时间)
	7.对家庭的经济影响
	8.家庭成员健康状况的影响

(二)常用评估工具

家庭评估常用家庭结构图、家庭社会关系图、家庭关怀度指数等评估工具进行。

1. **家庭结构图** 它是以家谱的形式提供整个家庭的构成、家庭的信息(重要的生活事件、社会问题、健康问题、文化宗教)以及家庭成员之间的关系。

标准的家庭结构图由三代及以上的家庭成员信息组成,包括配偶双方家庭的所有成员。辈分不同的家庭成员长者居上,同代人根据出生的顺序从左向右排列,在第一代人中,传统上将丈夫的符号放在左边。家庭结构图上根据需要可在符号(图 5-2)的下面或侧方标注家庭成员的姓名、出生年月(或年龄)、职业、健康问题、死因、(结婚、离婚、分居)时间、同居与再婚时间、受教育程度、体检的次数,也可在图旁边标注家庭的危险因素、家庭的优势、家族遗传性疾病等。

护士可以根据家庭结构图(图 5-3)迅速了解家庭的构成及家庭中的高危人群,确定有健康问题或疾病的家庭成员,判断家庭现存和潜在的危险因素,及时采取措施协助家庭解决问题。

2. **家庭社会关系图** 家庭社会关系图描述了家庭成员间及成员与外界环境之间的关系,是家庭情况的概括。可以根据它提供的信息帮助护士全面、整体地认识家庭的基本情况,确定家庭的优势,需要解决的冲突,可以寻求和利用的家庭资源以及与社区的联系等(图 5-4)。

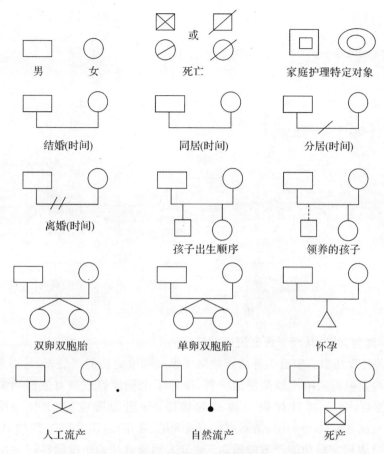

图 5-2 家庭结构图常用符号

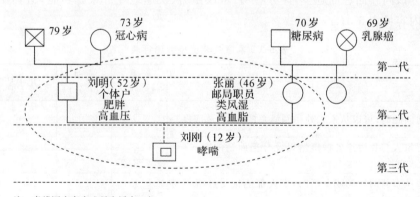

注：虚线圈内家庭成员生活在一起

图 5-3 刘刚家庭结构图

3. **家庭圈** 家庭圈反映的是家庭成员主观上对家庭的看法以及家庭关系网络。这种主观看法一般只代表当前的认识,会随时间而不断地发生变化,因而需要不断修正。家庭圈的画法是:先让家庭成员画一个大圈,再在大圈内画上若干个小圈,分别代表自己和他认为重要的家庭成员。圈之间的距离代表关系的亲疏,小圈本身的大小代表权威或重要性的大小。画圈时社区护士需回避,让家庭成员独立完成。随后,向家庭成员提问或让家庭成员向

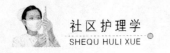

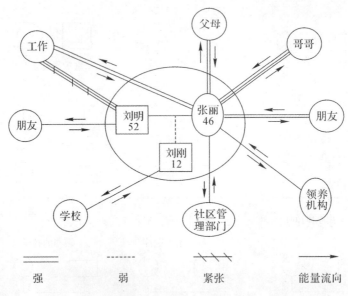

图 5-4　家庭社会关系图

社区护士解释图的含义,从而了解其家庭的情况。

4. 家庭关怀度指数　家庭关怀度指数测评表又称家庭功能评估表,是用来检测家庭功能的问卷,是自我报告法中比较简便的一种,反映了个别家庭成员对家庭功能的主观满意度。共五个题目,每个题目代表一项家庭功能,分别为适应度(Adaptation)、合作度(Partnership)、成熟度(Growth)、情感度(Affection)、亲密度(Resolve),简称 APGAR 问卷,分值在 0~3 分表示家庭功能严重障碍;4~6 分表示家庭功能中度障碍;7~10 分表示家庭功能良好。该问卷回答问题少,评分容易,可以粗略、快速地评价家庭功能,适宜在社区中使用。具体内容见表 5-3。

表 5-3　家庭关怀度指数测评表

内　容	经常 (2分)	有时 (1分)	几乎从不(0分)
1.当我遇到问题时,可以从家人处得到满意的帮助(适应度)	☐	☐	☐
2.我很满意家人与我讨论各种事情以及分担问题的方式(合作度)	☐	☐	☐
3.当我希望从事新的活动或发展时,家人都能接受且给予支持(成熟度)	☐	☐	☐
4.我很满意家人对我表达感情的方式以及对我情绪(如愤怒、悲伤、爱)的反应(情感度)	☐	☐	☐
5.我很满意家人与我共度时光的方式(亲密度)	☐	☐	☐

　　家庭护理评估是护士进行家庭护理干预的基础,家庭评估的好坏将直接影响采取的护理措施是否恰当。在评估过程中,护士应该与家庭成员建立相互信赖的关系,这样收集到的资料才会比较全面、真实、有参考价值。评估是一个反复进行的过程,护士要不断收集

新资料,并对资料进行正确的分析和判断,随时修改计划。同时,护士要应用自己的专业知识对自己收集到的资料和其他医务工作者收集到的资料,进行客观综合的评价,避免主观判断。

二、家庭护理诊断

家庭护理诊断(family nursing diagnosis)是根据评估收集的资料,判断家庭存在的健康问题,确定需要提供护理服务内容的过程。

(一)基本步骤

1. 确定家庭健康问题　在进行家庭护理评估后,社区护士对评估收集的资料进行归纳和分类整理,并进行分析,判断哪些问题需要并能通过护理干预解决;哪些问题需要其他专业人员解决;哪些问题家庭能够自己解决。对护理干预能解决的健康问题,提出护理诊断。

2. 确定护理诊断并排序　护理诊断提出后,社区护士还要从整体的角度预测家庭健康问题的结果和护理干预的成功点,使护理的目的更明确。预测主要有以下几种方式:①预防潜在的问题;②减轻问题;③稳定问题(防止问题恶化);④消除问题(解决问题)。根据护理诊断和预测,指导制订家庭护理计划。另外,还需判断护理诊断的严重性,并根据问题的严重程度,按由重到轻、由急到缓的原则将护理诊断排序。对家庭威胁最大、后果严重、家庭急待解决的健康问题排在第一位,并立即拟订计划,优先解决,其他问题依次解决。

(二)常用的家庭护理诊断

护理诊断的陈述可用 PE 公式(家庭问题＋原因)或 PES(家庭问题＋原因＋主客观资料)等方式陈述。家庭护理诊断可利用北美护理诊断协会(NANDA)(2009—2011)的诊断系统,根据家庭实际情况提出诊断。下面按照不同领域对常用家庭护理诊断进行了分类:

1. 健康促进方面　健康维护能力低下;自我健康管理无效;持家能力障碍;有自我健康管理改善的趋势;忽视自我健康管理;有营养改善的趋势;家庭执行治疗方案无效。

2. 活动/休息方面　缺乏娱乐活动;久坐的生活方式;活动无耐力;疲乏;有活动无耐力的危险;有自理能力增强的趋势。

3. 感知/认知方面　知识缺乏;有知识增进的趋势;有决策能力增强的趋势;活动计划无效;语言沟通障碍;有沟通增进的趋势。

4. 自我感知方面　无望感;有孤独的危险;有能力增强的趋势;无能为力感;有无能为力感的危险。

5. 角色关系方面　照顾者角色紧张;有照顾者角色紧张的危险;养育功能障碍;有养育功能改善的趋势;有养育功能障碍的危险;有依附关系受损的危险;家庭运作过程失常;家庭运作过程改变;有家庭运作过程改善的趋势;无效性婴儿喂养型态;母乳喂养有效;母乳喂养无效;母乳喂养中断;父母角色冲突;有关系改善的趋势;无效性角色行为;社会交往障碍。

6. 性方面　性功能障碍;性生活型态无效;有生育进程改善的趋势;有母体与胎儿双方受干扰的危险。

7. 应对/应激耐受性方面　迁移应激综合征;有迁移应激综合征的危险;焦虑;有威胁健康的行为;妥协性家庭应对;无能性家庭应对;有家庭应对增强的趋势;恐惧;悲伤;婴儿行

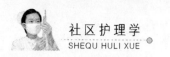
为紊乱;有婴儿行为紊乱的危险;有婴儿行为调节改善的趋势。

8. 生活准则方面 有希望增强的趋势;有精神安适增进的趋势;抉择冲突;道德困扰;不依从行为。

9. 安全/防护方面 有误吸的危险;有婴儿猝死综合征的危险;有跌倒的危险;有受伤害的危险;有窒息的危险;有中毒的危险;有外伤的危险;防护能力低下;受污染;有受污染的危险。

10. 舒适方面 有舒适增进的趋势;舒适度减弱;急性疼痛;慢性疼痛;社交孤立。

11. 生长/发展方面 成人身心功能衰退;生长发展迟缓;有发展迟缓的危险;有生长比例失调的危险。

三、家庭护理计划

家庭护理计划(family nursing planning)是以家庭护理诊断为依据,结合家庭日常生活情况,充分发挥家庭资源优势解决健康问题的蓝图。其内容包括建立目标(短期目标和长期目标)、拟订护理措施、建立评价标准和评价方法。

(一)制订家庭护理计划的原则

1. 互动性及意愿性 家庭有权对自己的健康做出决定,社区护士应该和家庭成员一起制订家庭护理计划,让每个家庭成员都参与计划的制订。在计划制订的过程中,社区护士应考虑家庭成员的想法、家庭的健康观念、生活习惯等,增加家庭成员的自主性和自尊,为家庭提供指导、信息和辅助家庭完成计划。

2. 差异性及可行性 因为每个家庭的情况不同,即使存在相同的问题,也应该根据家庭的具体情况制订相应的护理计划。在制订护理计划时,社区护士应充分考虑到家庭的时间、资源、结构和功能水平的限制,力求使计划能够切实可行,并与家庭成员或协助每位家庭成员就每一项措施达成一致意见。

3. 合作性 计划制订应考虑到社区服务机构及工作人员的共同参与,充分利用可利用的资源,有效促进家庭的健康。

(二)基本步骤

1. 确定护理目标 针对家庭护理诊断确定预期目标,包括长期目标和短期目标。长期目标是指家庭和护士希望实现的最终目的,而短期目标是为实现长期目标在几天、几周或几个月内实现的子目标。

明确的护理目标是实施计划的指南,也是护理实施评价的标准。目标确立应符合SMART 原则。目标确立之前应与家属进行讨论,并不断进行调整,最终确定一个有效的目标。

2. 制订家庭护理计划 家庭护理计划应包括为实现预期目标而制订的最佳干预策略,如时间、地点、具体护理措施,落实家庭可利用的资源,可参照 4W1H 或 RUMBA 原则(表5-4)。

表5-4 家庭护理计划表

家庭护理诊断	目 标	护士—家庭活动		可利用资源	评价计划
		执行时间、地点	护理措施		
家庭、家庭成员的护理诊断	长期目标				
	短期目标				

四、家庭护理实施

家庭护理实施(family nursing implementation)是将家庭护理计划付诸行动的过程。为保证此过程能顺利完成,往往需要充分利用家庭的资源,由相关人员共同执行,包括家庭成员、社区护士、其他健康护理小组成员、家庭社会关系网中的其他人员等。主要的实施者和责任者是家庭成员,其他人员主要是提供信息、指导和帮助。

家庭护理实施过程中可能会遇到障碍,如家庭执行方案无效、家庭冷淡、无价值感、怀疑与忧虑等,面临困难的家属可能会退缩,不愿意执行下去。对于可能预期的障碍,社区护士应及早采取措施予以排除,保证护理计划能顺利实施,解决家庭健康问题。

五、家庭护理评价

家庭护理评价(family nursing evaluation)贯穿于家庭护理活动的全过程,包括过程评价和结果评价。

(一)过程评价

过程评价也称阶段评价,是对家庭护理的评估、诊断、计划、实施等不同阶段分别进行评价的过程,根据评价结果随时修改各阶段的计划和内容。

1. 评估阶段 评价收集的资料是否真实完整,是否有利于分析家庭的健康问题。
2. 诊断阶段 评价护理诊断是否围绕家庭主要问题提出,家庭成员是否认同。
3. 计划阶段 评价家庭计划的制订是否考虑家庭资源,家庭成员就计划内容是否达成一致。
4. 实施阶段 计划是否顺利执行,有无障碍,障碍产生的原因等。

(二)结果评价

结果评价也称总结性评价,是评价家庭在接受护理干预后的效果,将效果与预期目标作比较、判断,评价解决问题的程度。根据家庭存在的问题,预期目标可能涉及家庭及家庭成员两个方面,应分别对其评价。评价内容包括:

1. 家庭成员方面 包括预期目标是否实现,家庭成员健康需求的满足程度,本次护理活动对家庭成员的影响,家庭成员对护士工作的满意度及对本次护理活动的意见及建议。
2. 家庭方面 包括家庭目标是否实现、家庭成员间的沟通、交流,相互之间的支持,家庭对护理干预的反应,家庭的功能,家庭的情感反应,家庭环境是否向有利于健康的方向发展,家庭资源是否有效利用。

家庭护理评价虽然是家庭护理程序的最后一个步骤,但并不意味者它是护理活动的终结。社区护士应根据评价结果决定下一步的工作,如评价结果显示制订的计划不能解决家

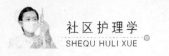
庭问题,需对计划做进一步的修改;评价结果显示所制订的计划是有效的,继续原有的计划或新的家庭护理过程;评价结果显示家庭及家庭成员的问题都已解决,达到了预期的目标,继续帮助家庭及家庭成员维持家庭的健康。

第四节 家庭访视

一、家庭访视的概念与目的

(一)家庭访视的概念

家庭访视(home visit)简称家访,是指为了维持和促进个人和家庭的健康,为访视对象及其家庭成员提供的护理服务活动。它是家庭护理的重要方法和主要服务形式。

(二)家庭访视的目的

通过家庭访视,可以帮助护士更准确地评估家庭的结构、环境、家庭成员在家庭环境中的行为、家庭的功能及家庭成员的健康状况等,从而发现家庭及其整个社区的健康问题,根据实际需求和现有的内外资源制订护理计划,实施护理活动,解决家庭的健康问题,达到维持和促进家庭健康的目的。

家庭访视的具体目的包括:①协助家庭发现现存或潜在的健康问题;②确定阻碍家庭健康的因素和支持系统;③寻求家庭内解决问题的方法;④为病人或残疾者及其家庭成员提供适当、有效的护理服务;⑤提高家庭成员的自我保健管理能力,促进家庭及其成员健康地成长和发展;⑥促进家庭功能的充分发挥及健康家庭的形成;⑦为判断社区人群健康状况提供线索;⑧促进社区护士与家庭各成员建立良好的人际关系。

二、家庭访视的对象

家庭访视对象应该是社区护士管辖的所有家庭,但在社区家庭和人口数目较多,社区护士人员、时间有限的情况下,家庭访视的对象应首先满足下列条件:①老年人的家庭;②慢性病病人家庭(高血压、糖尿病及肿瘤等),尤其是活动不方便的慢性病病人家庭;③精神疾病病人家庭及需要康复指导的残疾人家庭;④具有遗传性危险因素的家庭;⑤急需保健指导的家庭,如产前、产后需要健康指导的家庭;⑥健康问题多发家庭。

三、家庭访视的类型

(一)预防性家庭访视

目的是健康促进及预防疾病,主要用于妇幼保健方面的家庭访视与计划免疫等。

(二)评估性家庭访视

目的是对服务对象的家庭进行评估,常用于有家庭危机或健康问题的家庭以及年老、体弱、残疾的家庭。

(三)连续照顾性家庭访视

目的是为老年人及病人提供连续性的照顾,定期进行家访。常用于老年人,患有慢性疾病或需要康复护理的家庭,患有精神疾病需要疏导的家庭,有行动不便、临终病人等的家庭。

(四)急诊性家庭访视

目的是对病人出现的临时问题或紧急情况提供护理或帮助。

四、家庭访视的过程

家庭访视的过程大致可以分为三个阶段:访视前准备阶段、访视阶段、访视后处理阶段。社区护士与家庭服务对象建立相互信赖的关系是取得访视成功的基石。要实现有效的家庭访视,社区护士要具备观察、倾听、提问、筹划等技能,并贯穿于整个访视过程。

(一)访视前准备

1. 确定访视对象　在人力、时间有限的情况下,社区护士要根据情况选择访视对象,并安排好访视的优先顺序。排列顺序遵循"健康问题影响群体为先、个体为后;传染病为先、非传染病为后;急性病为先、慢性病为后;会留下后遗症为先、无后遗症为后;经济损失严重为先、损失较轻为后"的原则,上述顺序也要根据具体情况灵活运用。如同一天要访视多个家庭,其优先顺序为:①新生儿或免疫力缺陷者;②病情较重者;③一般访视对象;④有传染性或感染性疾病者应最后访视。

2. 确定访视的目的以及计划　在初次访视之前,社区护士查询家庭健康档案等资料获取访视家庭、家庭成员的健康相关信息,结合家庭的需求,确定访视的目的,制订访视计划。对需要连续性访视的家庭,每次访视前应了解访视记录及相关信息,明确访视目标,并依据目标评价结果,对计划进行调整。

3. 准备访视用品　访视用品包括访视前应准备的基本用品和根据访视的目的以及家庭的具体情况增设的访视用品。基本用品包括常用的体检工具(体温计、血压计、听诊器、手电筒、量尺)、常用的消毒物品和外科器械(酒精、棉球、剪刀、止血钳、纱布)、隔离用品(帽子、口罩、工作衣、塑料围裙、消毒手套)、常用药物、注射用具、记录单、家庭护理手册、健康教育资料以及联系工具(地图、电话本)。增设的访视用品,如产后访视,应准备手提磅秤、有关母乳喂养以及婴儿计划免疫的宣传资料等。

4. 联络访视及路线安排　访视之前可通过电话与家庭预约,考虑到预约可使家庭有所准备,掩盖真实情况,也可安排临时性突击访视。如电话预约的家庭不愿意接受访视,护士应分析拒绝的原因,并向访视对象解释访视的目的、必要性、所提供的服务及所需时间等。访视路线根据访视对象健康问题的优先顺序安排。如在同等情况下,应尽量节约交通时间,由远而近或由近及远进行访视。

5. 访视备案　社区护士访视出发前,应在单位留下访视家庭的户名、访视目的、家庭地址、路线、联系方式、出发时间、预订返回时间等,以便有特殊情况发生时能与社区护士尽快取得联系。

(二)访视阶段

家庭访视分为初次访视和连续性访视。初次访视的目的是与家庭建立良好的关系,获取基本资料,确定家庭健康问题。连续性访视是社区护士对上次访视计划进行评价和修订后,制订下次的访视计划并按新计划提供护理。

1. 初次访视　社区护士要向访视对象介绍本人的姓名、角色、职责和所属单位名称,本

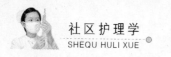

次访视的目的,所提供的服务以及所需时间等,同时应征求访视对象的意见、要求,对其意见、要求尽量给予满足。正式访视开始前,社区护士可以与访视对象谈一些比较轻松的话题,使双方都放松并建立相互信任的关系。

2.评估 对访视对象、其他家庭成员以及家庭进行评估,掌握家庭存在的问题或自上次访视后的变化情况。

3.计划 根据评估结果和家庭的意见与访视对象共同制订护理计划或调整计划,提高访视对象主动参与的积极性,降低抵触情绪,使护理计划更适合访视对象。

4.实施护理干预 进行健康教育或护理操作,操作过程中严格遵循无菌技术原则和消毒隔离制度,操作结束时整理用物,洗手。

5.简要记录访视情况 在访视过程中要对收集到的资料,实施的护理措施进行简要记录,及时回答访视对象提出的问题,必要时介绍转诊机构。

6.结束访视 与家庭一起复习总结,结束访视时应核查访视内容,并确认有无被遗漏的健康问题,再次征求家庭对这次访视的意见。根据情况与访视对象协商决定是否需要再次访视,如果需要,与访视对象预约下次访视的时间和内容。为访视对象留下联系方式,以便其有问题可以随时咨询。

(三)访视后工作

1.消毒和整理用物 检查、整理、消毒使用过的物品并及时补充访视包内的物品。

2.记录和总结 遵循正确、简洁、时效的原则重新整理家庭记录,记录内容应包括访视对象的态度、检查结果、现存的健康问题、访视对象的意见及要求、注意事项等,评价访视效果,判断访视目的实现情况,做好阶段性总结。

3.修改护理计划 分析家庭访视获取的资料,判断家庭新出现的问题以及问题的改善情况,提出解决问题的策略和方法,根据需要修改并完善护理计划。

4.交流信息与转诊安排 与其他相关的工作人员交流访视对象的情况,如个案讨论、汇报等。如现有的资源不能满足访视对象的需求,问题又不在社区护士的职责和能力范围之内,访视者应与其他服务机构联系,为服务对象做转诊安排。如访视对象的健康问题已解决可停止访视。

五、家庭访视的注意事项

(一)仪表态度

着装得体、整洁,便于工作,适合社区护士身份。穿舒适的鞋,减轻疲劳也便于必要时迅速离开危险环境。态度稳重大方、合乎礼节,尊重访视对象及其家庭的交流方式、文化背景、社会经历等,保守访视对象的秘密。

(二)访视时间

不宜在太早、太晚、吃饭或会客时间访视,每次访视时间以 30~60 分钟为宜,如果时间少于 20 分钟可将两次访视合并,如果超过 60 分钟,最好能将访视分成两次进行。

(三)服务项目与收费

社区护士与家庭双方要明确收费项目与免费项目,一般访视人员不直接参与收费。

(四)安全

访视有精神疾病病人的家庭或者访视地方较偏僻,应有人陪同;如果在访视对象家里看到不安全的因素,如打架、酗酒、吸毒等,应立即离开,并与相关部门联系;家访时如遇到敌意、发怒、情绪反复无常、家庭中单独异性情况,而社区护士又不能控制环境时可提供急需护理后立即离开现场。

(王花玲)

第六章　社区儿童与青少年保健

儿童与青少年是社区的特殊保护人群之一。社区护士应根据各年龄段儿童的保健重点，贯彻"预防为主"的方针，采取有效的保健措施来保障他们的身心健康。3岁以内婴幼儿为保健重点，主要提供居家保健护理，而学龄期、青少年期的保健重点在学校。儿童及青少年保健是社区护士的职责，同时还需父母、学校教师、社区管理人员积极参与，通过多方面的合作，促进儿童及青少年的健康成长。

第一节　概　述

一、社区儿童及青少年保健的概念及目的

(一)社区儿童及青少年保健的概念

社区儿童及青少年保健是指社区卫生服务人员根据儿童、青少年不同时期的生长发育特点，以满足其健康需求为目的，以解决健康问题为核心，依据促进健康、预防为主、防治结合的原则，通过对儿童及青少年群体和个体采取有效的干预措施，提高儿童及青少年生活质量，降低发病率及死亡率，以达到保护和促进儿童及青少年身心健康和社会适应能力、保障儿童及青少年权利的目标。

儿童与青少年是社区的特殊保护人群之一。根据小儿的发育阶段，一般可分为新生儿期、婴儿期、幼儿期、学龄前期、学龄期和青少年期6个阶段，其中3岁以内婴幼儿为保健重点，主要提供居家保健护理，而学龄期、青少年期的保健重点在学校。

儿童及青少年保健应在三个水平上进行：一级预防包括保证营养、体格锻炼、早期教育、意外伤害预防、预防接种、青春期生理卫生教育和性教育等；二级预防包括对儿童遗传代谢疾病的筛查，并对患儿采取预防性治疗；三级预防指治疗疾病、康复护理，防治并发症和后遗症。儿童及青少年保健是社区护士的职责，同时还需父母、学校教师、社区管理人员积极参与，通过多方面的合作，促进儿童及青少年的健康成长。

(二)社区儿童及青少年保健的目的

随着社会医学模式的转变和健康概念的完善，社区儿童及青少年保健不仅使其生理上保持健康，而且要注重心理和社会对健康和疾病的作用。以"三级预防"为原则，既要求儿童及青少年健而不病，病而不重，重而不残，又要注意心理行为的发育，努力促进儿童及青少年身心的健康成长。社区儿童及青少年保健服务的最大特点是以解决社区内儿童及青少年健康问题为核心，满足对健康的需求为目的。

二、社区儿童及青少年保健的意义

儿童及青少年的健康状况是衡量一个国家社会发展、经济、文化、卫生水平的重要指标之一。社区儿童及青少年保健是以社区内全体儿童为服务对象，为各阶段儿童提供系统化服务，根据他们的生长发育特点和保健重点，实施连续、整体的保健服务。通过保健服务促进儿童及青少年生长发育，增强体质；开展儿童保健、常见病防治和慢性病的康复护理工作，降低发病率和死亡率；促进早期教育，提高儿童生存质量和综合素质；促进儿童身心全面健康发展，为成人期的健康、长寿奠定基础；是实现"人人享有卫生保健"的一个有效策略，依法保障儿童和青少年的相关权益。

三、社区儿童及青少年保健的相关政策与规定

儿童及青少年的身心健康水平，不仅关系个体自身的全面发展，而且影响着全民族的素质水平与精神文明的程度。青少年健康成长与发展，不仅受自然环境的制约，还受到社会环境的影响，特别是与社会政治、经济、文化、风俗习惯以及学校和家庭教育等密切相关。因此，根据青少年身心发展的特殊需要，我国制定了一系列的政策，对青少年的健康进行特殊的保护。儿童及青少年保健的政策主要包括：

(一)中国儿童发展纲要

《中国儿童发展纲要》(2001—2010年)规定中国儿童健康发展的总目标是：坚持"儿童优先"原则，保障儿童生存、发展、受保护和参与的权利，提高儿童整体素质，促进儿童身心健康发展。儿童健康的主要指标达到发展中国家的先进水平；儿童教育在基本普及九年义务教育的基础上，大中城市和经济发达地区有步骤地普及高中阶段教育；逐步完善保护儿童的法律法规体系，依法保障儿童权益；优化儿童成长环境，使困境儿童受到特殊保护。

(二)学校卫生工作条例

根据1990年国家教育委员会颁布的《学校卫生工作条例》规定，学校卫生工作的主要任务是：监测学生健康状况；对学生进行健康教育，培养学生良好的卫生习惯；改善学校卫生环境和教学卫生条件；加强对传染病、学生常见病的预防和治疗。

学校卫生工作要求做到：学校教学建筑、环境噪声、室内微小气候、采光、照明等环境质量，黑板、课桌椅的设置应当符合国家有关标准；学校应当积极做好近视眼、弱视、沙眼、龋齿、寄生虫、营养不良、贫血、脊柱弯曲、神经衰弱等学生常见疾病的群体预防和矫治工作；学校应当认真贯彻执行传染病防治法律、法规，做好急、慢性传染病、地方病的预防和控制管理工作。

(三)中小学生健康教育基本要求

卫生部、国家教委、全国爱卫会于1992年发布的《中小学生健康教育基本要求》规定，健康教育是以传授健康知识、建立卫生行为、改善环境为核心内容的教育。在中小学校中，以处于生长发育过程中的儿童青少年作为主要受教育者，开展适宜、适时的健康教育。健康教育要使儿童青少年掌握一定的卫生知识，认识个人卫生习惯、营养、体育锻炼、防病保健、环境卫生、心理卫生、安全措施等诸因素与个体健康的相互关系及影响作用。逐步自觉地形成对自己健康负责的卫生观念。培养儿童青少年良好的卫生习惯和健康的心理状态，使其正

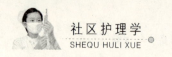

确了解自身生长发育的不同阶段,特别是青春期生理和心理的变化特点及影响因素,改变不良行为,建立健康行为,改善环境,促进身心健康发育。

(四)加强学生心理健康教育工作的相关规定

我国先后颁布的《关于加强中小学心理健康教育的若干意见》、《教育部关于加强普通高等学校大学生心理健康教育工作的意见》等规定,中小学校对全体学生开展心理健康教育,使学生不断正确认识自我、增强调控自我、承受挫折、适应环境的能力;培养学生健全的人格和良好的个性心理品质。并对少数有心理困扰或心理障碍的学生,给予科学有效的心理咨询和辅导,使他们尽快摆脱障碍,调节自我,提高心理健康水平,增强发展自我的能力。

第二节　社区儿童与青少年保健

一、社区新生儿期保健

(一)发育特点

1. 生理发育特点　出生后脐带结扎至生后 28 天内,称新生儿期。这一时期小儿脱离母体开始独立生活,内外环境发生巨大变化。新生儿抵抗力低,生理调节功能还不成熟,对外界的适应能力差,抗感染的能力弱,易患各种疾病,而且病情变化快,死亡率高。特别是出生后 1 周内的发病率和死亡率极高(<1 周的新生儿死亡数占新生儿死亡数的 70% 左右),故新生儿保健是儿童保健的重点,而出生后 1 周内新生儿的保健是重中之重。

2. 心理发育特点　依据皮亚杰的认知发展理论,新生儿期最关键的是父母与新生儿间亲子关系的促进,其中依恋关系最为重要。喂奶是母亲与新生儿之间最早也是最重要的沟通方式,尤其是母乳喂养,可促进依恋关系的发展。

(二)新生儿期保健

1. 家庭访视

新生儿出院后 1 周内,社区卫生服务人员到新生儿家中进行产后访视。对于低出生体重、早产、双多胎或有出生缺陷的新生儿根据实际情况增加访视次数,同时建立《0～6 岁儿童保健手册》。访视前医护人员应戴口罩、洗手,访视时要认真细致、动作轻柔,并安排好访视次序,先访视正常新生儿和早产儿,再访视有感染性疾病的患儿。访视包括以下内容:

(1)观察:新生儿居室内的环境,如温湿度、通风状况以及安全、卫生状况等。观察新生儿一般情况,如面色、呼吸、腹部、脐带是否干燥等。

(2)询问:了解新生儿在出生前、出生时及出生后的情况,包括孕母情况、分娩方式、有无窒息、出生时体重、身长、喂养情况、睡眠情况、大小便情况、黄疸、脐部情况、口腔发育等。

(3)测量:新生儿体重、身长、体温、头围、胸围等,以及有无听觉障碍和其他先天畸形。

(4)检查:新生儿姿势、肌张力、运动、反射、哭声和吸吮能力;四肢关节活动度及有无水肿;新生儿有无损伤。

(5)预防接种与疾病筛查:如果发现新生儿未接种卡介苗和第 1 剂乙肝疫苗,提醒家长尽快补种。如果发现新生儿未接受新生儿疾病筛查,告知家长到具备筛查条件的医疗保健机构补筛。

2．日常生活保健

（1）合理喂养：要鼓励母乳喂养。初乳富有酶和抗体，对新生儿有利。生后头几天，母乳量不多，按时吸吮奶头能反射性刺激母乳分泌。新生儿的喂养应按需进行，一般需要每3小时喂养一次。应教会母亲关于刺激乳汁分泌的方法和喂养姿势等方面的知识和技巧。促进新生儿的吸吮，对喂养中出现的问题及时提供指导，如教会母亲在喂养后给婴儿拍背，鼓励母亲在喂养后婴儿交替侧卧，以防止乳汁或呼吸道分泌物吸入肺内。

若无母乳或母乳不足，应指导正确的混合喂养和人工喂养方法。混合喂养时应先哺母乳，待母乳吸尽后再给予其他乳品。若由于各种原因不能进行母乳喂养时，应将乳汁挤出或吸出，否则会影响乳汁的分泌。用配方奶粉进行喂养时，应根据月龄选择奶嘴及奶瓶，并注意奶具的清洁消毒；奶的浓度应按照奶粉喂养说明进行调制；每次喂奶前，喂奶者应先在自己手腕内侧试温，避免喂养时烫伤新生儿。

（2）注意保暖：新生儿体温调节中枢发育不完善，体温常因环境变化而变化。新生儿房间应阳光充足，空气流通，室温宜保持在22～24℃，湿度保持在50%左右。冬季室温过低可使新生儿体温不升，若体温过低可影响代谢和血液循环。因此，应注意保暖，预防硬肿症的发生。低体重儿的体温调节功能较差，对外界环境适应力低，体温常在36℃以下，特别要注意保暖。访视时应指导家长正确使用热水袋或其他保暖用品，防止烫伤；夏季若室温过高，若衣被过厚及包被过紧又易引起发热。因此，要随着气温的高低，随时调节环境温度和衣被包裹。

（3）加强护理指导：指导家长做好新生儿脐带护理、皮肤（臀部）护理、密切观察等日常护理工作。新生儿出生后第2天即可洗澡，每天洗澡时，用75%酒精将脐带根部擦净并消毒，防止感染，直至其自然脱落。指导家长为新生儿沐浴正确的方法。衣服要用轻软的棉布料制成，适当宽大，易于穿脱，不妨碍肢体活动。尿布要用质软、耐洗、易干、吸水性强的棉布制成，要勤换、勤洗，尽量在日光下晒干。尿湿或排便后要及时换掉，并以温开水清洗臀部，预防尿布疹的发生。注意观察新生儿吃奶、精神、面色、呼吸、哭声、皮肤和大小便情况，了解生活方式，如睡眠的时间等。若发现异常，要及时报告负责访视的医护人员或到医院检查。

3．预防感染及意外　因新生儿免疫功能不足，抵抗力弱，容易发生感染，必须严格预防感染。尤其是1个月内的新生儿，应尽量避免与外界的接触。保持室内空气清新，用具要专用，食具每次用后消毒。母亲在哺乳和护理前应洗手。家人感冒时必须戴口罩才能接触新生儿，尽量减少亲友探视，避免交叉感染。按时接种卡介苗和乙肝疫苗。出生两周后应服用维生素D，以预防佝偻病的发生。早期应进行筛查检查，我国开展的项目有苯丙酮尿症、先天性甲状腺功能减低症、半乳糖血症、听力筛查等。另外，还应指导家长注意防止新生儿窒息，如哺乳姿势不恰当、乳房堵塞小儿口鼻、包被蒙头过严等导致的窒息。

4．早期教育　新生儿通过感官来感知世界，访视时社区护士应及时向家长介绍有关新生儿的需要，鼓励家长提供丰富的环境刺激，如创造条件让婴儿能多看、多听、多与婴儿说话、多洗澡、多抚触、多运动，促进婴儿的心理、智力的发展，特别注重良好亲子关系对婴儿的影响，为其日后形成良好的性格、健康的人际交往和健全的适应行为奠定基础。

5．抚触　对新生儿、婴儿期进行抚触，可在脑发育的关键期给脑细胞和神经系统以适宜的刺激，促进神经系统发育，促进生长及智能发育。

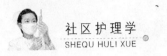

(1)抚触的步骤与方法：①脸部抚触：有利于舒缓脸部紧绷。取适量润肤油或润肤露，从前额中心处用双手拇指往外推压，划出一个微笑状。眉头、眼窝、人中、下巴，同样用双手拇指往外推压，划出一个微笑状。②胸部抚触：有利于顺畅呼吸循环。双手放在两侧肋缘，右手向上滑向右肩，复原，左手以同样方法进行。③腹部抚触：有助于肠胃活动。按顺时针方向按摩腹部，但是在脐痂未脱落前不要按摩该区域。④背部抚触：舒缓背部肌肉。双手平放背部，从颈部向下按摩，用指尖轻轻按摩脊柱两边的肌肉，然后再次从颈部向脊柱下端迂回运动。⑤手部：可增加灵活反应。将新生儿、婴儿双手下垂，用一只手捏住其胳膊，从上臂到手腕轻轻挤捏，然后用手指按摩手腕。用同样的方法按摩另一只手。双手夹住小手臂，上下搓滚，并轻拈手腕和小手。在确保手部不受伤的前提下，用拇指从手掌心按摩至手指。⑥腿部抚触：可增加运动协调功能。按摩大腿、膝部、小腿，从大腿至踝部轻轻挤捏，然后按摩脚踝及足部。接下来双手夹住小腿，上下搓滚，并轻拈脚踝和脚掌。在确保脚踝不受伤害的前提下，用拇指从脚后跟按摩至脚趾。

(2)抚触的注意事项：①每次抚触15分钟为宜，每天进行三次抚触；②开始时要轻轻抚触，逐渐增加压力；③不要强迫保持固定姿势，如果哭泣，先设法使其安静后才可继续；④抚触前先温暖双手，避免润肤油或润肤露进入眼睛；⑤感到疲倦、饥饿或烦躁时不宜抚触，并注意保暖。

二、社区婴儿期保健

(一)发育特点

1. 生理发育特点　出生后到满1周岁之前为婴儿期，此期的特点是生长发育比任何时期都快，神经、精神发育也很迅速。因此，对能量和蛋白质的要求特别高。进食多，但由于消化和吸收功能尚未发育完善，易发生消化不良和营养紊乱。从母体获得的免疫力逐渐消失，而后天获得的免疫力很弱，故易患各种感染性疾病。

2. 心理发育特点　婴儿离开母体，从完全没有随意动作过渡到学会用手操纵物体、直立行走等随意动作。能够掌握一些简单的词、字并进行交流，有明显的注意力和初步记忆、思维能力。此阶段常见的心理问题有：①心理发育延迟：如果没有补充足够的营养，会引起营养不良、体质差、抵抗力低下等，长期还会导致身体和心理发育延迟；②情绪不稳：婴儿如果得不到更多的爱抚，则会表现出情绪不稳，易激惹或不活泼；③睡眠障碍：若父母给予的爱抚过少或环境条件差，可使婴儿睡眠减少或睡眠不安，乃至影响神经系统的发育。

(二)婴儿期保健

1. 合理喂养　出生4个月以内的婴儿应坚持母乳喂养，4～6个月后可开始添加辅助食品。在喂养过程中应密切观察婴儿的粪便变化，及时判断辅食添加是否恰当，根据具体情况指导断奶。一般于10～12个月可逐步完全断奶，母乳多时可延迟到1岁半或2岁后再完全断奶。

2. 定期健康检查　定期健康检查可以了解婴儿的生长发育和健康状况，早期发现身体缺陷和疾病，从而督促家长及早采取矫治措施。生后第一年检查4次，健康检查的内容包括：测量身长(高)、体重、头围、胸围、全面系统的体检以及智能发育检查。对上述检查结果应记录在儿童保健手册中，筛查出来的体弱儿和患病儿以及围产期脑损伤小儿、极低出生体重儿、智能落后儿要分别登记,建立专案管理记录,并积极治疗。

3. **体格锻炼**　体格锻炼能增强人体各系统的功能,增强身体对周围环境的适应能力,提高婴儿身体素质。体格锻炼的内容可以采取多种形式,在日常生活中充分利用自然因素,如日光、空气和水。此外,还可根据具体情况选择游戏、体操、体育活动以及集体儿童在一起活动等形式。

4. **生长监测,发现并防治常见病**　婴儿生长监测是应用儿童生长发育检测图,对体重、身高进行定期连续的测量与评估,其目的是早期发现生长迟缓现象并及时分析原因,指导家长采取相应的干预措施。营养缺乏症(如佝偻病、缺铁性贫血等)和感染(如呼吸道感染、腹泻等)是婴儿期的常见病。一旦发生疾病,要早诊断、早治疗,防治病情由轻变重,威胁婴儿的健康乃至影响生长发育。

5. **积极促进婴儿感知觉发展**　婴儿期是感知觉发展的快速期。婴儿在生后1个月末开始视线集中在物体上,4个月左右视线可追随物体移动180°。感知觉是通过成人的训练教育发展起来的。因此,要结合婴儿的特点和一天的生活实践,促进感知觉发展,培养他们的观察力。

6. **早期教育**　要根据婴儿的神经、精神发育的程度,略提前进行训练。

(1)良好的饮食习惯:规律婴儿进餐的次数和时间,养成定时进餐的习惯。吃得好时应给予赞扬,婴儿不想吃时也不应强迫进食。培养饮食卫生习惯,如餐前注意引导婴儿洗手、洗脸,吃饭时不逗笑,不让其哭闹,更不能边吃边玩等。注意锻炼婴儿使用餐具的能力,从3～4个月开始就可以训练用小匙喂养,为以后独立进餐作准备。逐步训练宝宝自己握奶瓶喝奶、喝水等。饮食要多样化,鼓励宝宝吃多种类饮食,避免造成偏食、挑食。饭前不给吃零食,不喝水,以免影响食欲和消化能力。

(2)大小便训练:婴儿排大便训练可从2个月开始,养成每天定时排大便习惯,以便逐渐形成排泄反射。3个月以上的婴儿,成人就可以"把"大便,5、6个月时可训练坐盆大便,使其学会腹部用力,但不能让其边玩边吃边坐盆。经过反复训练,形成条件反射后就可养成定时大便习惯。开始训练的时间不宜太长。排大便时间最好在清晨,晚上临睡前也可以,应注意尽量避免在饭后大便。在训练前,家长应先摸清婴儿每天排大便时间,根据具体情况选择适宜的排便时间,并有意识地训练。

排小便的训练比排大便难些。婴儿应从2个月开始训练"把"尿。根据年龄选择排尿间隔时间,如吃完奶或喝完水之后。训练婴儿排尿的时间,一般选择在睡前、醒后、饭前、饭后、出门之前、回家之后进行。把尿时可发出"嘘……嘘……"的声音,以便形成排尿反射。训练数次后,白天可不用尿布,夜间把孩子叫醒1～2次进行"把"尿。从4、5个月始应训练其坐盆小便。

(3)良好的睡眠习惯:家长应有意识地培养孩子独立入睡的习惯。当婴儿2～3个月时,家长可以配合孩子的特点和生活习惯,帮助其建立睡眠规律。当孩子快要睡眠的时候,应躺在床上哄睡,家长应采取如每次临睡前洗浴、换睡衣、换上干爽的纸尿裤、听同一首安眠曲、讲同一个故事、拍着睡觉等固定动作引导孩子入睡,经过一段时间后孩子可养成自行入睡的习惯,即建立良好的睡眠条件反射。临睡前不应让孩子太兴奋或太疲劳。帮助婴幼儿分辨昼夜,即使白天小睡也不必挂上窗帘,不需要刻意制造安静环境;夜间睡眠则需要关灯(或用小夜灯)以便区别于白天小睡。

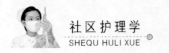

(4)视听觉的训练:婴儿出生2～3周后就具有用眼睛跟踪水平运动刺激物的能力,并对有色彩变化的东西感兴趣。新生儿虽然听觉不敏感,但对巨大声音有反应。对于3～6个月的婴儿,可选择各种颜色、形状、发声的玩具,逗引婴儿看、摸和听。在小儿睡醒时,可放轻音乐或与之谈话。5个月时,应让其听各种柔和的声音和好听的音乐,以促进婴儿听觉的发展。

(5)动作运动功能的训练:婴儿期大运动能力的训练是指身体姿势或全身的动作而言,如俯卧、抬头、翻身、爬行、独坐、独站、行走。2个月时婴儿可训练在空腹时俯卧抬头,3～4个月可训练用双前肘支撑俯卧、抬头,4个月时训练撑胸抬头和翻身,5～6个月开始训练扶婴儿学坐,6～7个月开始训练爬行动作,10～12个月鼓励婴儿学走路。婴儿期精细动作的训练,是指手和手指的动作,如大把抓握玩具、手指捏取物件、引线穿珠、握笔写字等。0～6个月主要是进行婴儿拍打、推拉、抓握玩具的训练,多做抓、握等动作,引导婴儿经常用手去抓出现在眼前的东西。7～12个月婴儿主要是训练手部的操作能力,即训练婴儿能够用手拍打、取物、抓握和松开、扔东西和拿着物体进行敲击的能力。训练时必须注意由大到小,由易到难,逐步加深。

(6)促进语言的发育:语言发育是智能水平的主要标志之一,也是智能发育的重要途径。因此,家长和保健人员应非常重视促进婴儿语言的发育。婴儿期主要训练发音和语言理解能力。2～3个月通过日常接触机会,引导孩子语言与人物、事物、动作等联系起来,促进语言的理解能力。5～6个月应培养其对简单语言的动作反应,以发展其理解语言的能力。婴儿9个月开始有模仿发音的能力,可耐心教其发音,并努力为其创造一个丰富的语言环境,使婴儿的语言能力得到良好的发展。

7.心理保健指导

(1)保证婴儿充足的营养:提供足够的蛋白质等营养素,以促进神经系统的健康发育。

(2)保证足够的睡眠:充分的睡眠是保证大脑发育和心理健康的重要条件。

(3)满足婴儿的情感需求:应多与其进行交流,多给予婴儿爱抚等多样化的刺激。

(4)正确给予功能训练:应根据具体情况进行行走、语言及生活习惯的训练。

(5)促进智力的发展:让婴儿充分利用并发展各种感知觉去认知外界,鼓励其在各项活动中多看、多听、多尝及多摸。

三、社区幼儿期保健

(一)发育特点

1. 生理发育特点　1周岁到满3周岁之前为幼儿期。此阶段幼儿体格发育减缓,神经系统发育较迅速,语言、思维和待人接物的能力增强。饮食从乳汁转换为饭菜,逐渐过渡到成人饮食。此期与成人接触增多,如经过适宜的教育,可以养成良好的生活习惯和卫生习惯。此阶段易发生意外事故,传染病发病率较高,防病仍为保健重点。

2. 心理发育特点　幼儿期已初步掌握最基本的口头言语,自我意识也开始发展,思维具有直接行动性,感知动作占主导地位。概括性程度低,情绪具有易变性、易冲动性及易感染性。此阶段常见的心理问题有:①依赖与退缩行为:若父母一切都为小孩安排妥当,会使其养成依赖心理,缺乏独立生活的能力。退缩行为则多因缺乏交流与集体生活锻炼,表现较为害羞、胆小、孤独、不爱出门等。②言语发育障碍:出现口吃或口齿不清。由于此阶段言语发育较快,若父母对小孩学说话缺乏耐心或过于娇惯孩子,则会导致其口吃或口齿不清。

(二)幼儿期保健

1. 合理安排膳食　幼儿的膳食必须能供给足够的热能和各种营养素。膳食应做到细软,适于幼儿进食,设法增进其食欲。

2. 培养良好的生活和卫生习惯　包括充足的睡眠、经常洗澡、饭前便后要洗手、良好的卫生习惯、培养按时大便、自我服务与互助等。还要注意培养良好的饮食习惯,应专心进食、不偏食、不挑食、少吃零食。2岁左右开始培养早晨刷牙和睡前漱口的习惯,逐渐学习自行洗手以及培养幼儿正确使用餐具和独立进餐的能力。

3. 预防意外事故　幼儿喜欢活动,动作发育不完善,又缺少生活经验,容易发生意外。要积极采取预防措施。如组织儿童在固定的地方玩耍,不宜单独行动,以免发生意外。冬季预防煤气中毒,夏季预防溺水等。

4. 预防接种,加强免疫　1岁内完成基础计划免疫后,幼儿期按期加强免疫。在每次进行预防接种前均要检查有无禁忌证,若没有禁忌证,体检结束后接受疫苗接种。

5. 促进动作、语言和思维的发展　1岁至1岁半的幼儿逐步学会走路,2岁能跑、跳、爬高,学会端杯子喝水,用毛巾洗脸。家长在幼儿学走路期间,应为其腾出足够空间,防止磕碰造成意外事故。2~3岁是小儿语言发育的关键年龄,家长应结合日常生活,多与孩子进行交流,鼓励模仿说话。幼儿思维的形成在2岁左右,在此期成人应有计划地组织玩游戏,根据年龄选择合适的玩具,并时常改变游戏内容或运动方式。成人间对待小儿态度要一致,要注意正确引导,避免消极指责,以促进幼儿动作、语言和思维的发展。

6. 早期教育　对幼儿在发展感知觉的基础上,应注意认知能力的培养,同时做好动作训练和语言训练

7. 心理保健指导

(1)口头语言训练:此阶段幼儿语言中枢已发育成熟,应营造交谈机会,鼓励其多说话。

(2)养成良好的独立习惯:让儿童自己进食、单独睡眠,培养其独立性。

(3)提高认知能力:创造良好的环境和教育条件,通过游戏和生活,多听、多看、多想和多说,使其感知、记忆、想像、思维等能力得以发展。

(4)注意行为和个性的塑造:可利用情感交流、言语和行为的榜样作用来影响幼儿的行为和个性,以养成行为的准则,初步培养其礼貌待人,对待别人和事物的观点和方法,塑造良好的个性。

8. 社区健康管理　满月后的随访服务均应在乡镇卫生院、社区卫生服务中心进行,偏远地区可在村卫生室、社区卫生服务站进行,时间分别在3、6、8、12、18、24、30、36月龄时,共8次。有条件的地区,建议结合儿童预防接种时间增加随访次数。

四、社区学龄前期保健

(一)发育特点

1. 生理发育特点　3周岁后至入小学前(6~7岁)为学龄前期。此阶段体格发育速度减慢,智能发育更趋完善,求知欲强,语言和思维能力进一步发展,可塑性强。同时,也易发生意外事故,如溺水、烫伤、灼伤、坠床等。

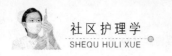

2. 心理发育特点 学龄前期儿童能比较自由地与人交谈、表达想法,以此促进思维的发展和想像力的完善,书面语言开始发展。情绪体验已相当分化,能体验到成人的大部分情绪。情绪表达是外显的、缺乏控制。另外,社会性情感也开始得到发展,具有初步的友谊感、道德感及理智感。此阶段常见的心理问题有:①吮指、咬指甲:多由于紧张、焦虑或饥饿所导致,久而久之,可形成习惯;②遗尿:男孩较女孩多见,5~6 岁出现的频率最高,可能是由于遗传或神经系统发育延迟所致,也可能是社会心理因素等引起,如得不到家长足够的安抚,会导致对父母的敌意或恐惧,出现紧张刺激等反应;③社会退缩行为:在社会环境中表现为害羞、胆怯、孤独退缩、怕见外人、不肯去幼儿园或上学。

(二)学龄期保健

1. 安排好合理的生活制度 保证儿童充足的睡眠,按时进食和游戏,并为教育创造条件。根据儿童的年龄特点,合理安排好每天的活动时间。

2. 平衡膳食 为学龄前期儿童安排平衡饮食,以满足其生长发育的需要。既要保证足够的营养,又要防止饮食过量或不足,并防止挑食、偏食等不良习惯。

3. 注意口腔卫生 养成每天刷牙的习惯,防止发生龋齿,有牙齿咬合不齐等应及时矫治。

4. 预防弱视,矫正斜视。

5. 定期健康检查 3 岁以上儿童每年检查一次,每半年测量身高、体重一次,并做好记录。

6. 注意安全,预防意外伤害 学龄前期儿童好奇、好动,缺乏自我保护意识和能力。因此,应加强对家长、抚养者和儿童的安全教育,预防意外事故的发生,如宠物咬伤、车祸、溺水等。

7. 心理保健指导

(1)开展各种游戏活动:可训练儿童的各种运动技能,如手脚的协调能力、平衡能力、反应能力等,以及与同伴的协作能力。

(2)培养抽象思维能力:让幼儿对抽象的数字概念有所了解。

(3)进一步培养言语能力:通过给儿童讲故事,看儿童电视、电影培养其想象力和言语表达能力。

(4)培养社会化能力:让幼儿参加各种集体游戏,学会与同伴交往和处理各种关系。

8. 社区健康管理 为 4~6 岁儿童每年提供一次健康管理服务。散居儿童的健康管理服务应在乡镇卫生院、社区卫生服务中心进行,集体儿童可在托幼机构进行。在每次进行预防接种前均要检查有无禁忌证,若无,体检结束后接受疫苗接种。

五、社区学龄期保健

(一)发育特点

1. 生理发育特点 从入小学起(6~7 岁)到青春期开始之前称学龄期。此期小儿体格仍稳步增长,至学龄期末除生殖系统外其他器官的发育接近成人水平。大脑皮层功能更加发达,理解力和学习能力大大增进。心理社会发展非常迅速,社会环境对其影响力逐渐加大。

2. **心理发育特点**　学龄期儿童的语言表达能力更为完善,认知方面表现为感受性不断提高,分析与综合水平也开始发展,记忆能力发展迅速。情感内容不断丰富,深刻性也不断增加。常见的心理问题有:①儿童多动症:男孩子居多,智力正常或接近正常。表现为活动明显增多,注意力涣散,情绪不稳定,易冲动,有不同程度的学习困难。与精神因素和不良家庭社会环境有关。②儿童品行问题:表现为哭泣、倒地、撒泼为要挟手段,以达到个人目的,甚至有冲动攻击性行为。家庭社会教育不当及环境影响为主因。③学习困难:主要与家庭环境不佳,教养方式不当有关。会造成儿童丧失自信心和学习兴趣,以至于厌学、逃学、说谎等。

(二)学龄期保健

1. **培养良好的生活习惯,增进身体健康**　进食应定时定量、不偏食,注意口腔卫生,预防龋齿。培养良好的睡眠习惯,坚持户外活动等。

2. **培养正确姿势**　学龄期儿童年龄越小,全身软骨比重大,当受到外界不良影响时,容易变形。因此,应培养儿童正确的坐、立、行、走等姿势。

3. **预防近视**　教育儿童写字、读书姿势要端正、时间不宜过长、光线要适当,而且要开展眼保健操活动。

4. **预防疾病和意外伤害**　免疫系统疾病成为学龄期儿童的好发疾病,应对诱发因素加以控制。学龄期儿童易发生的意外伤害有溺水、车祸以及活动时的外伤。家长和老师应加强相关安全教育。

5. **培养德、智、体、美全面发展。**

6. **心理保健指导**

(1)培养儿童认知能力:应注意培养儿童阅读课文的能力、初步观察能力、写作能力,掌握一定的记忆方法,促进具体形象思维向抽象思维过渡。启发思考、想象能力。

(2)顺应儿童的天性,巧妙引导,避免影响其个性的发展。

(3)帮助儿童从幼儿园顺利过渡到学校:家庭和学校应一起努力培养孩子学习的兴趣,树立正确的学习目标。

(4)培养儿童良好的品德:家庭、学校和社会应共同来培养儿童的集体意识、对社会的爱心与责任心以及持之以恒的意志力。

六、社区青少年期保健

(一)发育特点

1. **生理发育特点**　女孩子从 11～12 岁开始到 17～18 岁,男孩子从 13～14 岁开始到 18～20 岁为青少年期。此期在激素作用下,体格发育突然加速,是出生后体格发育的第二高峰期,生殖系统迅速发育,第二性征逐渐明显并趋向成熟。神经内分泌的调节功能尚不稳定,容易出现情感多变、情绪不稳定或易激动等特点。心理特征一方面仍带有童年期的痕迹,另一方面又开始出现成人期的某些特征。

2. **心理发育特点**　青少年时期是由儿童转变为成人的过渡期,经历了青春发育期的生理巨变,身体内各器官、系统的功能都迅速增强并趋向成熟,性器官和性功能也逐步成熟。抽象逻辑思维得到了进一步的发展,情感的社会性也越来越深刻。在个性和社会交往方面,

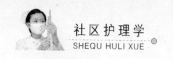
自我意识和自我教育能力逐步清晰,有了一定的自我控制能力,视野更加开阔,交际能力也显著提高。

常见的心理问题有:①由于性成熟所带来的心理问题,主要包括早恋、手淫等。早恋会对学生的身心产生不利的影响,阻碍智力的进一步发展和性格的成熟等,应及时对其进行科学的性教育和正确的引导。手淫是对性冲动的一种处理方法,应引导其增强自身的控制能力,培养一些良好的兴趣和爱好。②面临多种冲突的状态,如独立与依赖的冲突、理想与现实的冲突、情感与理智的冲突、孤独与社会交往的冲突。青少年一方面自觉已长大,希望能够自我支配,另一方面他们还在经济等方面依赖父母;思维活跃,追求完美和理想化,容易和现实发生冲突而产生挫折感,有的甚至会悲观失望;思想不够成熟,对情感的控制能力较为有限,易与理智发生冲突,甚至会冲破理智的堤防,采取较为极端的行动;一方面希望得到别人的关心与理解,结交更多的朋友,另一方面由于他们自身的闭锁性,导致与他人相互理解的困难,容易产生孤独感。

(二)青少年期保健

1. **合理的营养摄入**　提供足够的热能、蛋白质及各种营养素,以满足体格快速增长的需求,同时也应注意营养过剩,预防肥胖症。

2. **加强体格锻炼,预防常见疾病。**

3. **养成良好的生活方式**　培养良好的个人生活习惯,合理安排生活和学习,避免吸烟、酗酒、滥用药物等不良嗜好的产生。

4. **加强法制教育,有效杜绝青少年犯罪。**

5. **心理保健指导**

(1)性心理卫生:随着性功能的成熟,青少年会随之产生心理上的一些困惑,并对异性也开始关注,出现好感和爱慕。因此,家庭和学校要正确对其进行性生理、心理、卫生与道德方面的教育与引导,帮助其形成正确的认识。

(2)塑造良好个性:青少年的人生观和世界观在逐步地形成和发展,性格即将定型,因此,应把握这一时期,使个性品质朝着健全的方向发展,防止或克服偏激、孤僻、依赖等不良个性倾向。

第三节　集居儿童卫生保健

集居儿童是指在托幼机构或学校中集体生活、学习和活动的儿童。集居儿童正处于不断生长发育的阶段,各系统生理功能尚不够完善,机体免疫力较低,加上集居条件下相互接触密切,极易引起疾病的传播和流行。所以,社区护士应根据各年龄段儿童的保健重点,贯彻"预防为主"的方针,采取有效的保健措施来保障他们的身心健康。

一、托幼机构儿童卫生保健

(一)建立健全托幼机构儿童保健制度

1. **健康检查制度**　保证入托儿童健康合格率100%,建卡率100%。辖区入托儿童必须经健康检查,合格后方可进入托幼机构。

2. 制订合理的生活制度 根据幼儿生理特点,要求托幼机构制订幼儿合理的作息制度。

3. 定期培训制度 对辖区范围内托幼机构的保健人员统一管理,定期召开例会,进行卫生保健培训。

4. 要求托幼机构制订入托儿童疾病防治制度。

(二)采取措施,加强入托儿童保健工作

1. 严格把好儿童入托前的体检关 按统一规定对辖区内入托儿童进行全面体格检查,了解小儿体格发育及营养状况,检查其有无传染病及接触史等。具体内容包括身高、体重测量、各器官系统检查,实验室化验(乙肝表面抗原),对患有传染病或有传染病接触史的儿童,暂不准予入托,以保证其他儿童的健康,同时向儿童家长作详细的解释及卫生保健指导,督促其早发现、早治疗。

2. 严把定期进行健康检查关 对辖区托幼机构儿童每年进行一次健康体验,了解入托儿童的体格发育水平和健康状况,对健康检查中发现的问题或疾病采取积极有效预防措施。如使用防龋胶防治儿童龋齿,每年开展两次,指导儿童正确的刷牙方法,培养儿童良好的饮食、洗漱卫生习惯,防治沙眼、龋齿等,同时要求幼教工作人员定期到指定保健单位进行全面体检,确定无传染病或非带菌者才能继续幼教工作。

3. 开展好托幼机构保健人员培训,合理安排幼儿生活 对辖区托幼机构保健人员采取宣教与考察相结合的办法,对保健人员定期进行保健知识培训。根据儿童生理特点,指导托幼机构安排合理的食谱,保证儿童对能量及各营养素的需求。要求有条件的托幼机构开展适宜儿童的体育锻炼,使儿童每天能有 2 小时以上的户外活动,以增强儿童体质,促其健康成长。

4. 协助辖区托幼机构做好常见病、传染病防治管理 要求入托儿童一人一杯,分盆分巾。指导保健人员做好经常性的卫生消毒工作,对园内餐具、玩具、桌椅等定期消毒,卧具经常晾晒、换洗。同时要求保健人员保持个人卫生及环境卫生。

(三)加强托幼机构卫生保健监督管理

按照《中华人民共和国传染病实施办法》及《消毒管理办法》等有关规定要求,定期对辖区托幼机构卫生保健状况进行检查或不定期抽检,发现问题,及时限期整改。同时,还监督托幼机构严格按照儿童保健制度做好卫生保健管理工作,使卫生保健工作有法可依、有章可循。通过监督管理措施的落实,避免入托儿童疾病流行,保障了儿童的健康成长。

二、学校卫生保健

学校卫生保健是以"学校群体"为服务对象,针对从小学到中学各个年龄段儿童的不同生理、心理特点,开展体格检查和健康教育,以促进儿童及青少年的身心健康,使他们在德、智、体、美等各方面得到全面发展。学校卫生保健的工作内容主要包括:

(一)一般健康教育

个人卫生、饮食卫生、眼部保健、预防疾病、青春期卫生和心理健康、防范意外伤害等方面的知识。

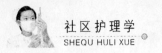

（二）性教育与指导

根据青少年身心发展特点，适时、适量、适度地开展性教育。

（三）卫生服务

学校全面监测并了解学生的健康状况和生长发育水平，提供计划免疫、常见病的处理，帮助缺陷儿童等。

（四）环境卫生

控制不利环境因素，保护和改善学校物理环境、社会环境和文化环境，提供学生一个安全、舒适、愉快的学习环境。

（五）心理咨询

解除学生在学习、生活、人际关系中所面临的困惑和压力，提高学生的应对能力，保持心理平衡。

（六）举办家长学校

介绍正确的教育孩子的方法，如何尊重孩子的独立愿望，平等对待，鼓励正常交友活动等，用示范法潜移默化地影响青少年。

（七）营养与饮食

根据各年龄段儿童生长发育的需要，制订符合他们需要的食谱，并注意饮食卫生。

（刘　巍）

第七章 社区妇女保健

妇女的生殖健康直接关系到人口素质提高及家庭幸福。社区妇女保健以妇女生殖健康为目的,分围结婚期、孕期、产后期、围绝经期和老年期妇女的生理和心理特点,既要预防疾病的发生,又要促进健康。

第一节 概 述

一、社区妇女保健的概念及意义

(一)社区妇女保健的概念

社区妇女保健(community women health)是指以维护和促进妇女健康为目的,以预防为主、以保健为中心、以基层为重点,防治结合,开展以生殖健康为核心的保健工作。一个国家和地区的妇女保健水平与妇女的政治、经济、社会地位密切相关。

(二)社区妇女保健的意义

通过积极的普查、预防保健及监护和治疗措施,开展以维护生殖健康为核心的贯穿妇女青春期、围婚期、妊娠期、产褥期和围绝经期的各项保健工作,降低孕产妇及围生儿死亡率,减少患病率和伤残率,控制某些疾病及遗传病的发生,控制性传播疾病,从而促进妇女身心健康。

二、社区妇女保健的任务

女性从出生到衰老,是一个渐进的生理过程,虽然按年龄可以划分几个阶段,但是没有明显的界限,可因遗传、环境、营养等因素的影响存在个体差异。因此,应针对女性的生理、心理、社会特点,做好妇女的青春期、围婚期、妊娠期、产褥期以及围绝经期的预防保健工作。社区妇女保健的具体任务是:做好妇女劳动保护、计划生育、优生优育指导,预防妇女常见病、多发病,做好妇女心理保健等。

三、社区妇女保健的相关政策及法规

(一)《中华人民共和国人口及计划生育法》

为了实现人口与经济、社会、资源、环境的协调发展,推行计划生育,维护公民的合法权益,促进家庭幸福、民族繁荣与社会进步,根据宪法制定了本法。2001 年 12 月 29 日经中华人民共和国第九届全国人民代表大会常务委员会第二十五次会议审议通过,自 2002 年 9 月

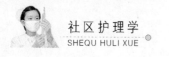
1 日起施行。

该法规定国家创造条件,保障公民知情选择安全、有效、适宜的避孕节育措施。实施避孕节育手术,应当保证受术者的安全;育龄夫妻应当自觉落实计划生育避孕节育措施,接受计划生育技术服务指导。预防和减少非意愿妊娠;实行计划生育的育龄夫妻免费享受国家规定的基本项目的计划生育技术服务。前款规定所需经费,按照国家有关规定列入财政预算或者由社会保险予以保障;禁止歧视、虐待生育女婴的妇女和不育的妇女。禁止歧视、虐待、遗弃女婴。

(二)《生育保险办法》

《生育保险(maternity insurance)办法》是国家通过立法,在怀孕和分娩的妇女劳动者暂时中断劳动时,由国家和社会提供医疗服务、生育津贴和产假的一种社会保险制度,国家或社会对生育的职工给予必要的经济补偿和医疗保健。我国生育保险待遇主要包括两项:一是生育津贴,二是生育医疗待遇。生育医疗费用包括生育的医疗费用、计划生育的医疗费用和法律、法规规定的应当由生育保险基金支付的其他项目费用。生育医疗费用指女职工在孕产期内因怀孕、分娩发生的医疗费用,包括诊治妊娠合并症、并发症的医疗费用。生育津贴是女职工按照国家规定享受产假或者计划生育手术休假期间获得的工资性补偿,按照职工所在用人单位上年度职工月平均工资的标准计发。女职工生育享受 98 天产假;难产的,增加产假 15 天;生育多胞胎的,每多生育 1 个婴儿,增加产假 15 天。女职工怀孕未满 4 个月流产的,享受 15 天产假;怀孕满 4 个月流产的,享受 42 天产假。

(三)《中华人民共和国母婴保健法》

《中华人民共和国母婴保健法》是为了保障母亲和婴儿健康,提高出生人口素质,根据宪法制定的法规。由中华人民共和国第八届全国人民代表大会常务委员会第十次会议于 1994年 10 月 27 日通过,自 1995 年 6 月 1 日起施行。孕产期保健服务包括下列内容:①母婴保健指导:对孕育健康后代以及严重遗传性疾病和碘缺乏病等地方病的发病原因、治疗和预防方法提供医学意见;②孕妇、产妇保健:为孕妇、产妇提供卫生、营养、心理等方面的咨询和指导以及产前定期检查等医疗保健服务;③胎儿保健:为胎儿生长发育进行监护,提供咨询和医学指导等。

第二节 围婚期妇女保健

围婚期(perimarital period)指从婚前择偶到婚后受孕为止的这一阶段,围婚期保健是指围绕结婚前后,为保障结婚双方及其后代健康所进行的一系列保健服务措施,包括婚前医学检查、婚前保健指导及生育保健指导。围婚期保健可避免近亲间、传染病人及患有遗传病的病人之间不适宜的婚配或生育,保证婚配双方及下一代的健康,使婚姻生活美满,减少遗传疾病的延续,从而提高生活质量和人口素质。

一、婚前检查

(一)婚前检查(premarriage examination)的重要性

有些疾病在婚后或妊娠后使病情加重或恶化,因此双方在结婚前有必要尽早发现遗传性疾病及生殖器官的疾病或缺陷,以避免不适当的婚配,防止遗传性疾病在后代中的延续。

(二)婚前检查注意事项

1. 对未婚女性的检查须取得受检者的同意。一般只做肛腹诊检查。

2. 对男女双方有关性方面的问题如处女膜是否完整等应当保密。

3. 对已怀孕者应视对象的年龄、健康等具体情况区别对待。

(三)婚前检查的主要内容

包括询问健康史、体格检查、实验室检查等,发现异常情况和疾病,应给予及时的指导和治疗。其中问诊涉及到个人健康史,尤其是与婚育有密切关系的遗传性疾病、性病、精神疾病及传染病、智力发育障碍等,经科学分析可以向检查者提出是否可以结婚、能否生育的建议和注意事项。

二、围婚期保健

婚前保健指导是对准备结婚的男女双方进行以生殖健康为核心,宣传与结婚和生育有关的保健知识,对服务对象提出的具体问题进行解答并交换意见,提供信息,帮助准备结婚的男女在知情的基础上作出适宜的决定。

(一)婚前保健的目的

婚前保健的目的是保证健康的婚配,避免近亲间或患有遗传病的病人之间进行不适当的婚配或生育,有利于男女双方科学地选定终身伴侣。使双方在婚前能从身心两方面做准备,以利于防止各种疾病,特别是遗传疾病的延续,以减少人群中遗传病蔓延,使婚后生活能健康发展,为落实计划生育提供保证,为后代优生打下良好的基础。

若婚前检查发现有影响婚育的疾病时应慎重处理,根据具体情况进行指导,如发现近亲婚配者或严重智力低下者应禁止结婚;患有某些传染病或精神病等应暂缓结婚,给予治疗。患有严重的遗传性疾病者可以婚配但不宜生育。

(二)婚前保健的内容

1. **性健康指导** 夫妻性生活的和谐,是幸福美满家庭的重要组成部分。有的新婚夫妇是由于缺乏正确的性生活知识,导致新婚之夜或婚后的很长一段时间里性生活难以顺利进行。所以,婚前有必要了解夫妻间性生活方面的知识。性健康指导包括:

(1)两性生殖器官解剖结构及第一性征和第二性征:男女之别既不神秘,也不庸俗。男性的骨骼和肌肉都较女性强壮,因此男性应该从多方面照顾女性。

(2)生殖系统生理功能:月经和遗精,经期卫生;精子和卵子的形成,受精过程,怀孕和分娩。怀孕是女性承担性行为的最直接后果,因此应格外自尊自重;男性要从道义上对性行为后果承担责任,只为发泄性欲而不准备承担社会责任的性行为是不道德的。

(3)性心理适应与保健:性别角色养成教育;性欲是正常的生理心理过程;正确认识和对待手淫,消除心理压力;婚前禁欲无害和性冲动时的自制力培养;婚恋的排他心理,婚后夫妻的心理调适和性和谐等。

2. **避孕指导** 避孕是一种积极的预防生育方式,用科学的方法使妇女暂时不受孕。主要包括工具避孕法、药物避孕法、安全期避孕法、紧急避孕等。

(1)外用避孕法:①阴茎套:为男性避孕工具,其使用方便。使用时应选择合适型号,检

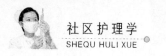

查有无漏孔,每次性交时均应使用,使用后检查有无破损。②阴道隔膜:又称阴道套,根据女性个体情况,选择大小合适的阴道隔膜。③外用避孕药:主要是破坏精子膜,使精子丧失活动能力。杀精剂包括胶冻、药膜、片剂等。

(2)宫内节育器:是一种安全、有效、简便、经济、可逆且易于接受的节育器具。放置时间为:①月经干净后3~7天无性交。②产后42天子宫恢复正常大小,恶露干净,会阴切口已愈合。③剖宫产术后半年,哺乳期排除早孕。④人工流产术后,宫腔深度应<10cm。放置后应注意:①术后休息3天,避免重体力劳动1周;②术后2周内禁止性生活及盆浴,并保持外阴清洁;③术后3个月每次行经时注意有无节育器脱落;④节育器放置后3、6、12个月各复查一次。出血多者随时可取,取出节育器时间以月经干净3~7天为宜。

(3)药物避孕法:目前国内常用的多为女性避孕药,由雌激素和孕激素配伍组成,包括短效及长效口服避孕药、长效避孕针、缓释系统避孕药和避孕贴剂。用药前应先询问病史,如果患有严重心血管疾病、急慢性肝炎或肾炎、肝肾功能损害、血液病或血栓性疾病、内分泌疾病、子宫或乳房肿块、恶性肿瘤、癌前病变、精神病生活不能自理者,或处于哺乳期,月经稀少或年龄大于45岁者等不宜使用口服避孕药。

(4)安全期避孕:也称自然避孕法,是指根据妇女的自然生理规律,选择在月经周期中的不易受孕期内进行性交而达到避孕目的。多数正常育龄妇女排卵多发生在下次月经前14天左右,排卵前后4~5天内为易受孕期。采用安全期避孕法,应根据妇女的基础体温测定值、宫颈黏液检查或月经规律确定排卵日期。但由于排卵过程可受情绪、健康状况、性生活及外界环境等多种因素影响,可发生额外排卵,因此安全期避孕法并不十分可靠。

(5)紧急避孕:指在无保护性生活或避孕失败后的3天内,妇女为防止非意愿妊娠而采取的避孕方法。有宫内节育器和服用紧急避孕药两种方法。①宫内节育器(IUD):常用带铜IUD,在无保护性生活后5天(120小时)内放置。带铜(IUD)避孕有效率达99%以上。适合希望长期避孕,并无放置IUD禁忌证的妇女。②紧急避孕药:在无保护性性交后3天(72小时)内服用紧急避孕药,该方法只能一次性起保护作用,一个月经周期只能用一次。

因避孕失败所致的意外妊娠,可在妊娠早期采取措施终止妊娠。早期妊娠可采用药物流产和手术流产,中期妊娠可采用引产术。术后康复期应加强营养,注意休息,提供避孕指导,如有异常及时就诊。

三、婚前生育保健

(一)选择最佳生育年龄

从生理上看,女性生殖器官一般在20岁以后才逐渐发育成熟,23岁左右骨骼发育成熟。如果骨骼发育成熟之前怀孕,母子之间会出现营养竞争现象,影响女性的骨骼发育。青年夫妇结婚后2~3年生育,有利于控制人口增长,而且对家庭和个人来说婚后有一定的缓冲时间,有利于新家庭的稳定,从经济上和精力上都不至于过分紧张。而孕妇年龄一旦超过35岁,生育时难产或胎儿先天性缺陷的发生率也会相对增加。

(二)选择适宜受孕时机

1. **身体状况** 受孕时机的选择首先要考虑夫妇双方的身体状况,应选择在工作或学习轻松,生理、心理都处于最佳状态的时期。新婚夫妇最好延缓到婚后3~6个月受孕。

2. 环境 注意怀孕前工作与生活的环境,避免接触对胎儿有害的物质,如放射线、化学物质、致畸或致突变的药物等。如有接触应与有害物质隔离一段时间后再受孕。例如,服用避孕药物者,应先停服药物,改用工具避孕半年后再受孕为宜。

3. 季节 妊娠最初三个月是胎儿大脑和神经系统形成的时期,对孕妇来说又是妊娠反应较严重的时期。选择春末妊娠,夫妇双方精神饱满,从营养供给角度看,妊娠中期蔬菜、瓜果的收获季节,有利于孕妇摄取足够的营养物质。第二年开春时机分娩,正值气候温和,有利于产妇顺利渡过产褥期,使身体早期康复,也有利于新生儿适应外界环境。

第三节 孕期妇女保健

妊娠(pregnancy)是指胎儿在母体内发育成长的过程,从卵子受精开始至胎儿自母体娩出为止,共 40 周。针对妊娠期不同阶段的妇女,提供相应的保健指导,可减少妊娠期并发症,消除影响胎儿发育的有害因素,提高孕妇及新生儿的健康水平,是孕期保健的重要内容。

一、孕期检查

(一)早期建立围产期保健手册

应在孕 12 周前为孕妇建立《孕产妇保健手册》,并进行第 1 次产前随访。《孕产妇保健手册》由孕妇居住地的乡镇卫生院、社区卫生服务中心建立。建册时应详细准确地询问并登记。建册后,应将手册交孕妇保管,产前检查时携带并由医生记录检查结果。孕妇入院分娩时手册交妇产科,出院时应将分娩及产后母婴情况完整地记录在册,由产妇家属将手册送社区保健部门,以便安排产后访视。

(二)产前检查与产前健康教育

社区护士应督促孕妇进行定期的产前检查,评估孕妇的生理、心理、社会状况,根据孕妇不同妊娠阶段的特点,提供有关妊娠、胎儿发育、分娩及产后的有关知识及注意事项。

1. 产前检查的时间 产前检查应从确诊为早孕开始。孕期应当至少检查 5 次,其中孕早期至少 1 次,孕中期至少 2 次(建议分别在孕 16～20 周、孕 21～24 周各进行 1 次),孕晚期至少 2 次(至少在孕 36 周后进行 1 次),发现异常者应当酌情增加检查次数。

2. 产前检查的主要内容

(1)首次产前检查:详细询问既往史、家族史、个人史等,观察体态、精神状况等,并进行一般体格检查、妇科检查和血常规、尿常规、血型、肝功能、肾功能、乙型肝炎检查,有条件的地区建议进行血糖、阴道分泌物、梅毒血清学试验、HIV 抗体检测等实验室检查。根据检查结果做好高危妊娠筛查及评分,对具有妊娠危险因素和可能有妊娠禁忌证或严重并发症的孕妇,应及时转诊到上级医疗卫生机构,并在 2 周内随访转诊结果。

(2)复诊产前检查:复诊产前检查是为了了解前次产前检查后孕妇有无变化,以便尽早发现异常。具体内容包括询问前次产前检查之后有无特殊情况,测量体重和血压,检查有无水肿及其他异常,检查胎位等。

(3)特殊检查:①B超:有必要在妊娠早期通过 B 超检查排除异位妊娠,妊娠 16～20 周

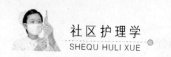
期间做 B 超可排除胎儿畸形,妊娠 38 周以后可确定胎盘位置及胎位等;②羊膜穿刺术:一般在孕 16~20 周进行,测定羊水中甲胎蛋白以及羊水细胞中染色体,诊断开放性神经管畸形及遗传代谢性疾病;③糖筛查试验:孕 24~28 周进行,早期发现妊娠合并糖尿病。

3. 产前健康教育　妊娠期护理对象一般为健康的孕妇,大部分时间在各自的家庭或工作单位,因此产前教育尤为重要。社区应设立孕妇培训学校,通过讲课、座谈、录像、幻灯、图片及科普宣传等方式讲解有关妊娠、胎儿发育、分娩、产后保健的有关知识及注意事项。社区护士应给孕妇介绍各种检查、化验、治疗、护理及用药的重要性及必要性,给予科学的保健指导,解除其紧张恐惧心理,使他们了解妊娠分娩是一个正常的生理现象。

二、高危妊娠的筛查

高危妊娠是指具有高危因素的妊娠,这些因素对孕妇、胎儿、新生儿可能产生不良影响,增加围生期的发病率和死亡率,影响妊娠结局。通过早孕时系统检查,初步筛查和每次认真细致的孕期检查,可及时发现高危孕妇。如给予正确的治疗和纠正,可减少孕产妇的死亡率与胎儿及新生儿的死亡率。妊娠的高危因素归纳起来有四大类:

(一)基本情况

年龄过小或过大,身材矮小(<145cm),体重轻(<40kg),胎产次(初产或高产次)

(二)不良产科病史

围生儿死亡、流产、早产、先天畸形、剖宫产史及其他手术史。

(三)内科合并症

肾脏病、糖尿病、高血压、心脏病、内分泌病、血液病等。

(四)妊娠出现的其他特殊情况

妊娠高血压疾病、多胎、异常胎位、早期妊娠出血、晚期妊娠出血、过期妊娠、胎儿生长发育迟缓等。

高危因素还应包括各种不利的社会、经济及个人文化、行为等因素,诸如未婚、贫困、文盲、无产前检查、有烟酒恶习等。

三、社区孕期保健

(一)日常生活保健

1. 饮食　孕妇为适应妊娠期增大的子宫、乳房和胎盘、胎儿生长发育的需要,应加强营养。孕妇除保证每日摄入足够的热能、蛋白质、维生素、纤维素和微量元素外,还应适当补充钙剂和铁剂,以满足自身和胎儿的营养需求。如孕期出现营养不良,会直接影响胎儿生长与智力发育,导致器官发育不全,也容易造成流产、早产、胎儿畸形和死胎。对孕妇的饮食指导应注意以下原则:

(1)注意食品多样化和适当搭配,采用合理的平衡膳食,保证全面的营养。

(2)保证优质蛋白的供给。

(3)适当增加热量的摄入。

(4)保证无机盐、维生素的供给。

(5)多食蔬菜、瓜果等植物性食物。

(6)禁止或尽量少喝含酒精、刺激性的饮料。

(7)出现水肿时,适当限制盐的摄入,以每日不超过 4g 为宜,但也应避免营养过剩。

(8)注意食品卫生。

2.清洁卫生　妊娠期养成良好的卫生习惯,经常洗澡,以淋浴为宜,保持外阴清洁,经常更换内裤。白带过多时,可使用卫生护垫。孕妇衣服应宽松、柔软、舒适。

3.日常活动　妊娠期妇女应避免重体力劳动和从事有害工种。保证充足的睡眠,夜间睡眠时间不得少于 8 小时,午睡 1～2 小时。睡眠时宜采取左侧卧位,可以减少增大的子宫对腹主动脉及下腔静脉的压迫,增加回心血量,减轻下肢水肿。孕妇进行适量的活动,可促进血液循环,增进食欲和睡眠。避免穿高跟鞋,以防腰背痛及身体不平衡,鞋跟以能够支撑体重且感到舒适为宜,还应注意防滑。

4.口腔卫生　妊娠期应保持良好的口腔卫生。由于孕妇体内激素水平的改变,齿龈易肿胀出血,饭后及睡前应刷牙漱口,防止细菌滋生,应用软毛牙刷,动作应轻柔。患龋齿或其他牙病,应及时就诊治疗。

5 性生活指导　注意节制性生活,妊娠 12 周之前及妊娠最后 2 个月,应尽量避免性生活。怀孕早期性生活的刺激可引起盆腔充血及子宫收缩而导致流产,妊娠晚期的性生活可导致感染和早产。

(二)心理保健指导

1.妊娠早期　评估孕妇及家庭对妊娠的接受程度,尚未感受胎动之前孕妇常有心理矛盾、对怀孕有不确定的感受,同时因为身体的不适症状而感到焦虑。社区护士应使孕妇了解矛盾的心情与身体的不适均为正常现象,使其尽快适应怀孕。

2.妊娠中期　由于胎动的出现,此期孕妇已接受妊娠的事实,身体不适症状逐渐减轻,对胎儿充满幻想和期望。此时,社区护士多给孕妇提供有关妊娠和分娩的知识以及与胎儿有关的信息,并分享孕妇对胎儿的想法与感受,解释其疑惑的问题,依孕妇的不同需要给予适当的指导。

(三)孕期用药指导

妊娠期间孕妇服用的多数药物均能通过胎盘进入胎儿体内,造成胎儿畸形或胚胎停止发育。尤其是妊娠的最初 2 个月,是胎儿各器官发育形成的阶段,用药不当,很容易导致胎儿畸形、发育迟缓,甚至胎死宫内。因此,必要时在医师指导下用药,切不可随意滥用药物。此外,有些孕妇因担心药物对胎儿有不良影响,不使用药物,甚至伴有妊娠并发症与合并症时也拒绝必要的药物治疗,以至病情加重,严重影响母儿健康。社区护士应帮助孕妇纠正这种错误认识,正确对待治疗性用药,以免贻误治疗,给母婴带来不良后果。

孕期用药原则为:能用一种药,避免联合用药;选用疗效肯定的药物,避免使用尚未确定对胎儿有不良反应的药物;尽量使用小剂量药物,避免大剂量药物;严格掌握用药剂量和持续时间,注意及时停药。

(四)孕期自我检测指导

1.体重管理　孕期体重于妊娠 12 周之前无明显的变化,每个月增加 0.5kg 左右;12 周以后体重每周增加 350g,最多不超过 500g;至足月妊娠时体重共增加 12.5kg 左右,整个孕

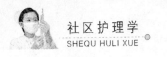

期体重的增加要视个人孕前的体重而定。社区护士应定期监测孕妇的体重增长情况,并根据体重变化情况,给予合理的饮食指导。

2.胎动的自我监测指导 从孕18～20周开始孕妇自觉有胎动,胎动计数是孕妇接收胎儿发出信息的简便有效方法。正常胎儿1小时胎动不应少于3～5次。一天之中胎动次数也不相同,通常早上较少,以后逐渐增多,晚上最多,每小时可达10次左右。只要胎动有规律、有节奏、变化不大,就可以判断胎儿发育是正常的。

具体监测胎动的方法为:孕妇可每日早、中、晚各记录1小时的胎动,再把3小时的胎动次数总和乘以4,则推算出12小时的胎动次数。数胎动时孕妇可以取左侧卧位,计数的1小时内,应思想集中,排除干扰,专心体会每一次胎动。正常胎儿1小时胎动不应少于3～5次,12小时的胎动次数为30～40次以上,如果胎儿12小时胎动少于20次,提示胎儿异常;若少于10次,则表明胎儿宫内缺氧;如果一段时间内胎动超过正常次数,胎动频繁,或胎动强烈、持续不停,或者是胎动变得十分微弱,说明胎儿宫内缺氧的表现,应及时到医院就诊。

3.胎心音自我监测指导 胎儿的心音约于孕18～20周开始在孕妇的腹壁听到。正常的胎心音为120～160次/分,它是一种类似钟表的"滴答"声,为双音。

家庭中,孕妇自己监护胎心音有一定困难,通常由其他家庭成员来监听。听取胎心音时孕妇取仰卧位,暴露腹部。胎心音在胎儿背侧听诊最清楚,所以监听前,应先扣清胎儿背部,确定胎背侧后,将特制的听诊器或胎心监护仪的探头,放在孕妇腹壁上听取。正常头位胎儿的胎心音在左下腹部或右下腹部清楚,臀位者可在脐左上腹或脐右上腹部清楚。每天早、晚各听一次,每次1分钟。若发现胎心率>160次/分,或<120次/分,或胎心音不规律时,再重复听2分钟,如仍未改善,提示胎儿在子宫内缺氧,应立即送往医院就诊。听取胎心音时应注意与孕妇腹主动脉搏动音区别,每分钟搏动与孕妇的脉搏或心率一致,约80次/分左右。

(五)胎教指导

近30多年的大量科学研究已证明胎儿在子宫腔内是有感觉、有意识、能活动的小生命,并对外界的触、声、光等的刺激发生反应。胎教主要通过母亲对胎儿进行听觉、感觉运动等方面的刺激,激发胎儿大脑神经细胞增殖到最佳的数目。由于脑神经细胞一旦形成,再不会增殖,因此对未出世的胎儿进行最佳的训练就显得尤为重要,同时又可使胎儿从生理上和心理上得到合理的训练和发展。实施胎教时要注意时间,在孕期的不同阶段所实施的胎教是不同的。

1.音乐胎教法 主要刺激胎儿的听觉器官。从妊娠16周开始便可有计划地实施。每天1～2次,每次15～20分钟,在有胎动的时候进行。一般在晚上临睡前比较适宜,可用收录机播放,也可用胎教传声器,放在孕妇腹壁胎儿头部的相应部位。胎教音乐应选择节奏平缓、流畅、温柔、不带歌词的乐曲。

2.对话胎教法 胎儿的听觉功能在妊娠20周已基本健全,母亲的说话声不但能传递给胎儿,说话时的胸腔振动对胎儿也有一定影响。因此,孕妇要特别注意说话的音调、语气、用词等,以给胎儿一个良好的刺激。对话胎教时最好夫妻双方参与,把胎儿当做一个懂事的孩子,和他说话、聊天,唱歌给他听。

另外,新鲜的空气有利于胎儿的大脑发育,大自然恰好能给胎儿提供充足的氧气,因此,孕妇经常到山川、旷野,有机会获得这种"空气维生素",有利于母儿身心健康。

第四节 产褥期妇女保健

产褥期(puerperium)是指胎儿从胎盘娩出至产妇除乳腺外的全身各器官恢复或接近正常未孕状态的一段时期,一般为 6 周。为保证产妇及新生儿健康,社区护士可通过产后家庭访视等为产妇提供产褥期保健服务。

一、产褥期检查

产褥期是产妇身心恢复的一个关键时期,照护质量是影响产妇身心恢复的一个重要因素。产后家庭访视是产褥期保健工作的重要措施之一。社区护士通过询问、观察、一般体检和妇科检查,必要时通过辅助检查对产妇恢复情况进行评估,并进行产褥期健康管理,加强母乳喂养和新生儿护理指导,同时进行新生儿访视。

(一)访视次数

乡镇卫生院、村卫生室和社区卫生服务中心(站)在收到分娩医院转来的产妇分娩信息后,应于 3~7 天内到产妇家中进行产后访视,一般家庭访视需 2~3 次,分别为出院后 3 天、产后 14 天和产后 28 天进行。高危产妇或发现异常情况者应酌情增加访视次数。

(二)访视前准备

访视前社区护士通过电话或面谈等形式与产妇家庭建立联系,了解其确切的休养地点及路径,并约定访视时间;简要了解产妇的一般状况,准备访视用物。

(三)访视内容

1. 产妇 测量生命体征,了解产妇的精神、睡眠、心理状况、饮食和大小便等状况。检查子宫收缩、恶露的性状、腹部或会阴部伤口愈合情况、乳房有无肿胀及乳汁分泌等,如发现异常及时处理。

2. 新生儿 询问新生儿哺乳、睡眠、大小便情况,检查新生儿面色,皮肤有无黄疸、脓疱,脐带有无感染,指导产妇为新生儿进行口腔、脐带、臀部和皮肤护理。检查新生儿觅食、拥抱和握持等生理反射、肌张力、视力、听力等情况。

每次访视后均应记录访视内容及指导意见。满月访视后填写小儿生长发育表。产后 42 天,产妇应到医院做产后健康检查了解生殖器恢复情况。

二、社区产褥期保健

(一)日常生活保健

1. 清洁与舒适

(1)环境:产后休养环境要做到安静、舒适,室内通风适当,光线适宜,空气清新,防止过多的探视。室内温度保持在 22~24℃,相对湿度保持在 50%~60%。

(2)外阴的清洁卫生:指导产妇每日冲洗外阴,用消毒会阴垫,注意经常更换,保持会阴部清洁,预防感染。如伤口肿胀疼痛,可用 50% 硫酸镁湿热敷。

(3)注意个人卫生:产后一周内皮肤排泄功能旺盛,排出大量汗液,称之为褥汗,以夜间

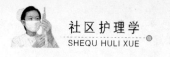

睡眠和初醒时更为明显。应每天用温水擦浴并漱口、软毛刷刷牙。

2. 合理的饮食与营养　协助产妇制订适当和均衡的饮食计划,保证足够的热量,以促进早日康复。哺乳的产妇应多吃富含蛋白质的汤汁食物,如鸡汤、鱼汤、排骨汤等,少食多餐。同时适当补充维生素和铁剂。不哺喂母乳的产妇进食量应与妊娠前期相同,选择富含营养、清淡、易消化的饮食,保证足够的热能。

3. 活动与休息　产后活动应逐步进行。阴道自然分娩的产妇,可在产后 6～12 小时起床轻微活动,于产后第 2 日可在室内走动;会阴侧切术分娩的产妇,可推迟活动时间,但应在床上轻微活动,注意不要压迫侧切的会阴部分。充分的休息和睡眠可帮助孕妇恢复体力、促进组织的修复、增强体力,对保证乳汁分泌也十分重要,因此社区护士应指导产妇学会与婴儿同步休息,每天保证 8 小时睡眠,生活保持规律。

(二)心理保健指导

评估产妇在疼痛不适、睡眠、饮食、哺喂母乳、情绪和产后卫生教育等方面的需求,给予心理及社会等方面相应的护理措施。"依附"是指婴儿对照顾者的一种察觉与反应,而亲子依附关系的建立,有助于缓解产妇的心理压力,促进身心康复。社区护士应指导产妇尽早与婴儿接触,用温柔抚慰的语言跟婴儿说话或唱歌,使母子之间建立独特的牢固关系,进而形成亲子依附关系。此外,还应关心、帮助产妇,促进其与亲友的互动,增强舒适感。

(三)产后运动

产褥期的适当运动(图 7-1),可促进腹壁、生殖器官和会阴盆底肌肉张力恢复,促进子宫复旧、盆底肌收缩和复旧;促进血液循环,预防血栓性静脉炎的发生;促进肠蠕动,增加食欲及预防便秘。社区护士应根据产妇情况进行指导,运动量应遵循由小到大、由弱到强的循序渐进原则。一般在产后第 2 天开始,每 1～2 天增加 1 节,每节做 8～16 次。

第 1 节,腹式运动:仰卧,用腹部深吸气并扩张胸部,然后呼气。

第 2 节,臂运动:仰卧,两手臂向左右两侧伸直,接着向上举起,直到双掌碰触后再恢复至原来的左右两侧平放。

第 3 节,抬腿运动:平卧,双手放平,将一只脚举高,脚尖伸直,膝部保持平直,然后将腿慢慢放下,再更换另一只脚。

第 4 节,挺腹运动:髋与腿放松,分开稍屈,脚底放在床上,尽力抬高臀部与背部。

第 5 节,仰卧起坐。

指导产妇在进行产后运动时应注意:①由简单的项目开始,依个人的耐受程度逐渐增加活动量,避免过于劳累;②持之以恒,肌张力的恢复需 2～3 个月;③在运动时若有出血或不适感,应立即停止;④剖宫产术后可先执行促进血液循环的项目,如腹式运动,其他项目待伤口愈合后再逐渐进行。

(四)乳房护理

正确的乳房护理直接影响母乳喂养的成功与否,产褥期乳房护理包括以下内容:

1. 一般护理　乳房应保持清洁干燥。每次哺乳前用温和的清水轻轻擦拭,切忌用肥皂水等洗剂清洗。哺乳时应让新生儿吸空一侧乳房后再吸另一侧,两侧交替哺乳。哺乳后佩戴适中棉质乳罩,避免过松或过紧。推荐母乳喂养,按需哺乳,早接触,早吸吮。

2. 平坦或凹陷乳头护理　常见原因为产妇先天性乳头颈短平、个别内陷乳头因乳房过

腹式呼吸

上臂运动

抬腿运动

挺腹运动

仰卧起坐

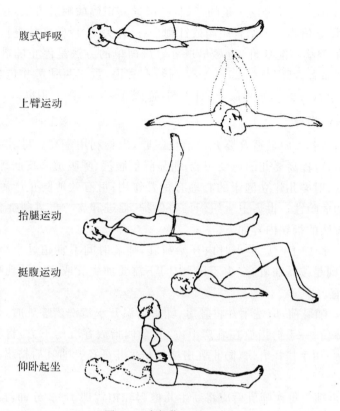

图 7-1 产褥期运动示意图

度充盈累及乳晕部分使乳头较平坦,婴儿很难吸吮到乳汁。可指导产妇作如下练习:①乳头伸展练习:此练习重复多次,做满 15 分钟,每天两次(见图 7-2)。②乳头牵拉练习:用一只手托住乳房,另一只手的拇指和中、食指向外牵拉乳头,重复 10～20 次,每天 2 次。此外,指导产妇改变多种喂哺姿势,以利婴儿含住乳头和乳晕,也可利用负压吸引的作用突出乳头。

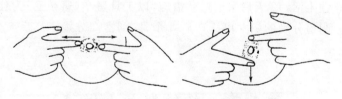

图 7-2 乳头伸展练习示意图

3. 乳房胀痛护理 多因乳房过度充盈及乳腺管阻塞所致。可指导产妇于产后半小时内尽早开乳,哺乳前热敷或按摩乳房。

4. 乳头皲裂护理 轻者可继续哺乳,哺乳前,产妇应取正确的喂哺姿势。湿热敷乳房和乳头 3～5 分钟,挤出少量乳汁,使乳晕变软易被婴儿含接。哺乳时,先从损伤轻的一侧乳房开始,以减轻对另一侧乳房的吸吮力,让乳头和大部分乳晕含接在婴儿口中。哺乳后挤出少许乳汁涂在乳头和乳晕上,短暂暴露使乳头干燥。因乳汁具有抑菌作用,且含有丰富蛋白质,能起到修复表皮的功能。如果皲裂严重时暂停哺乳,可将乳汁挤出或用吸乳器吸出后用小杯或小匙喂养婴儿。

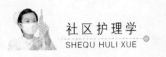

5. 催乳　对于出现乳汁分泌不足的产妇,应指导其正确的哺乳方法,按需哺乳,调节饮食,同时鼓励产妇树立信心。可结合中药或针刺合谷、外关、少泽等穴位进行护理。

6. 退乳　产妇因病不能哺乳,应尽早退乳。最简单的方法是停止哺乳,少进汤汁类的食物。出现乳房胀痛者,可用芒硝250g分装两纱布袋内,敷于两乳房并包扎,湿硬时更换。此外,还可用生麦芽60~90g,水煎服,每日1剂,连服3~5天,配合退乳。

(五)母乳喂养的指导

母乳中所含的营养物质最适合婴儿的消化吸收,生物利用率高。母乳中含有丰富的免疫蛋白和免疫细胞,可提高婴儿的免疫功能,明显降低腹泻、呼吸道和皮肤感染率;有利于促进母婴间情感交流,对婴儿建立健康的心理有重要作用;可有效地防止产后出血,降低患有乳腺癌和卵巢癌的危险性。世界卫生组织已将保护、促进和支持母乳喂养作为卫生工作的重要环节。喂养方法的指导内容如下:

1. 哺乳时间　产妇于产后半小时内开始哺乳,哺乳时间不宜超过半小时,母乳喂养的次数没有固定,原则是按需哺乳,多少不限,中间不需要加牛乳或水。母乳喂养时间一般以10个月至1年为宜。

2. 哺乳方法　哺乳前,应洗手并将乳房、乳头用温开水清洗。哺乳时,母亲和新生儿均应选择最舒适的体位,一手拇指放在乳房上方,其余四指放在乳房下方,将乳头和乳晕大部分放入新生儿口中,用手扶托乳房,防止乳房堵住新生儿鼻孔。哺乳后挤出少许乳汁涂在乳头上。

3. 哺乳注意事项　每次哺乳后应将新生儿抱起轻拍背部1~2分钟,排出胃内空气,以防呕吐。哺乳的产妇如服用药物,必须事先咨询医护人员,以确定是否会给婴儿造成不良影响。世界卫生组织最新指出,4~6个月内的婴儿只需母乳,不必加喂水或其他饮料。哺乳母亲上班期间应注意摄入足够的水分和营养,可于上班前挤出乳汁存于冰箱内,婴儿需要时由他人喂喂,下班后自己喂养。

(六)产后计划生育指导

产褥期应禁止性生活,42天后采取避孕措施,以工具避孕(避孕套)为佳,不哺乳的妇女可采用药物避孕。阴道分娩的妇女可于产后3个月、剖宫产分娩于产后6个月放置宫内节育器。

第五节　绝经期妇女保健

绝经是妇女生命进程中必然发生的生理过程。绝经提示卵巢功能衰退,生殖能力停止。卵巢功能的衰退是渐进性的,每一位妇女生命进程中必然发生绝经这一生理过程,绝大部分女性绝经前后经历平均4~5年的绝经过渡期,面临着生理和心理变化。

围绝经期(perimenopause)是指接近绝经时出现的、与绝经有关的内分泌、生物学和临床特征开始至最后一次月经后一年内的时期。绝经(menopause)是指女性月经的最后停止(月经完全停止一年以上)时期,分为自然绝经和人工绝经。

一、围绝经期保健

(一)生理和心理变化特点

1. 生理变化特点

(1)月经紊乱：是绝经过渡期的常见症状，表现为月经周期不规则、经期持续时间长及经血增多或减少。与卵巢、下丘脑和垂体功能状态的波动、尤其是卵巢渐趋停止排卵，激素的分泌相应减少有关。

(2)心血管系统：绝经后妇女动脉硬化、冠心病较绝经前发病率明显增加。可能与雌激素低下和雄激素活性增强有关。

(3)泌尿生殖道退行性改变：主要表现为泌尿生殖道萎缩，出现阴道干燥、性交困难和反复阴道感染，以及排尿困难、尿痛、尿急及反复发生的尿路感染等症状。

(4)骨质疏松：绝经后妇女雌激素分泌减少，使骨质吸收增加，导致骨量快速丢失而出现骨质疏松。50岁以上妇女半数以上会发生绝经后骨质疏松，一般发生在绝经后5～10年，通常发生在椎体。

(5)其他：潮热、出汗为雌激素降低的典型症状。其特点为反复出现的、短暂的面部和颈部及胸部皮肤发红症状，伴有潮热，继之出汗，持续时间长短不一。严重者可影响妇女的工作、生活和睡眠。此外，常出现心悸、眩晕、头痛、失眠、耳鸣等自主神经失调的症状。

2. 心理变化特点

由于围绝经期妇女内分泌环境改变，自主神经紊乱，加之家庭和社会环境的变化，情绪、记忆及认知功能发生改变。常感觉烦躁易怒、易激动、焦虑不安或情绪低落、精神抑郁、记忆力减退等。

(二)社区围绝经期保健

由于围绝经期妇女个人健康状况、性格特点、文化水平、道德观念和生活阅历的不同，可出现不同程度的情绪变化和心理反应。社区护士应正确评估围绝经期妇女的生理、心理和社会状况，有针对性地给予保健指导。

1. 心理调整　了解相关保健知识，保持心情舒畅。可通过多种途径，如宣传资料、广播、电视、网络、科普读物等获取有关围绝经期的知识，使其认识到围绝经期症状的出现是人体生理变化的一种自然过渡状况，是机体为适应变化而出现一些暂时性症状，经过一段时间机体的自行调整，这些症状大多会自然消失。鼓励以平静的心态、愉快的心情面对此阶段出现的各种生理和心理上的变化。鼓励积极参加社区组织的集体活动，培养广泛的兴趣爱好，增加人际交往，保持乐观的性格和良好的心理状态，放松思想，营造良好的生活环境，不断提高生活质量。

2. 合理饮食　平衡膳食，限制摄入高脂肪、高胆固醇食物，重视蛋白质、维生素及微量元素的摄入，多食富含纤维素的水果蔬菜，避免过多高糖食物，适量补充钙剂，防止骨质疏松的发生。每日常规摄入牛奶、豆浆等易于消化的富含丰富蛋白质的食物。适当控制饮食量，防止肥胖。

3. 活动与运动　运动是减缓身体各种组织器官衰老的重要条件。社区护士应指导围绝经期妇女参加各项体育活动，根据个人爱好及具体情况选择运动方式，使其成为日常生活

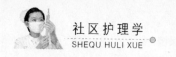

项目,以每周 3~4 次为宜。

4. 性生活指导　绝经后随着雌激素分泌的逐渐下降,常出现阴道黏膜萎缩、分泌物减少与阴道润滑度减弱等现象,导致性生活困难。社区护士应从妇女个体的生理及心理考虑,指导其保持每月 1~2 次性生活,有助于保持生殖器官的良好状态。绝经后还易发生阴道炎,应做好外阴的清洁干燥,预防感染。张力性尿失禁和子宫脱垂是绝经后妇女的常见病,应经常行缩肛运动,锻炼肛提肌。

5. 定期进行健康检查

(1)恶性肿瘤的普查:开展肿瘤防治宣传教育是控制或消除致癌因素、预防肿瘤发生的重要措施之一。社区护士通过宣传和教育,使围绝经期妇女了解恶性肿瘤的主要危险因素,改变不良的生活方式,增强自我保健意识,减少恶性肿瘤的发生。同时让其了解各种常见肿瘤的早期症状,及时发现异常,早期诊断提高治疗效果和生存率。建议围绝经期妇女每年进行一次体检,及早发现病变。包括做宫颈黏液涂片细胞学检查、专科医生乳房检查,并针对个人具体情况选择性地进行其他项目的检查,如宫颈活检、乳房 B 超、乳房 X 线检查等,做到疾病的早期发现和早期治疗。

(2)常见疾病的预防指导:根据普查结果,总结分析社区妇女疾病的发生发展规律、特点和相关致病因素,制订切实可行的妇女疾病防治目标与对策,促进和维护其身体健康。

6. 激素替代疗法　近几年来国内外采用激素替代疗法(HRT)缓解围绝经期与绝经期症状,可控制和预防各种症状及相关疾病。欧美国家 50 岁以上的妇女已有 20% 接受了雌激素治疗。但 HRT 长期使用有一定风险,可导致一些不良反应,如乳房疼痛、下肢抽筋、胃胀、体重增加、头痛或情绪低落。应在医生指导下合理补充雌激素并定期加用孕激素,注意合理用药、定期监测。

二、绝经期保健

(一)生理和心理变化特点

1. 生理变化特点　此阶段卵巢功能退化,生殖器官开始萎缩,全身各器官的功能普遍下降。雌激素分泌减少,脂肪代谢障碍导致皮肤脂肪减少或过多。黑色素合成减少使头发变白或脱落。内分泌的变化使面部及手臂、手背等处出现老年斑。由于食量减少及吸收功能差而发生营养不良,造成皮肤组织脱水,皮肤干燥、瘙痒、松弛和出现皱纹。由于分解代谢增加,钙质补充不足,容易发生骨质疏松或骨质软化症。

2. 心理变化特点　有些老年人对生理方面的退化现象不适应,感到悲观失望,有一种"夕阳无限好,只是近黄昏"的感叹,或由于对死亡的恐惧而产生压抑感。

(二)社区绝经期妇女保健

1. 补钙　妇女绝经后雌激素分泌急剧减少,伴随着骨密度下降和尿钙排出量增加,骨质疏松发生率比同龄男性高数倍。美国 NIH 1994 年建议绝经期妇女采用激素替代疗法者每日宜摄入钙 1000mg,不用者应摄入钙 1500g。我国营养学会推荐的每日钙摄入量为800mg。钙的最佳来源是奶类,其次是深绿色蔬菜类、豆类、虾皮等。补钙时应补充适量的维生素 D。

2. 保持适宜体重　绝经期妇女体重增长,增加了患高血压、高脂血症及胰岛素抵抗等疾病的风险。通过运动保持适宜的体重,可防止高血压、冠心病、骨质疏松等疾病的发生。

3.饮食指导 蔬菜水果除提供维生素 B_2、叶酸多种矿物质外,几乎是膳食中维生素 C 的唯一来源。膳食纤维有通便、降血脂、抗氧化和抗癌作用。

4.预防妇科疾病,定期检查 保持外阴清洁,预防萎缩的生殖器发生感染;重视绝经后阴道流血症状,及时到医院就诊;最好每半年至一年进行体格检查,包括防癌检查和实验室检查。

5.性激素替代疗法的指导 严格掌握性激素替代疗法的适应证和禁忌证,对性激素替代疗法的妇女,定期检查,防止子宫内膜的过度增生。

(崔英善)

第八章　社区老年人保健

世界人口的快速老龄化,对社会养老保障及老年人医疗、长期照护等提出了严峻的挑战,如何维持和促进老年人健康,尽可能地延长老年人自理生活的能力,实现居家养老,促进社会和谐发展,是社区护理面临的重大课题。

第一节　概　述

一、老年人与人口老龄化

(一)基本概念

1. 老年人　发达国家 65 岁以上,发展中国家 60 岁以上的人称为老年人(the elderly)。人的老化受遗传、环境和社会生活诸方面影响而有较大的个体差异,一般来说,老年人的概念按大多数人的变化规律从生理年龄上来定义。联合国于 1956 年将 65 岁作为老年人的划分标准,与许多国家的退休年龄一致。发展中国家人口结构比较年轻,平均预期寿命不如发达国家长,也将 60 岁作为老年人的界限。

从 60 岁或 65 岁到死亡这段时间称为老年期。老年期是一段较长的时期,而且老年期的不同阶段老年人的生理心理方面亦有很大差别,因此,通常将老年期划分为不同阶段。联合国卫生组织把它划分为:60～74 岁为年轻老年人,75～89 岁为老老年人,90 岁以上为长寿老年人。我国将老年期划分为:60～89 岁为老年期,90 岁以上为长寿期,而 45～59 岁为老年前期。

2. 老年人口系数　老年人口系数(coefficient of aged population)是指老年人口占总人口的比例,即:

$$老年人口系数 = \frac{老年人口数量}{人口总数} \times 100\%$$

老年人口系数是判断社会人口是否老龄化和老龄化程度的指标。就一个国家或地区而言,老年人口系数越大,则老龄化程度越深,老年人口越多,老龄问题就愈突出。但就世界范围横向比较来说,由于人口的基数不同,各国老年人口系数与老年人口绝对数是不平衡的,我国有 13 亿的庞大人口基数,虽然与其他发达国家相比,老年人口系数值不大,但老年人数量是世界上最多的,面对的问题亦多。

3. 人口老龄化　社会人口中老年人口系数超过一定的水平,发达国家 7% 以上,发展中国家 10% 以上,称为人口老龄化(population aging)或人口老年化。根据老年人口系数的大小,将社会人口发展分为三个阶段(表 8-1)。

表 8-1 社会人口发展的划分标准（老年人口系数）

社会发展阶段	发达国家	发展中国家
青年型社会	<4%	<8%
成年型社会	4%～7%	8%～10%
老年型社会	≥7%	≥10%

4. 老年人口负担系数 老年人口负担系数（burden coefficient of aged population）是指老年人口数量占劳动人口总数的比例，即：

$$老年人口负担系数 = \frac{老年人口数量}{15\sim60\,岁的人口总数} \times 100\%$$

15 周岁以下和 60 周岁以上的人口数量占劳动人口的比例称为抚养系数，即抚养比，包括小儿人口负担系数和老年人口负担系数。这一指标只是根据年龄划分来计算的，并不一定反映实际抚养与被抚养的比例，故又称为年龄负担系数。老年人口负担系数，客观反映了老年人在劳动人口中的比重，常用来反映社会负担情况的一个重要指标，也是计算和预测老年人经济负担和老年社会保障负担的基本数据。

（二）人口老龄化现状

1. 世界人口老龄化现状 世界人口发展普遍从高出生率、高死亡率向低出生率、低死亡率过渡，其结果是全世界人口年龄构成明显提高，近一二十年来，所有发达国家及包括中国在内的一批发展中国家，都面临前所未有的老龄化浪潮。据联合国统计，全球目前有将近 7 亿人口的年龄在 60 岁以上，这一数字预计到 2025 年将翻一番，并在 2050 年达到 20 亿，占全球总人口的比例超过 20%。到 2050 年，非洲老龄人口将从 4200 万上升到 2.05 亿；亚洲从 3.38 亿增加到 12.27 亿；欧洲从 1.48 亿增加到 2.21 亿；美洲从 9600 万增加到 3 亿。在欧洲，目前每 100 名劳动人口需扶养 36 名老年人口，到 2025 年，将达到每 100 名劳动人口抚养 52 名老年人口。2005 年，发展中国家 60 岁以上人口已达 8.1%，预计 2050 年将增加到 20.1%。

世界上许多国家老龄化程度不断加深，有些国家人口出生率下降，人口出现负增长，养老负担不断增大。为减轻老龄化带来的巨大社会经济压力，欧洲、日本等国主要采取以下三方面的政策：①增加劳动力总量：鼓励更多女性参加工作，提高法定退休年龄，不提倡甚至不允许提前退休。②减缓社会福利系统压力：建立更全面的强制性参保制度，提高享受社会福利的门槛，收紧保障范围，有 40% 的国家将女性能够享受老龄人口福利的年龄标准提高到 65 岁以上。③鼓励多生育：提高对婴幼儿的补贴标准，使年轻父母能够将养育子女与维持或提高生活水准相互结合，以鼓励多生育，如俄罗斯、法国、德国等都采取了这项措施。但相关调查结果显示，这些措施并没有取得预期效果，而试图减少老年人社会福利的政策，都会激起公众的强烈不满甚至公开抗议，推迟退休年龄的政策也得不到老年人的认可。

2. 我国人口老龄化现状 我国 2010 年第六次人口普查资料显示，60 岁以上老年人口数量已达 1.78 亿，占人口总数的 13.26%，较 2000 年普查上升了 2.93 个百分点，其中 65 岁以上老年人占 8.87%，比 2000 年普查上升 1.91 个百分点。与世界人口老龄化相比，我国人口老龄化特点有：

(1)老年人口数量多：虽然我国的老年人口系数与发达国家相比要低得多，但由于人口

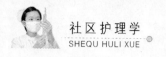
的庞大基数决定了我国老年人的数量是世界上最多的。目前,中国的人口老龄化问题主要是老年人口的数量问题,而非老年人口占总人口的比例高低。

(2)人口老化速度快:随着我国计划生育政策效果的凸显以及平均预期寿命的延长,加快了人口的老龄化。1998年联合国卫生组织人口资料显示,65岁以上人口比例从7%上升到14%,法国用了127年,瑞典85年,美国72年,日本24年,我国只要25年左右的时间,我国是世界上人口老化速度最快的国家之一。

(3)各地区人口老化程度极不平衡:我国地域广,各地区经济发展不平衡,人口老化各地区差异较大。上海于1982年老年人口系数即已达11.5%,表明上海80年代即已进入老龄化社会;而青海在1990年仍属青年型社会,老年人口系数为5.13%。此外,城乡人口老化程度也不一样,据第五次全国人口普查资料,2000年全国共有65岁及以上的老年人口8811万人,城乡分别为2873万人和5938万人;从老年人口占各自总人口的比重看,城乡分别为6.30%和7.35%。从第六次人口普查数据来看,人口流动增加,农村劳动人口向城市迁移,农村老龄化、空巢化加重,再加上农村老年人社会保障水平的不足,农村老龄化问题更应引起重视。此外,劳动人口向发达地区的流动,导致各地老龄化趋势的变化也需引起决策部门的重视。

(4)未富先老:我国人口老龄化超前于经济社会的现代化,是在人均收入水平较低、综合国力有限、社会保障体系不健全的条件下提前进入老龄化社会的,这与发达国家形成了明显的反差。我国现有经济发展还不能适应如此迅速的人口结构变化,人口快速老龄化缺乏强有力的经济和社会发展的支持,老年人的供养、保健、照护将面临挑战。

(5)其他:由于历史的原因,我国老年人口的文化素质低,文盲半文盲比重高,受传统观念影响,女性老年人受教育程度和经济独立性都较男性老年人低。

(三)我国人口老龄化带来的问题

社会人口老龄化所带来的问题,不仅是老年人自身的问题,它牵涉到政治、经济、文化和社会发展诸方面的问题。"未富先老",国家财力薄弱,缺乏解决老龄问题的经济基础,人口的快速老龄化和庞大的老年人口数量会对中国的社会关系、经济发展、文化传统、价值观念、道德规范等各方面带来冲击。

1. 社会负担加重 随着老年人口数量的增加,我国老年人口负担系数增大。2000年,老年人口抚养比约为6:1;2010年,这个比例已经变为5:1;预计到2030年,这个数据将刷新为2:1,也就是说2个左右的劳动人口就要供养一个老年人,社会负担加重。

2. 家庭养老功能减弱 家庭户规模继续缩小,第五次人口普查资料显示,我国内地平均每个家庭户的人口为3.44人,比1990年人口普查时的3.96人减少了0.52人。而2010年第六次人口普查资料显示,家庭户均人口为3.10人。大家庭已逐渐为核心家庭所代替,养老将越来越多地依赖于社会。

3. 社会文化福利事业跟不上老年人的需要 我国经济不发达,社会福利及社会保障体系不完善,远远不能满足老龄化社会中老年人日益增长的需求。首先,人口快速老龄化对养老保险和医疗保险基金支出影响巨大,现有的养老保障体系中,养老保险资金主要来源于基本养老保险、企业年金和个人储蓄,由于我国现行养老金制度还不完善,历史负担沉重,养老保障体系覆盖面窄,存在着养老资金来源单一且收入不稳定、个人社会保障账户不充实及转制成本、隐性债务及基金缺口等问题。此外,老有所乐、老有所为、老有所学的社区福利文化事业也亟待建设和完善。

4. 医疗护理不能满足老年人日益增长的需要　老年人慢性病患病率高,恢复慢,日常的医疗、保健、康复等卫生服务需求大。但由于我国老年人经济收入水平低,特别是农村老年人没有退休金和医疗保障,往往不能承受医院的高额医疗服务费用。而我国社区医疗护理服务尚难以提供快捷、经济、有效、全程的服务。随着老年人口的快速增长、高龄老年人的增多,医疗护理系统直接面临挑战。

二、老年人社会保障体系

国家建立养老保险制度和多种形式的医疗保险制度,保障老年人的基本生活和基本医疗需要。无劳动能力、无生活来源、无赡养人和抚养人的,或者其赡养人和抚养人确无赡养能力或者抚养能力的,城市老年人由当地人民政府给予救济,农村老年人由农村集体经济组织负担保吃、保穿、保住、保医、保葬的五保供养。此外,救助制度还可以在一定程度上对老年人的基本生活和基本医疗进行保障。

(一)我国老年人保障体系

我国目前老年人的养老保障可分为五个层次:自我保障、政府保障、差别性职业养老保险、补充保障以及市场提供。自我保障(self-security)包括家庭保障和个人保障,也就是养老经费和服务来源于家庭或个人的储蓄,是养老保障的基础,是中国数千年来的历史文化传统,是当前中国社会现实格局的必然选择。政府保障(government security)是指由政府作为直接的责任主体,向所有老年人提供最基本的收入保障,是普惠式(universal)的国民养老保障制度,可以让老年人分享社会经济发展的成果,覆盖面广,体现了社会保障的公平性,如满足最低生活需要的贫困救济、老年津贴等。差别性职业养老保险(differential professional pension)是指政府主导,统一政策规范、统一税制优惠,由雇主与雇员分担缴费责任,缴费高低与个人工资水平和缴费年限有关,待遇标准因缴费多少而存在差异,个人缴费又与就业情况相关,是一种兼顾公平与效率的制度安排。补充保障(complementary security)是职业福利的重要组成部分,是指劳动者所在单位提供的补充养老保险,包括企业年金和非企业单位补充养老保险,缴费由雇主或者雇主与雇员共同承担,政府实施鼓励政策,不具体干预,我国目前实施的企业补充养老保险属于这一层次的保障。市场提供(market provided security)主要是指各种商业保险公司提供的商业人寿保险服务,完全市场行为,通过市场提供的产品以市场交易的方式来完成,政府在商业保险的法律框架内进行监管,缴费由个人或家庭承担,是一种社会化的自我保障。第一、第二层面的养老保障是基础,越向高层次发展,保障水平越高。我国老年人目前以自我保障层面的人口占大多数,包括家庭保障在内的自我保障在今后较长的时间内仍将发挥重要作用。

1. 养老保险　养老保险(endowment insurance)是社会保障制度的主要组成部分,是老年人社会保障的核心内容。养老保险是社会为了防止老年风险而建立的社会保险制度,其核心就是向老年人支付养老金(pension),养老金是养老保险的产物,是在政府立法规定的范围内,依法征缴的用于支付劳动者老年退休、丧失劳动能力与生活能力时维持生活、代替工资的延期支付资金,是养老保障得以建立并正常运行的物质基础和前提保证。

我国从 20 世纪 80 年代开始实行养老保险制度,经历了从无到有,逐步改革、完善的过程。在社会养老保险体系中,包括了城镇企业职工基本养老保险、城镇居民养老保险和新型农村居民养老保险三项基本制度,也体现了我国社会养老保险三个发展阶段。2011 年 7 月

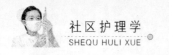
1 日,《中华人民共和国社会保险法》正式实施,为老年人的社会保障提供了法律依据。该法规定,基本养老保险实行社会统筹与个人账户相结合,基本养老金由统筹养老金和个人账户养老金组成,国家建立基本养老金正常调整机制,根据职工平均工资增长、物价上涨情况,适时提高基本养老保险待遇水平。个人跨统筹地区就业的,其基本养老保险关系随本人转移,缴费年限累计计算,个人达到法定退休年龄时,基本养老金分段计算、统一支付。

2.社会救济与社会福利　　社会救济是国家对无劳动能力和生活来源以及自然灾害或其他经济社会等原因导致生活困难者,给予临时或长期物质帮助的一种社会保障制度。主要包括自然灾害救济、失业救济、孤寡病残救济和城乡困难户救济等。社会救济是社会保障体系的组成部分,是社会成员享有的基本权利,是国家应履行的保证公民在非常时期生活权利的法律责任,是政府解决特殊社会问题的重要手段,是稳定社会和经济秩序的一种重要机制,也是社会和谐的必要保证。

社会福利所包含的内容十分广泛,老年人的社会福利主要是指政府出资为那些生活困难、无依靠或残疾等特殊老年群体提供生活保障而建立的制度,内容涉及医疗护理、娱乐健身、生活照顾、社区服务等。国家颁布的《中华人民共和国老年人权益保障法》(1996 年)、《农村五保供养工作条例》(2006 年)等法律法规为老年人的基本生活提供了保障。有关法律法规规定:对城市孤寡老人、符合供养条件的残疾人实行集中供养,对农村孤寡老人、符合供养条件的残疾人实行集中供养与分散供养相结合,集中供养一般通过举办社会福利院、敬老院、疗养院等福利机构来实行。社会福利制度也在不断改革,近年来积极推进社会福利社会化,开展基本养老服务体系建设。此外,部分省市建立了高龄老人生活补贴制度,以保障老年人的基本生活。

3.社会互助　　社会互助(social mutual aid)是指在政府鼓励和支持下,社会团体和社会成员自愿组织和参与的扶弱济困活动,是社会保障体系的补充。社会互助有提供资金与提供服务两个方面。资金来源包括国内外社会捐赠、互助基金和义演、义赛、义卖等活动筹资;服务提供包括邻里互助、团体互助和慈善事业等。社会互助主要形式包括:工会、妇联、老年协会等群众团体组织的群众性互助互济活动;民间公益事业团体组织的慈善救助活动;城乡居民自发组成的各种形式的互助组织活动等。

老年人的社会互助一直是我国政府积极倡导的,自 2003 年始,全国老龄委发起了"银龄行动",组织老年知识分子开展为老年人服务的志愿活动,在此基础上,一些地区开展"银龄互助"项目,利用基层老年协会的力量,组织和发挥年轻老年人的作用,为社区高龄老年人提供服务。另外,一些社区组织离退休老年人,组成社区老年人互助队,为老年人提供探访、心理慰藉等服务。

4.老年人长期照护保障　　上述老年人社会保障,特别是养老金保障制度是我国老年人长期照护保障的基本来源,但就目前老年人的养老金收入来看,不足以支付其失能时的长期照护费用。我国老年人长期照护没有纳入社会保障体系,老年人长期照护依赖于老年人家庭和老年人自身的积蓄,当前老年人长期照护机构、队伍建设及长期照护保险亟待研究。

(二)老年服务相关政策

1.医疗部门相关政策　　老年人医疗保健服务分为医院与社区两部分,综合性医院门诊服务中基本上有老年人优先就诊的政策。《关于城市社区卫生服务补助政策的意见》(财社〔2006〕61 号)规定,政府对社区卫生服务进行补助,老年保健、健康教育、卫生信息管理等公共卫生服务,列入政府补助范围,中央财政从2007年起安排专项转移支付资金,按服务人口进行补助。卫生部(现卫生与计划生育委员会)、财政部后续相继出台有关文件,使农村老年人的基本医疗保健服务得到保证。在此基础上,各地社区卫生服务都有一定的为老年人服务的优惠政策,除免费建立和管理健康档案、免费体检、免费的慢性病信息管理、免费的健康教育工作以外,有些社区提供高龄老人定期的免费家庭出诊、基本医疗药费补贴、特殊老人医疗费用减免等政策。

2.民政部门相关政策　除了社会保险法、老年人权益保障法等国家的法律法规对老年人生活、权益进行保障以外,各地政府非常重视养老问题,将养老服务纳入经济社会发展规划,出台系列优惠政策,推进社区养老服务体系建设。

(1)扶持机构建设:许多地区充分发挥政府投入的带动作用,采取建设补贴、床位补贴、入住人数补贴及综合补贴等多种方式,对社会力量兴办养老机构进行资助,调动社会力量参与养老服务事业的积极性。

(2)推动居家养老服务体系建设:如何为居家老年人提供生活照料、家政服务、康复护理和精神慰藉等方面的服务,各地纷纷出台政策、举措,如建立居家养老服务指导中心或者服务机构,社区养老服务中介组织培育等。

(3)建立社区养老服务信息平台:利用计算机技术,各地以各种形式来建设社区养老服务信息平台,一些地区建立呼叫中心,利用紧急求助铃、"一按灵"、"一键通"、"一号通"等形式,或者拓展"96156"、"96345"等电话服务网的服务功能,将生活服务、医疗急救等服务延伸到家庭中,为居家老年人提供服务。

(4)促进养老护理队伍建设:在推进养老服务社会化的过程中,各地把养老护理服务队伍建设摆在工作的突出位置,各级财政予以补助支持,开展养老护理专业知识和职业技能培训,逐步建立养老护理员职业资格认证制度。此外,各地相继出台相关政策,鼓励各类院校培养养老服务人才。

第二节　老年人保健

一、老年人生理特点及日常保健

(一)老年人各系统老化特点及常见健康问题

随年龄增长,老年人器官结构和功能老化,常带来一系列的健康问题。老年人老化现象及由此带来的常见健康问题见表8-2所示。

(二)老年人患病特点

1.症状体征不典型　由于老年人神经系统的退行性改变,感觉中枢、体温中枢、呼吸中枢、咳嗽中枢、呕吐中枢等都受到一定程度的影响,导致老年人对各种刺激反应不敏感,患病后自觉症状比较轻,不易及时发现。老年人对疼痛的敏感性低,据统计有35%～80%的老年冠心病患者发生心肌梗死时无疼痛或疼痛不剧烈;老年人发生急腹症时疼痛及肌紧张等表现不明显,常易发生误诊。老年人感染引起的发热,可以是高热也可以是低热,少见典型的

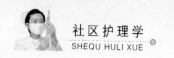

热型,易出现低体温现象。如老年人患肺炎时常常见不到青年人通常出现的稽留热型、胸痛等症状,而多以食欲不振、精神改变等为初发症状。老年人患病的症状和体征不典型,会影响老年人早期就诊,并给临床的早期诊断和及时、正确的治疗带来困难。因此,了解老年人患病规律,善于观察,及早发现病情变化,对老年人疾病的早日康复具有重要作用。

表8-2 老年人老化现象及常见健康问题

名 称		老化现象	常见健康问题
心血管系统		(1)心肌萎缩,收缩力下降 (2)心脏瓣膜变得僵硬,心脏传导系统功能变差,压力感受器的敏感性降低 (3)血管硬化,血管瓣膜功能变差 (4)植物神经调节功能变差	(1)心输出量减少,心力储备降低,容易产生疲劳和眩晕 (2)可能出现心脏杂音、心动过缓及其他心律失常 (3)容易产生体位性低血压 (4)易发生静脉曲张,肢端水肿 (5)高血压患病率高
呼吸系统		(1)胸廓外形改变,肋软骨失去弹性,呼吸辅助肌张力减小,肺组织弹性降低 (2)呼吸道黏膜变薄,腺体和黏膜淋巴组织萎缩,黏膜SIgA减少,防御能力减退 (3)纤毛萎缩,咳嗽反射能力减低	(1)老年性肺气肿 (2)活动无耐力,易疲劳,易出现呼吸困难 (3)易发生呼吸道感染,易痰液潴留
消化系统		(1)唾液分泌减少,牙齿脱落,吞咽反射变差,食道蠕动功能下降 (2)消化液、消化酶分泌减少 (3)胃排空延缓,胃肠蠕动功能下降	(1)食欲下降,消化功能下降,营养失调 (2)吞咽困难,易呛咳、误吸 (3)易发生噎食 (4)易发生便秘
运动系统		(1)神经传导减慢,反应时延长,平衡能力下降 (2)肌肉萎缩,关节退化,骨质增生 (3)骨质流失,骨量减少	(1)体形改变,活动力和柔软度减低,耐力变差 (2)关节疼痛,关节活动度降低 (3)骨质疏松,身高变矮,易骨折
泌尿系统		(1)肾血流量降低,肾功能减退 (2)膀胱容量减少,括约肌张力降低,尿道黏膜萎缩 (3)男性前列腺增生	(1)肾脏排泄功能减退,易发生药物中毒 (2)易发生夜尿增多、尿频、尿潴留、排尿困难、尿失禁 (3)易发生尿路感染
神经系统		(1)神经纤维传导减慢,神经递质改变,脑组织萎缩 (2)脑血管硬化,脑血流减少	(1)反应变慢,记忆、思维能力减退 (2)易眩晕,平衡能力下降,易跌倒
感官系统	皮肤	(1)皮肤血流减少,皮肤变薄 (2)皮脂腺分泌减少 (3)感受器敏感性降低	(1)皮肤易受伤,不易愈合 (2)皮肤干燥,易出现皮肤瘙痒症 (3)对痛、热、压力等的敏感性降低,易烫伤、冻伤,易出现压疮
	嗅味觉	味蕾数目减少,嗅觉、味觉感受器感受阈值增高	(1)食欲减退,易导致过分使用调味品 (2)辨别气味和味道的能力降低
	视觉	(1)泪腺分泌减少 (2)晶体弹性变差,眼肌调节能力下降,瞳孔舒缩能力减退 (3)晶体变黄 (4)黄斑变性,视细胞萎缩	(1)眼睛干涩 (2)老花眼,对光线明暗的适应能力下降 (3)黄色滤镜作用,对蓝绿紫色觉能力下降 (4)视力下降
	听觉	(1)耳廓弹性减弱,耳垢变稠,鼓膜弹性降低,听小骨硬化 (2)耳蜗血供减少,毛细胞萎缩,听神经功能减退	听力下降

续表

名 称	老化现象	常见健康问题
内分泌及免疫系统	(1)内分泌腺体萎缩,相应的内分泌激素改变:性腺激素下降;肾上腺皮质激素分泌减少;甲状腺素分泌减少;胰岛素生物活性降低 (2)免疫器官萎缩,免疫细胞减少,免疫功能降低	(1)易发生更年期综合征,应激能力降低,甲状腺功能减退,糖尿病等 (2)易患感染性疾病、自身免疫性疾病

2. 常常同时患多种疾病 老年人易患各种慢性疾病,且常常同时患多种疾病。如同时患糖尿病、高脂血症、冠心病、高血压、白内障、骨质疏松等疾病,这些疾病相互关联,相互影响,使病情复杂多变,也对老年人造成很大的心理压力,给治疗、护理增加很大的难度。

3. 易发生水和电解质紊乱 老年人机体组织萎缩,储水量降低;抗利尿激素分泌减少,老年人易发生脱水。同时,老年人口渴中枢敏感性降低,皮肤老化而弹性差,发生脱水后症状不明显,不易及时被发现。老年人肾脏功能减退,对体液调节功能下降,在有禁食、呕吐、腹泻、出血、烧伤及使用利尿剂等情况下,易发生低血钾、脱水和代谢性酸中毒;而在过多水钠负荷时,易发生水钠潴留。

4. 病程长、病情重、恢复慢、并发症多 老年人易患慢性病,起病隐匿,当症状明显时,病情往往已发展到晚期严重的程度。老年人患病后病情恢复慢,常难恢复到患病前的健康状态。同时老年人组织器官功能减退,储备能力和代偿能力差,常易发生各种并发症,出现脏器功能衰竭。如老年人患糖尿病,往往症状不明显,常在出现糖尿病的并发症时才被发现。老年人内分泌功能改变、运动机能减退而户外活动减少以及胃肠道和饮食方面等因素影响,易发生骨质疏松,骨折疏松易致骨折,骨折后不易愈合,长期卧床易出现肌肉萎缩、压疮、静脉血栓、尿路感染、尿路结石、肺炎、便秘等并发症。老年人也易出现脑血管意外、心力衰竭、肾功能衰竭、肝功能衰竭等。

5. 易引起药物的毒性反应 老年人肝功能减退,经肝代谢的药物代谢速度减慢;老年人肾功能减退,经肾排泄的药物易蓄积体内;同时,老年人药物吸收及吸收后分布与年轻人不同,如老年人水溶性药物的分布容积减少、药物血浆蛋白结合率降低等;另外,老年人常常用药较多,药物之间可相互作用,故老年人容易导致药物的毒性反应。因此,老年人用药常需减量或延长给药间期。如老年人洋地黄类药物只需青年人的1/2或1/3量,即可获得治疗效果。老年人用药在可用可不用的情况下尽量不用,对肝肾功能影响较大的药物应避免使用。

6. 易发生意识障碍 老年人大脑萎缩,中枢神经系统功能减退,脑动脉硬化易致脑供血不足,常使老年人患病时容易发生意识障碍或出现神经精神症状。任何急性病引起的高热、脱水、失血、电解质紊乱、低血压、低血糖、休克以及脑血管意外、心律失常、心肌梗死、败血症、肾功能衰竭等都可引起老年人意识不清;某些作用于中枢神经的药物如镇静剂、中枢兴奋药等也可造成老年人的医源性意识障碍。

(三)老年人日常保健

1. 建立健康的生活方式 健康的生活方式是老年人维持健康、预防疾病和防止意外事件的重要保障。老年人日常生活应劳逸结合,作息规律,均衡膳食,控制体重,心态平和,培

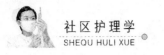
养兴趣爱好,积极融入社会。

2. 预防跌倒、误吸、噎食等意外事件　评估老人身体状况如视力、平衡能力、活动能力、疾病、用药及居住环境中的影响因素如照明不良、地面不平或有障碍物、桌椅家具不稳、设施不全或缺陷等,根据具体情况跟进措施,改善环境,尽量避免老人跌倒。此外,注意膳食性状和进食照护,预防噎食、误吸。

3. 保持大便通畅　老年人用力排便可引发脑血管意外,便秘与肛门直肠疾病(如痔、肛裂等)关系密切,在大肠癌、肝性脑病、乳腺疾病、阿尔茨海默病等的发生中可能起重要作用。因此,平常多饮水、多进食膳食纤维含量高的蔬菜水果,养成定时排便的习惯,保持大便通畅。

4. 预防直立性低血压　从卧位、蹲位或坐位情况下突然快速站立,特别是早晨起床过快,或者较长时间的向前弯腰、腹部受压、盘腿、下蹲等动作后突然站立易发生体位性低血压。长期卧床、环境温度过高、胸内压升高、饱餐或饮酒后、长时间站立、过度体力活动及过度换气,亦可引发直立性低血压。因此,老年人宜缓慢起床、改变体位宜慢、少食多餐、坚持适宜的体育锻炼,同时预防因直立性低血压而发生跌倒意外。

5. 预防皮肤瘙痒　老年人皮肤老化,皮脂分泌减少,使皮肤缺乏皮脂保护、含水量减少,洗澡过勤、热水烫洗、寒冷干燥气候及理化因素刺激均可引起皮肤瘙痒。日常护理注意保持皮肤湿润,洗浴后涂润肤霜。去除各种刺激因素,防止皮肤损伤,预防皮肤瘙痒症。

6. 防治骨质疏松　老年性骨质疏松症(senile osteoporosis, SOP)又称退行性骨质疏松症,是生物衰老在骨骼方面的特殊表现。老年人骨质疏松主要表现为骨痛、骨折、身高缩短,腰背疼痛是出现较早的症状。预防骨质疏松,首先坚持适宜的运动,每天进食奶制品,常晒太阳,此外,很重要的一点是避免因跌倒而导致骨折,而骨折影响活动更促进骨质丢失。

7. 增进自理能力　老年人日常生活注意预防心脑血管意外和跌倒导致骨折,积极锻炼身体,也可利用先进的科技手段尽可能地提升生活自理能力,做到病而不残,残而不废。

8. 预防压疮　失能老年人每二小时翻身一次,根据情况使用气垫或水垫等用品,减轻局部压强,避免受压过久,增进皮肤血液循环,改善营养,防止皮肤受伤。

二、老年人的心理特点及日常保健

(一)老年人心理特点

1. 感知觉减退　感知觉(sense perception)是心理过程的组成部分,是其他心理过程如记忆、思维、想象、情感、意志的基础。感知觉对维持大脑正常活动有着重要的意义,动物剥夺感觉后处于昏睡状态。美国心理学家对人体的“感觉剥夺试验”也说明,一个人被剥夺感觉后,会产生难以忍受的痛苦,各种心理功能受到不同程度的损伤。老年人视觉、听觉能力下降,味觉、嗅觉减退,皮肤的触、温觉减退,运动觉、位置觉等的减退,都直接影响了老年人对外界信息的接受,易使老年人产生丧失感、隔绝感、衰老感等,同时也易造成对外界信息的误解而引发矛盾,进而导致各种心理问题。

2. 记忆能力下降　记忆(memory)是事物的映象在人脑中形成、巩固和恢复的过程。记忆过程分为识记、保持、再认和回忆,心理学上把识记过程称为初级记忆(primary memory),而把保持、再认、回忆过程称为次级记忆(secondary memory)。老年人记忆的特点有:

(1)初级记忆保持较好,次级记忆减退:老年人初级记忆随年龄增加基本上没有明显的变化,或者变化很少,到 80 岁以后才略有减退。而次级记忆减退明显,老年人对信息的接受速度减慢,对信息加工处理的主动性较年轻人差、效率低,信息的储存和提取过程发生困难,所以老年人记忆下降主要表现在次级记忆方面。

(2)有意记忆占主导地位,无意记忆应用则很少:有意记忆是事先有明确的识记目的并经过一定的努力、运用一定方法的识记;无意记忆则反之。老年人无意记忆能力下降,因此要老年人注意的有关事项,应让老年人集中注意、有意记忆,减少遗忘。

(3)机械记忆能力下降,意义记忆较好:老年人对需要机械记忆的如外语字母、某些历史年代、门牌号码等缺乏意义联系的材料的记忆能力下降,对与生活有关的事物或有逻辑联系的内容记忆较好。

(4)远期记忆的保存效果较好,但近期记忆的保存效果差:老年人对往事回忆准确而生动,喜欢唠叨往事,留恋过去。

总的来说,老年人的记忆能力是下降的,但并非全面均衡下降,而且下降的早晚、快慢有较大的个体差异。坚持用脑,注意记忆训练,可延缓记忆衰退。

3. 思维能力下降

(1)老年人思维(thinking)过程减慢,反应迟钝:由于神经纤维传导速度减慢及中枢神经功能的改变,对信息的接受、加工、储存及提取功能受影响,老年人对事物的分析、综合、抽象、概括、类比等思维过程的速度减慢,在实际工作中看起来很容易解决的事情,老年人往往考虑很久才作出回答,而且难免出错。

(2)老年人思维转换较困难:老年人长期以来积累的知识、经验,造成其固有的思维定势,使老年人对事物的认识或解决问题带有倾向性,传统的认识或老一套的方法束缚着老年人从新的角度看问题,解决问题灵活性不够。在快速变化的现代社会中,易与年轻人之间形成代沟(generation gap),造成老年人的"落伍"感。

(3)老年人的创造性思维下降:老年人由于退休等原因,其思维的主动性会降低,创造想象能力弱化,在生活、工作中缺乏创造性。

4. 情绪改变　老年人情绪体验的强度和持久性随年龄的增长而提高,情绪趋向不稳定,常表现为易兴奋、激惹、喜欢唠叨、与人争论,一旦强烈的情绪发生后又需较长的时间才能平静下来。

(二)影响老年人心理的常见因素

1. 生理功能衰退　衰老是生命过程的必然趋势,随着年龄的增长,老年人的体态和生理功能会出现明显的衰退,特别是大脑功能的衰退、感官系统功能的下降,对老年人的心理会产生很大的影响,使老年人感知觉下降,记忆、思维能力减退,导致各种心理问题,如隔绝感、焦虑、抑郁等。

2. 消极心理的自我暗示　由于身体功能的衰退如牙齿脱落、头发变白、性功能减退、行动迟缓、生活不能完全自理等,使老年人产生了"没有多少活头了"的消极心理,加上家中和周围人也把其当作"老人"来看待,加重了这种心理。老年人一旦强烈地意识到自己已经"老"了后,便会对一般日常生活失去积极性,对平素的生活再也不感到满足,丧失对未来的憧憬和希望,从而加速身体的衰退,反过来又进一步影响心理状况,进入恶性循环。

3. 脱离社会　老年人因离退休而从工作、社会生活的积极参与者变为旁观者,从紧张

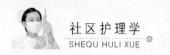

而有规律的工作状态变为自由散漫的闲赋状态，人际交往的范围大大缩小，外界信息的刺激和自己对信息的反馈减少，情绪的感受性和反应性也会随之减少，使老年人心理感受能力降低。老年人从工作岗位上退下，生活的目标发生了改变，使老年人来自单位同事、上下级之间的社会支持系统的关心和帮助也随之减少，同时因身体或疾病原因而远离社会，使老年人心理变得不稳定。

4. 角色改变　离退休引起社会角色的改变，因退休而经济收入减少、家庭重心发生改变，家庭角色随之转换。退休后承担较多的家务劳动，到因病卧床需人照顾而再发生角色改变。面对社会角色转换，给老年人造成很大的心理压力，如果心理上不能很好地调节、适应，就会导致离退休综合征、焦虑、抑郁等心理问题。

5. 丧偶　丧偶是重要的一类生活事件，对老年人的生活破坏最大，所带来的心理问题也最不易克服。"少年夫妻老来伴"，几十年的夫妻生活，一种相互关爱、相互支持的平衡状态突然被打破，会使老年人感到生活无望、乏味，甚至一蹶不振、积郁成疾。

6. 其他　如社会文化因素和死亡的威胁。老年人受到社会的尊重，这是使老年人人格稳定的重要因素。但如果老年人得不到社会、家庭应有的尊敬，被周围人所冷落，使老年人只能在社会的一隅苟延残喘，会使老年人丧失自信心，变得意志消沉。此外，人的生存本能使人不愿意正视和承认死亡，而死亡又是不可避免的。由于同龄人的相继去世，再加上自身又患各种疾病，易从心理上感到自己正在与死亡接近，从而导致心理上的问题。

（三）老年人心理日常保健

衰老是不可抗拒的自然规律，但可以采取各种有效的措施延缓衰老。老年人如能够通达顺变、乐观、心胸坦荡、有充实的精神生活、善于适应环境，在老年人自身、家庭及社会的共同努力下，就能够达到健康长寿。

1. 加强老年人自身心理保健

（1）正确面对生活事件：生老病死是自然规律，是人生必由之路。面对退休、衰老、疾病、家庭冲突等等事件，能以平常心态积极对待，学会自我解脱。遇到难题，有时需要积极去面对解决，有时需要"难得糊涂"避开一些烦心事，发扬"阿Q精神"，自得其乐，避免埋怨、指责、愤怒、悲观等不良情绪。

（2）懂得动、静、乐、寿的道理："动"指运动，体育锻炼是保持心身健康的重要办法，它既能使身体机能得到锻炼，同时又能调整心理情绪。当然，老年人的运动不宜过于剧烈，散步、打太极拳、慢跑、练气功等都是老年人较好的运动方式。同时，积极参加一定的社会活动和日常生活活动，从中学会体验生活的乐趣。

"静"就是安静，遇事冷静，不急躁。对人、对事、对生活要有正确的态度，不要过分追求生活待遇、职位地位，不要得不到满足就发牢骚、发脾气。遇冲突，先深呼吸放松自己，事后再冷静理智地解决问题。平时锻炼和培养自己不轻易生气，努力做到"胜"者不过喜，"败"者不过悲，遇到气愤的事不暴怒。

"乐"就是乐观。"笑一笑十年少"，乐观对健康十分重要。面对生活，多舍少求，学会满足，知足常乐。面对不愉快的事情，学会暂时转移思想到感兴趣的事情上去，同时要善于向人倾诉心中不快，使自己的心境及时转晴。

动、静、乐结合，才会健康长寿。

（3）坚持学习，坚持用脑：心理是脑的功能，用进废退。坚持学习，积极思维，会延缓脑功能衰退,延缓衰老,同时在学习中了解信息、获得新知,得到心理上的满足。

(4)亲近大自然:饲养鸟、鱼等小动物或栽植花、草、果、菜等植物,会起到排遣烦恼、调节情绪的作用。经常去公园晨练,或去郊游、爬山、旅游等,不仅起到锻炼身体、放松精神、结交朋友、增长知识,同时还能开阔心胸。

(5)发展多方面的兴趣:广泛的兴趣,能开阔视野,扩大知识面,丰富生活,陶冶性情,增进心脑健康。集邮、钓鱼、书画、摄影、下棋、打牌、练拳击剑、欣赏音乐戏剧、编制手工艺品、烹调、缝纫、种花木、养鱼鸟、旅游观光等都是有益老年人健康的活动。

(6)寻求必要的帮助:在人的一生中会遇到许多的事,有时心理失衡也是难免的。在某些场合下,有时很难完全通过自我心理调节来超越,老年人应有勇气去寻找他人的帮助。可以向亲人或朋友交流,一方面给自己创造了一个极好的倾诉和宣泄的机会,同时他人的理解、劝慰、支持也会促使自身情绪的好转。另一方面,如果别人也有类似的问题,就会产生共同的兴趣,相互进一步沟通,起到自然疏导的作用。同样,寻求心理医生的帮助也十分重要。精神心理方面的问题也是"病",有病就不应"讳疾忌医",可求助于心理医生,借助于心理咨询和心理治疗摆脱心理问题,维护心理健康。

2. 营造健康和谐的家庭氛围

(1)为老人的衣、食、住、行、学、乐等创造一定的条件:敬老爱老是传统美德,养老是每个家庭成员的义务。鼓励老年人"老来俏",鼓励参与社会活动,为老人提供便利和必要的经济、物质上的帮助。

(2)理解、尊重老人:尊重老年人在他们的人生历程中形成的观念,不要刻意改变老人对事物的看法,学会理解他们。平时关心体贴老人,主动帮助做家务或帮助他们进行日常生活中无法独立完成的活动,经常与老人沟通,交流思想,促进相互理解,与老人和睦相处。

(3)不让老人为子女的事操心:子女为人正派,有上进心,努力工作,生活上互敬互爱,相互照顾,创造和谐融洽的家庭氛围,是对老年人心理最大的支持。

(4)丧偶老人,支持再婚:知心"老伴"是维持老年人心理健康的重要因素,子女应支持老年人再婚。

3. 营造敬老尊老的社会环境

(1)宏扬敬老爱老的社会文化:大力宣传尊老、敬老、助老的优良传统,形成良好的社会风尚,为老年人的生活创造一个优良的社会环境。

(2)完善各类老年人福利机构建设:如养老院、托老所、老人公寓、老年大学、老年活动中心、老年精神卫生中心、社区老年人医疗保健中心等,帮助解决老年人的实际问题,丰富老年人的生活,使他们享受到生活的快乐。

(3)加强老年人的社会服务工作:多为老年人办实事,如医院、商店、公交、旅游等服务单位,能优先照顾老年人,多给老年人方便。多开展一些志愿者活动,帮助老年人解决困难,使老年人得到精神上的安慰。

(4)丰富老年人生活:多组织一些老年人活动,如书法绘画竞赛、老年保健知识讲座、老年时装表演、老年健身操比赛、自娱自乐的文艺活动、组织观看戏剧等,为老年人老有所学、老有所乐创造条件。

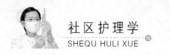

第三节　社区老年人健康管理

老年人由于其生理、心理的特点,健康问题较为普遍。开展社区老年健康管理,对常见病、慢性病积极治疗、护理和康复,同时加强对老年人的健康教育,改变不良行为,减少危险因素,加强日常照护,维护和促进老年人健康。

一、健康老年人标准及联合国老年人原则

(一)健康老年人标准

2013年中华医学会老年医学分会制定的我国健康老年人的标准如下:

1. 重要脏器的增龄性改变未导致功能异常;无重大疾病;相关高危因素控制在与年龄相适应的达标范围内;具有一定的抗病能力。

2. 认知功能基本正常;能适应环境;处事乐观积极;自我满意或自我评价好。

3. 能恰当处理家庭和社会人际关系;积极参与家庭和社会活动。

4. 日常生活活动正常,生活自理或基本自理。

5. 营养状况良好,体重适中,保持良好生活方式。

(二)联合国老年人原则

1. 独立原则　老年人应当借助收入、家庭和社会支持以及自我储备,享有足够的食物、衣着、住房及庇护场所;老年人应当有机会继续参加工作或其他有收入的事业;老年人应能够参与决定退出劳动力队伍的时间和方式;老年人应当有机会获得适宜的教育和培训;老年人应当能够生活在安全且与个人爱好和能力变化相适应以及丰富多彩的环境中;老年人应能尽可能长地生活在家中。

2. 参与原则　老年人应当保持融入社会,积极参与制定和实施与其健康直接相关的政策,并与年轻人分享他们的知识和技能;老年人应当能够寻找和创造为社会服务的机会,在适合他们兴趣和能力的位置上做志愿者服务;老年人应当能够形成自己的协会或组织。

3. 保健和照顾原则　老年人应当得到与其社会文化背景相适应的家庭和社区照顾保护;老年人应当能够获得卫生保健护理服务,以维持或重新获得最佳的生理、心理与情绪健康水平,预防或延缓疾病的发生;老年人应享有各种社会和法律服务,以提高其自主能力并得到更好的保护和照顾;老年人居住在任何住所、养老院或治疗机构中,均应当能够享有人权和基本自由,包括充分尊重他们的尊严、信仰、利益、需要和隐私,以及对自己的照顾和生活质量做决择的权利。

4. 自我实现或自我成就原则　老年人应能追寻充分发挥自己潜力的机会;老年人应当能够享受社会中的教育、文化、精神和娱乐资源。

5. 尊严性原则　老年人应当能够生活在尊严和安全中,避免受到剥削和身心虐待;老年人不论其年龄、性别、种族背景、残疾或其他状况,均应受到公平对待,并应独立评价他们对社会的贡献。

二、社区老年人健康管理的目标及意义

1. 增强老年人自我照顾能力 增强自我照顾能力(increase self-care capacity)是老年人护理始终贯彻的一个理念,是提高老年人生活质量的保证。社区护士通过社区健康教育和护理服务,提高老年人之间自护和互助的能力;老年人通过坚持正确的身体锻炼,合理的营养,延缓衰老,尽可能长地维持生活自理的能力;而伤残老人则通过适当的康复治疗,并提供适当的辅助设备,恢复自理能力。

2. 延缓恶化和衰退 老化使器官功能退化,使多数老年人患有慢性病,慢性病又促进器官功能老化。正确治疗、护理老年病人,预防并发症,尽量稳定病情,尽可能地延缓恶化和衰退(delay deterioration and decline)。

3. 提高生活质量 协助老年人参与各种活动,并提供必要的帮助,使老年人在娱乐、社交、精神及家庭各方面的需要获得满足,以提高老年人的生活质量(promote the highest possible quality of life)。

4. 支持濒死病人并保持其舒适及尊严 对濒死老人以更多的身体、心理、社会支持,缓解疼痛,支持濒死病人并保持其舒适及尊严(support in dying with comfort and dignity),让老人能安详而宁静地离开人世。

三、社区老年人健康管理

自 2009 年以来,国家启动实施基本公共卫生服务项目,免费为城乡居民提供建立居民健康档案、健康教育等 11 类 41 项服务,社区老年人健康管理是其中内容之一。以下介绍"国家基本公共卫生服务规范(2011 年版)"中社区老年人的健康管理内容、流程、要求及考核指标。

(一)国家老年人健康管理服务规范

1. 服务对象 辖区内 65 岁及以上常住居民。

2. 服务内容 每年为老年人提供 1 次健康管理服务,包括生活方式和健康状况评估、体格检查、辅助检查和健康指导。主要内容如下:

(1)生活方式和健康状况评估:通过问诊及老年人健康状态自评了解其基本健康状况、体育锻炼、饮食、吸烟、饮酒、慢性疾病常见症状、既往所患疾病、治疗及目前用药和生活自理能力等情况。

(2)体格检查:包括体温、脉搏、呼吸、血压、身高、体重、腰围、皮肤、浅表淋巴结、心脏、肺部、腹部等常规体格检查,并对口腔、视力、听力和运动功能等进行初步测量、判断。

(3)辅助检查:包括血常规、尿常规、肝功能(血清谷草转氨酶、血清谷丙转氨酶和总胆红素)、肾功能(血清肌酐和血尿素氮)、空腹血糖、血脂和心电图检测。

(4)健康指导:根据体检情况,告知健康体检结果并进行相应健康指导,主要有:

1)对发现已确诊的原发性高血压和 2 型糖尿病等病人纳入相应的慢性病病人健康管理。

2)对体检中发现有异常的老年人建议定期复查。

3)进行健康生活方式以及疫苗接种、骨质疏松预防、防跌倒措施、意外伤害预防和自救等健康指导。

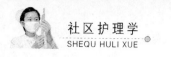

4)告知或预约下一次健康管理服务的时间。

3. 服务流程　社区老年人健康管理服务的流程示意如图 8-1。

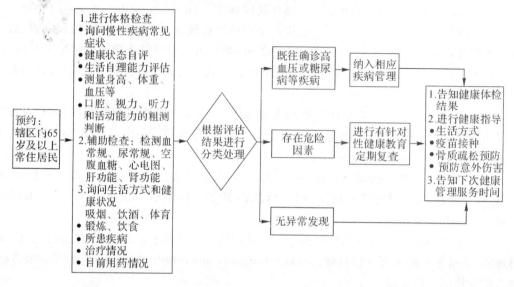

图 8-1　社区老年人健康管理服务流程

4. 服务要求　社区老年人健康管理服务的基本要求是：

(1)开展老年人健康管理服务的乡镇卫生院和社区卫生服务中心应当具备服务内容所需的基本设备和条件。

(2)加强与村(居)委会、派出所等相关部门的联系,掌握辖区内老年人口信息变化。加强宣传,告知服务内容,使更多的老年人愿意接受服务。

(3)每次健康检查后及时将相关信息记入健康档案。具体内容详见《城乡居民健康档案管理服务规范》健康体检表。对于已纳入相应慢性病健康管理的老年人,本次健康管理服务可作为一次随访服务。

(4)积极应用中医药方法为老年人提供养生保健、疾病防治等健康指导。

5.考核指标

(1)老年人健康管理率

$$老年人健康管理率 = \frac{接受健康管理人数}{年内辖区内\,65\,岁以上常住居民数} \times 100\%$$

(2)健康体检表完整率

$$健康体检表完整率 = \frac{抽查填写完整的健康体检表数}{抽查的健康体检表数} \times 100\%$$

(陈雪萍)

第九章 社区突发性公共卫生事件的应对

突发性公共卫生事件是一种突发性的社会灾难,直接关系到公众的健康、经济的发展和社会的安定。2011年版《国家基本公共卫生服务规范》已将突发性公共卫生事件的报告和处理服务纳入社区卫生服务的范畴。社区护士应掌握社区突发性公共卫生事件相关的知识,做好社区突发性公共卫生事件的预防,一旦事件发生,能够有效控制,并进行现场救援。

第一节 概 述

一、突发性公共卫生事件的概念及特征

(一)突发性公共卫生事件的概念

突发性公共卫生事件是指突然发生,造成或者可能造成社会公众健康严重损害的重大传染病疫情、群体性不明原因疾病、重大食物和职业中毒以及其他严重影响公众健康的事件。

(二)突发性公共卫生事件特征

1. 突发性和意外性 事件往往是突如其来的,其暴发的时间、地点、方式、种类都是不易预测的,甚至是不可预测的,因而有非常大的意外性。

2. 群体性或社会危害性 所危及的对象往往不是个体或家庭,而是一个比较大的人群、社区、甚至整个社会。

3. 对社会危害的严重性 由于事件发生突然,累及数众,对公众身心健康、生命安全、社会经济发展和生态环境等造成不同程度的危害,往往引起舆论哗然,社会恐慌不安。

4. 处置的综合性和系统性 由于事件发生突然,其现场救护、控制和转运救治、原因调查、善后处理等应急处理工作,需在政府统一指挥下进行。各系统各部门根据相关应急预案的规定各司其职,有条不紊地开展工作。

5. 发生及产生的后果常与责任部门和人员履行职责的程度有关 突发性公共卫生事件的发生及严重程度往往由人的行为决定。事件的发生多与违法行为、责任心不强、违规和违章操作有直接关系。

二、突发性公共卫生事件的分类

根据突发性公共卫生事件发生的原因,通常可以分为以下几类:

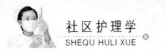

(一)生物病原体所致的疾病

主要指寄生虫病和各类传染病(包括人畜共患传染病),以及地方病区域性流行、暴发流行或出现死亡;预防接种或服药后出现群体性异常反应;群体性医院感染等。

(二)不明原因引起的群体发病或死亡

是指在相对集中的某个区域,短时间范围内,同时或相继出现具有相同临床症状的多名病人,且病例数量不断增加,影响范围不断扩大,又不能明确发病原因的疾病。该类事件发生的原因不明,公众缺乏相应的防护和治疗知识,往往不能得到很快的控制。同时,也没有针对该事件特定的监测预警系统,使得该类事件往往造成严重的后果。

(三)重大食物中毒和职业中毒

包括中毒人数众多或有危重病人的细菌性、化学性食品污染和中毒,有毒动、植物的重大食物中毒以及从事有毒、有害作业而造成多人职业性中毒。

(四)自然灾害所致疾病

如地震、海啸、暴风雪等自然灾害所引发的严重影响公众健康的多种疾病,包括传染病的发生与流行及心理疾病在内的诸多公共卫生问题。

(五)有害有毒因素污染造成的群体中毒

因污染所致,如水体污染、大气污染以及影响公共安全的放射性物质泄漏等所造成的污染,波及范围极广。

(六)意外事故所致死亡

主要包括工矿企业的各类安全事故、交通运输事故、公共设施和设备事故等造成的经济损失和人员死亡。

三、突发性公共卫生事件分级标准

根据突发公共卫生事件性质、危害程度、涉及范围,将突发公共卫生事件划分为特别重大(Ⅰ级)、重大(Ⅱ级)、较大(Ⅲ级)和一般(Ⅳ级)四级。

1. 有下列情形之一的为特别重大突发公共卫生事件(Ⅰ级):

(1)肺鼠疫、肺炭疽在大、中城市发生并有扩散趋势,或肺鼠疫、肺炭疽疫情波及2个以上省份,并有进一步扩散趋势。

(2)发生传染性非典型肺炎、人感染高致病性禽流感病例,并有扩散趋势。

(3)涉及多个省份的群体性不明原因疾病,并有扩散趋势。

(4)发生新传染病或我国尚未发现的传染病发生或传入,并有扩散趋势,或发现我国已消灭的传染病重新流行。

(5)发生烈性病菌株、毒株、致病因子等丢失事件。

(6)周边以及与我国通航的国家和地区发生特大传染病疫情,并出现输入性病例,严重危及我国公共卫生安全的事件。

(7)国务院卫生行政部门认定的其他特别重大突发公共卫生事件。

2. 有下列情形之一的为重大突发公共卫生事件(Ⅱ级):

(1)在一个县(市)行政区域内,一个平均潜伏期内(6天)发生5例以上肺鼠疫、肺炭疽病例,或者相关联的疫情波及 2 个以上的县(市)。

(2)发生传染性非典型肺炎、人感染高致病性禽流感疑似病例。

(3)腺鼠疫发生流行,在一个市(地)行政区域内,一个平均潜伏期内多点连续发病 20 例以上,或流行范围波及 2 个以上市(地)。

(4)霍乱在一个市(地)行政区域内流行,1 周内发病 30 例以上,或波及 2 个以上市(地),有扩散趋势。

(5)乙类、丙类传染病波及 2 个以上县(市),1 周内发病水平超过前 5 年同期平均发病水平 2 倍以上。

(6)我国尚未发现的传染病发生或传入,尚未造成扩散。

(7)发生群体性不明原因疾病,扩散到县(市)以外的地区。

(8)发生重大医源性感染事件。

(9)预防接种或群体性预防性服药出现人员死亡。

(10)一次食物中毒人数超过 100 人并出现死亡病例,或出现 10 例以上死亡病例。

(11)一次发生急性职业中毒 50 人以上,或死亡 5 人以上。

(12)境内外隐匿运输、邮寄烈性生物病原体、生物毒素造成我境内人员感染或死亡的。

(13)省级以上人民政府卫生行政部门认定的其他重大突发公共卫生事件。

3. 有下列情形之一的为较大突发公共卫生事件(Ⅲ级):

(1)发生肺鼠疫、肺炭疽病例,一个平均潜伏期内病例数未超过 5 例,流行范围在一个县(市)行政区域以内。

(2)腺鼠疫发生流行,在一个县(市)行政区域内,一个平均潜伏期内连续发病 10 例以上,或波及 2 个以上县(市)。

(3)霍乱在一个县(市)行政区域内发生,1 周内发病 10~29 例或波及 2 个以上县(市),或市(地)级以上城市的市区首次发生。

(4)一周内在一个县(市)行政区域内,乙、丙类传染病发病水平超过前 5 年同期平均发病水平 1 倍以上。

(5)在一个县(市)行政区域内发现群体性不明原因疾病。

(6)一次食物中毒人数超过 100 人,或出现死亡病例。

(7)预防接种或群体性预防性服药出现群体心因性反应或不良反应。

(8)一次发生急性职业中毒 10~49 人,或死亡 4 人以下。

(9)市(地)级以上人民政府卫生行政部门认定的其他较大突发公共卫生事件。

4. 有下列情形之一的为一般突发公共卫生事件(Ⅳ级):

(1)腺鼠疫在一个县(市)行政区域内发生,一个平均潜伏期内病例数未超过 10 例。

(2)霍乱在一个县(市)行政区域内发生,1 周内发病 9 例以下。

(3)一次食物中毒人数 30~99 人,未出现死亡病例。

(4)一次发生急性职业中毒 9 人以下,未出现死亡病例。

(5)县级以上人民政府卫生行政部门认定的其他一般突发公共卫生事件。

四、社区护士在突发性公共卫生事件中的职责

1. 平时做好突发性公共卫生事件的预防。

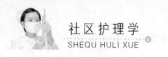

2.一旦发生突发性公共卫生事件,能够及时发现。社区护士应加强学习,掌握相关知识,提高发现能力和责任意识,及时判定可能发生的事件。

3.突发性公共卫生事件发生后要及时上报。

4.做好突发性公共卫生事件的控制。

五、社区护士在突发性公共卫生事件中的作用

(一)突发性公共卫生事件发生前的作用

事件发生前社区护士的工作着重于预防、保护和准备。参与评估突发性公共卫生事件风险、救助资源,并参与应急预案计划的制订,加强应急准备训练。准备训练包括三个方面:一是个人方面的准备,包括身体、情感、军事、技能、家庭支持等准备;二是临床技能训练,包括创伤救护的技能、伤员分类和现场疏散以及对伤员的评估、个人防护设备的使用等;三是团队训练,包括操作能力、领导和管理能力以及单位整合和认同训练等。

(二)突发性公共卫生事件发生时的作用

社区护士应联系其他救援人员,实施医疗卫生救援,建立伤员接受点(安置点),对伤员分类并进行现场救治,安排伤员分流或转诊,统筹安排其他人员(如志愿者)的工作,组织求援区域的安全保障工作等。

(三)突发性公共卫生事件发生后的作用

社区护士要对安置区的伤病员进行护理,并进行合理的转诊,对事故现场进行清理,事后还要对应急反应计划及预案进行评价,发现其不足并提出整改意见。

第二节 社区突发性公共卫生事件的管理

一、社区突发性公共卫生事件的预防

(一)公共卫生监督

社区护士和卫生防疫人员应相互配合,对社区内的大气、水体、土壤、噪音和食品卫生进行安全监督和检查。

(二)参与突发性公共卫生事件的风险管理

社区护士应熟悉社区环境及居民的基本情况,协助相关部门开展突发性公共卫生事件风险排查、收集和提供风险信息,参与风险评估和应急预案的制订,尤其要加强对突发性公共卫生事件中传染病的评估及病情监测。社区护士应配合卫生防疫工作者对本社区开展针对传染病的护理评估,及时发现疫情并进行连续监测。掌握社区传染病动态,分析历年传染病的发生、发展情况;掌握本社区传染病的发病率、死亡率和计划免疫率,并从社区整体的角度与相关部门协作,制订传染病管理方案,利用各种技术和手段筛查发现病例,如发现阳性反应,应及早采取措施,防止疾病流行。

(三)对社区居民进行相关知识的健康教育与技能培训

社区护士应做好传染病等的护理管理,采用多种形式(宣传海报、知识讲座),有计划地

组织和开展预防传染病的宣传活动,让居民掌握传染病的防治常识,提高自我防范意识与能力。社区护士也应定期举办技能培训,如火灾发生后逃生技能等,提高居民自救与他救的能力。

(四)帮助居民排除可能发生的种种隐患

如督促家长及时为需要实施计划免疫的适龄儿童接种疫苗,建议年老体弱等重点人群在传染病流行期间接种疫苗,进行人工免疫,降低人群易感性。

(五)应对和急救处理方法的演练

社区护士要配合居民委员会及其他相关部门,组织社区居民进行水灾、火灾、地震和意外事故及冲突等事件的应对和急救处理方法的演练。

二、社区突发性公共卫生事件的控制

(一)上报事件

社区护士获知事件发生后应立即上报社区卫生服务中心(站)的相关负责人并启动应急预案。

(二)预检分诊及现场救护

社区护士应帮助居民尽快脱离危险区域,并在现场建立医疗救援区,迅速对伤病员进行检伤分类和急救处置,安排伤员分流或转诊。对传染病病人、疑似病人采取隔离、医学观察等措施,以免病原体进一步扩散。

(三)保护易感人群

对疑似受害者及其密切接触者以及其他有关高危人群,社区护士应根据现场情况,采取相应的医学观察。

(四)流行病学调查

对本次事件开展流行病学调查,收集和提供病人、密切接触者、其他健康危害暴露人员的相关信息,尽快查明事故原因。查明原因是有效抢救、治疗、控制、预防的关键。

(五)现场处理

突发性公共卫生事件发生后,现场往往受到污染,急需对现场进行清理,甚至消毒,以防有害因素继续扩展。因此,在现场调查及采样后应立即清理现场。由于突发性事件的诱发原因不同,扩散传播的方式也各异,其清理措施也就不尽相同。现场清理的重点包括以下几方面:

1.杜绝传染源　职业中毒、饮水中毒等突发性事件一般都是有传染源的,必须及时找出污染源并加以杜绝。如生活污水、粪便等造成病原微生物严重污染了水源,应立即堵住排污口,并对污染的水源进行消毒。

2.切断传播途径　有害因素污染了特定的环境介质,该环境介质通过不同传播途径将有害因素继续扩散,因此,必须尽快切断传播途径。食物、野生动物等应及时高压灭菌后销毁,虫媒生物应消毒杀灭,化学污染物应焚烧,有的也可深埋。

3.保护高危人群　高危人群可能是体弱易感人群或生活居住在事件发生地的群体。其受到危害的可能性比较大,应根据不同的有害因素和受害途径,采取不同的保护措施。如传

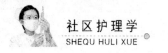

染病已经有了疫苗或者是预防性的药物,可以应急接种疫苗或者预防性服药。社区护士要协助开展应急接种、预防性服药、应急药品和防护用品分发等工作,并提供指导。

(六)宣传教育

根据辖区内发生的突发性公共卫生事件的性质和特点,开展相关知识技能和法律法规的宣传教育。

三、社区突发性公共卫生事件的现场救助

(一)伤病员的预检分诊

预检分诊,也称检伤分类或类选,是指评估伤员身体状况的紧急及严重程度,以及同时处理多位伤病员时的优先顺序。其目的是在最短的时间内尽可能多地抢救伤病员。

1. 常用检伤分类的方法

(1)START 法(Simple Triage and Rapid Treatment,即简单验伤并快速处理法):该方法可快捷地将伤病员进行分类,可在 30～60 秒内完成对单个伤员的检伤分类,最适于初步检伤。此方法通过评估伤员的行动能力、呼吸、循环和精神状态,并将伤病员分为四个组,分别用红、黄、绿和黑色标识(图 9-1)。START 预检分诊的流程如图 9-1 所示。

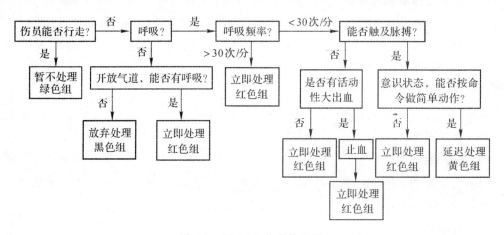

图 9-1　START 分类的流程

① **行动能力检查**:将能行走的病人列入绿色组,暂不进行处理;不能行走者进行第二步检伤——检查呼吸情况。

② **呼吸检查**:没有自主呼吸的须打开气道,开放气道后仍无呼吸的列入黑色组,不予处理。开放气道后有呼吸者列入红色组,立即处理;存在自主呼吸,但呼吸次数每分钟超过 30 次者列入红色组,立即处理;每分钟呼吸 30 次以下者可进行第三步检伤——检查循环状况。

③ **循环检查**:桡动脉搏动不存在且甲床毛细血管充盈时间＞2 秒者为循环衰竭的危重症病人,列入红色组,立即处理;桡动脉搏动存在且甲床毛细血管充盈时间＜2 秒者为循环良好,可进行第四步检伤——检查意识状态。

④ **意识状态检查**:简单询问并命令其做诸如张口、抬手等简单动作。不能正确回答问题、进行指令动作者多为危重病人,列入红色组,立即处理;能回答问题、进行指令动作者可初步列为黄色组,延迟治疗。

在分类过程中,医务人员仅为伤病员提供必需的急救措施,如开放气道、止血等,强调在每位伤病员身上评估和处置的时间不超过 60 秒。

(2)Triage Sieve 分类:通过评估伤员的自行行走情况、呼吸情况、循环情况,将伤病员分为不同的优先处理等级,分别为优先级 1(immediate)、优先级 2(urgent)、优先级 3(delayed)和无优级(deceased)四组(图 9-2)。

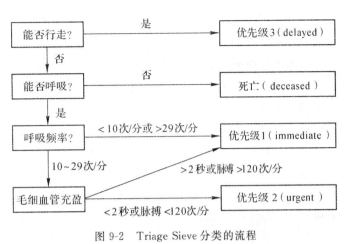

图 9-2 Triage Sieve 分类的流程

2. 现场检伤后的分类 根据检伤结果,通常可将伤病者分成四类,并分别标志不同的醒目颜色。按惯例,对轻、重、危重伤病员和死亡人员分别采用红、黄、绿(或蓝)、黑四色作出标志(分类标记用塑料材料制成腕带),扣系在伤病员或死亡人员的手腕或脚踝部位。

(1)红色:非常紧急,第一优先处置。病人伤情或者病情危重,生命体征不稳定,需立即给予基本的生命支持,应在 1 小时内送往医院救护。

(2)黄色:紧急,第二优先处置。病人生命体征稳定,有潜在危险。此类病人应在被发现后 4~6 小时内进行初步紧急救护后优先转运。

(3)绿色:不紧急,第三优先处置。病人伤情或者病情较轻,能行走,现场无需特殊治疗,并根据现场条件延迟转运。

(4)黑色:死亡者。病人已死亡,没有生还可能,停放在特定区域,并妥善保存其所有物品以备后期查验。

(二)伤病员的现场救护

1. 现场评估 观察现场对救护者、伤病者及旁观者有无造成伤害的可能及进入现场的安全性。首先进行现场判断,及时了解情况,包括现场的安全、引起的原因、受伤人数等。在现场进行救护时,可能会有意外因素使参与救护者受到危险,救护者应先排险后施救。必要时救护人员可采用防护用品,防止有害因素侵害自己。

2. 检伤分类 根据现场情况进行检伤分类,并分别标志不同的醒目颜色,以便后续救治辨认或采取相应的措施。

3. 现场救护技术 社区护士要迅速将伤病员转送出危险区,遵照"先救命后治伤、先救重后救轻"的原则开展工作。常用的急救技术主要有以下九个方面:①根据病情安置合适体位,如对意识丧失者,去枕仰卧,头偏向一侧,保持呼吸道通畅,防止窒息;需心肺复苏者取仰卧位,双臂置于躯干两侧,松解衣领、腰带。②对呼吸、心跳骤停的伤病员立即实施初级心肺复苏术。③对活动性出血的伤病员采取有效的止血措施。④对有伤口的伤病员,进行有效的包扎,对疑有骨折的伤员进行临时固定,疑有脊柱损伤者,立即制动,对肠膨出、脑膨出的伤员进行保护性包扎,对开放气胸者行封闭包扎。⑤对休克或休克先兆的伤病员行抗休克治疗。⑥对张力性气胸伤员,用带有单向引流管的粗针头穿刺排气。⑦对大面积烧灼伤的伤员,给予创面保护。⑧对中毒的伤病员,及时注射解毒药或排毒处理。⑨对传染病病人应

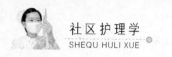

将其送往指定医疗单位就诊,或就地进行隔离、抢救、治疗,对传染病病人密切接触者采取医学观察。

(三)伤病员的转运

当现场环境处于危险或伤病员情况允许时,尽快将伤病员转送至医院。让病人尽可能早地接受专科医生的治疗,并做好以下工作:

1. 对已经检伤分类待送的伤病员进行复检。对有活动性大出血或转运途中有生命危险的急危重症病人,应就地先予抢救、治疗,做必要的处理后在监护下转运。

2. 认真填写转运卡提交接纳的医疗机构,并报现场医疗卫生救援指挥部汇总。

3. 在转运途中,医护人员必须在医疗仓内密切观察伤病员病情变化,并确保治疗持续进行。

4. 在转运过程中要科学搬运,避免造成二次损伤。

5. 合理分流伤病员或按现场医疗卫生救援指挥部指定的地点转送,任何医疗机构不得以任何理由拒诊、拒收伤病员。

第三节　社区重大疫情、中毒事件的管理

一、传染病疫情的报告与应急处理

(一)传染病疫情的报告

1. **传染病的分类管理**　按照《中华人民共和国传染病防治法》规定,法定传染病分为甲、乙、丙三类,实行分类管理。

(1)甲类传染病:也称为强制管理传染病,指鼠疫、霍乱 2 种传染病。

(2)乙类传染病:也称为严格管理传染病,包括传染性非典型肺炎、人感染高致病性禽流感、病毒性肝炎、细菌性和阿米巴痢疾、伤寒和副伤寒、艾滋病、淋病、梅毒、脊髓灰质炎、麻疹、百日咳、白喉、新生儿破伤风、流行性脑脊髓膜炎、猩红热、流行性出血热、狂犬病、钩端螺旋体病、布鲁菌病、炭疽、流行性乙型脑炎、肺结核、血吸虫病、疟疾、登革热、甲型 H1N1 流感,共 26 种传染病。

(3)丙类传染病:也称为监测管理传染病,包括流行性和地方性斑疹伤寒、黑热病、丝虫病、包虫病、麻风病、流行性感冒、流行性腮腺炎、风疹、急性出血性结膜炎,以及除霍乱、痢疾、伤寒和副伤寒以外的感染性腹泻病、手足口病,共 11 种传染病。

对乙类传染病中传染性非典型肺炎、人感染高致病性禽流感和肺炭疽,采取甲类传染病的预防、控制措施。

2. **传染病报告制度**　根据《突发公共卫生事件与传染病疫情监测信息报告管理办法》(修订版)的规定,各级各类医疗机构、疾病预防控制机构、采供血机构均为责任报告单位;其执行职务的人员和乡村医生、个体执业医生均为责任疫情报告人,必须按照该法律的规定进行疫情报告,履行法律规定的义务。责任报告人在首次诊断传染病病人后,应立即填写传染病报告卡。传染病报告卡由录卡单位保留三年。

责任报告单位和责任疫情报告人发现甲类传染病和乙类传染病中的肺炭疽、传染性非典型肺炎、脊髓灰质炎、人感染高致病性禽流感病人或疑似病人时，或发现其他传染病和不明原因疾病暴发时，应于2小时内将传染病报告卡通过网络报告；未实行网络直报的责任报告单位应于2小时内以最快的通讯方式（电话、传真）向当地县级疾病预防控制机构报告，并于2小时内寄送出传染病报告卡。对其他乙、丙类传染病病人、疑似病人和规定报告的病原携带者在诊断后，实行网络直报的责任报告单位应于24小时内进行网络报告；未实行网络直报的责任报告单位应于24小时内寄送出传染病报告卡。县级疾病预防开展机构收到无网络直报条件责任报告单位报送的传染病报告卡后，应于2小时内通过网络进行直报。

（二）传染病疫情的应急处理

传染病疫情的应急处理要采取边调查、边处理、边抢救、边核实的方式，在协助疾控机构人员开展标本的采集、流行病学调查等工作的同时，针对传染病的三个基本环节采取有效措施控制事态的发展。

1. 管理传染源　开展病人接诊、收治工作，做好病人、疑似病人及病原携带者的管理。对于病人要做到早发现、早诊断、早报告、早隔离、早治疗。对疑似病人及时排除或确诊，甲类传染病的疑似病人必须在指定场所进行医学观察、隔离、治疗和送检病原学标本，当地防疫机构应两日内明确其诊断；乙类传染病的疑似病人在医疗保健机构指导下治疗或隔离治疗，并且在两周内明确诊断。对病原携带者应做好登记并进行管理，定期随访，经2～3次病原学检查阴性时可予解除隔离。

做好动物感染源的管理。根据动物的病种和经济价值，予以隔离、治疗或杀灭。对有经济价值所患疾病危害不大的动物，可予隔离治疗；无经济价值且危害大的动物应予彻底消灭，如灭鼠等；危害较大的病畜或野生动物应予捕杀，然后焚烧或深埋，如患狂犬病的狗、患炭疽病的家禽等；在流行地区对尚未感染的动物如家禽、家畜在兽医人员的指导下进行紧急预防接种。

2. 切断传播途径　主要措施是消毒和隔离。消毒主要是使外界环境无害化、健康化。疫源地环境污染可因传播途径不同而采取不同的措施。肠道传染病由于粪便污染环境，其重点在于污染物品及环境的消毒；呼吸道传染病由于通过空气污染环境，其重点在于空气消毒、个人防护（戴口罩）通风；虫媒传染病措施重点在杀虫；经水传播传染病的措施重点在改善饮水卫生及个人防护。

消毒可分为预防性消毒和疫源地消毒。预防性消毒是指在未发现明确传染源的情况下，对可能被污染的场所和物品进行消毒。疫源地消毒是指对目前或曾经是传染源所在地进行消毒，分为随时消毒和终末消毒。隔离分为两大类：一是基于传染病特点切断疾病传播途径的隔离，如接触隔离、空气隔离等；二是基于保护易感人群的隔离，即保护性隔离。

3. 保护易感人群　包括非特异性和特异性两种措施。非特异性措施主要是通过加强营养、合理饮食、锻炼身体、充足睡眠等提高机体对传染病的非特异性免疫力。特异性措施主要是通过预防接种，提高人群特异性免疫力。

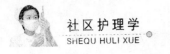

二、中毒事件的报告与应急处理

(一)中毒事件的报告

1. 报告范围与标准　按照《突发公共卫生事件相关信息报告管理工作规范(试行)》规定下列情况应上报:

(1)食物中毒:一次食物中毒人数30人及以上或死亡1人及以上;学校、幼儿园、建筑工地等集体单位发生食物中毒,一次中毒人数5人及以上或死亡1人及以上;地区性或全国性重要活动期间发生食物中毒,一次中毒人数5人及以上或死亡1人及以上。

(2)职业中毒:发生急性职业中毒10人及以上或者死亡1人及以上。

(3)其他中毒:出现食物中毒、职业中毒以外的急性中毒病例3人及以上的事件。

2. 报告制度　根据《突发公共卫生事件与传染病疫情监测信息报告管理办法》(修订版)规定发生以上中毒事件或其他突发性公共卫生事件报告方式、时限和程序遵照下列执行:

获得相关信息的责任报告单位和责任报告人,应当在2小时内以电话或传真等方式向属地卫生行政部门指定的专业机构报告,具备网络直报条件的,同时进行网络直报,直报的信息由指定的专业机构审核后进入国家数据库。不具备网络直报条件的责任报告单位和责任报告人,应采用最快的通讯方式将《突发公共卫生事件相关信息报告卡》报送属地卫生行政部门指定的专业机构,接到报告卡的专业机构,应对信息进行审核,确定真实性,2小时内进行网络直报,同时以电话或传真等方式报告同级卫生行政部门。

接到突发性公共卫生事件相关信息报告的卫生行政部门应当尽快组织有关专家进行现场调查,如确认为实际发生突发性公共卫生事件,应根据不同的级别,及时组织采取相应的措施,并在2小时内向本级人民政府报告,同时向上一级人民政府卫生行政部门报告。如尚未达到突发性公共卫生事件标准的,由专业防治机构密切跟踪事态发展,随时报告事态变化情况。

(二)中毒事件的应急处理

1. 立即终止接触毒物　吸入性中毒者应迅速将其脱离有毒环境,接触性中毒者应立即将其撤离中毒现场,除去污染衣物和肉眼可见毒物。

2. 维持基本生命体征　若出现心跳呼吸停止应立即进行心肺复苏,并及时送往医院救治。

3. 排毒处理　根据毒物进入途径不同,采取不同的排毒方法清除尚未吸收的毒物。吸入性中毒者,应撤离中毒现场,吸入新鲜空气,有条件的给予吸氧;接触性中毒者,用大量清水清洗接触部位的皮肤、毛发、指甲;食入性中毒者,常用催吐、洗胃、导泻、灌肠、使用吸附剂等方法清除胃肠道尚未吸收的毒物。促进已吸收毒物的排出,可采用利尿、吸氧及血液净化等方法。

4. 标本送检　留取病人的呕吐物、粪便、尿液、血液及可疑中毒的剩余标本,及时送检。

5. 保护现场　现场封存,如是食物中毒,应封存中毒食品或可疑中毒食品,追回已售出的中毒食品或可疑中毒食品。

(王花玲)

第十章 社区慢性病管理

随着社会经济发展与医疗科学的进步,人民生活水平逐渐提高,人类的疾病谱和死亡谱发生了变化。过去威胁人类生命的急性、传染性疾病得到有效控制,逐渐被慢性病取代。慢性病成为威胁人类健康的首要疾病,是我国乃至全世界的重要公共卫生问题。慢性病由于病因复杂、病程长、致残率高、预后差、医疗费昂贵等原因,严重影响病人的健康状况及生活质量,也给家庭及社会带来巨大的经济负担和压力。在社区范围内开展慢性病的预防,促进对慢性病病人管理,并提高其自我护理能力,对控制发病率和死亡率、改善和提高病人的生活质量及提高社区居民健康水平具有积极作用。

第一节 概 述

一、慢性病的概念及特点

(一)慢性病的概念

我国卫生和计划生育委员会颁布的《全国慢性病预防控制工作规范(试行)》中指出,慢性病为慢性非传染性疾病的简称,是一组发病率、致残率和死亡率高、严重耗费社会资源、危害劳动力人口健康的疾病,也是可预防、可控制的疾病。世界卫生组织指出慢性病(chronic disease)为病程长、疾病过程缓慢的疾病。在1956年,美国慢性病委员会将慢性病定义为:具有以下1种或1种以上特征即为慢性病,即患病时间长、会成为残疾、起因于不可恢复的病理状态、根据病情需要进行不同的康复训练、需要长期医疗指导。

(二)慢性病的特点

1. 病因复杂、潜伏期与病程长 慢性病的发病原因复杂,往往是由多种原因联合作用所导致,如遗传因素、环境因素、个人生活行为因素和卫生服务因素等。起病隐匿,潜伏期较长,一旦确诊为慢性病,难以治愈,病程持续时间长,甚至可伴随终生。

2. 发病初期症状和体征不明显 慢性病发病起初无典型症状或体征,发病多在不知不觉中发生,因此难以早期发现疾病。通常在体检或因其他疾病就诊检查时发现,有些病人症状明显加重后才意识到自己患病,才去医院就医。

3. 可预防、不易治愈 慢性病缺乏明确的传染性生物病因证据,而且病理改变不可逆,目前临床上尚无针对性的治疗措施将其根治。但是通过长期用药和治疗,以及良好的自我照护,可以控制疾病的发展,防止症状加重,延缓并发症的出现,从而降低致残率和死亡率。通过改变生活方式和改善不良生活环境因素等干预措施加以预防。

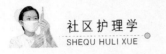
4. 需要长期的治疗和照护　需要长时间用药和康复治疗,病人在日常生活中需要严格进行自我管理。有些病人由于疾病严重发展而导致长期卧床或身体残障,进而日常生活能力降低,甚至终生需要他人的照护,给病人个人、家庭及社会造成长期沉重的压力与负担。

二、慢性病的分类及危险因素

(一)慢性病的分类

根据慢性病对病人产生影响的程度不同,将其分为三类:致命性慢性病、可能威胁生命的慢性病、非致命性慢性病。各类慢性病按发病情况又可分为急发性和渐发性。

1. 致命性慢性病

(1)急发性:包括急性血癌、肝癌、肺癌、胰腺癌、乳腺癌转移、恶性黑色素瘤等。

(2)渐发性:包括肺癌转移至中枢神经系统、后天免疫不全综合征、骨髓衰竭、肌萎缩侧索硬化等。

2. 可能威胁生命的慢性病

(1)急发性:包括血友病、镰刀细胞性贫血、脑卒中、心肌梗死等。

(2)渐发性:包括肺气肿、慢性酒精中毒、老年性痴呆、胰岛素依赖型成人糖尿病、硬皮病等。

3. 非致命性慢性病

(1)急发性:包括痛风、支气管哮喘、偏头痛、胆结石、季节性过敏等。

(2)渐发性:包括帕金森病、风湿性关节炎、慢性支气管炎、骨关节炎、胃溃疡、高血压、青光眼等。

(二)慢性病的危险因素

慢性病的种类很多,发病原因也很复杂。导致慢性病的危险因素主要包括不良生活方式及行为因素、环境因素、精神心理因素及个人的遗传、生物及家庭因素等。

1. 不良生活习惯及行为方式

(1)不合理膳食:均衡的饮食习惯是机体维持健康的基础,是预防和治疗慢性病的主要措施之一。不合理的膳食主要为高盐、高脂、高胆固醇饮食及不良饮食习惯等。

①高盐:高血压疾病与盐的摄入量有较高的相关性。摄入盐量过多可在体内贮积,使水分聚集而造成水钠潴留,并促进血管收缩引起血压升高。血管不断处于紧张状态,加上水钠潴留引起的全身血液循环增加,会进一步促使血压升高。我国南方居民每日摄盐量为 $10\sim12\mathrm{g}$,北方居民摄盐量为 $15\sim22\mathrm{g}$,已远远超过了世界卫生组织的推荐水平(6g)。

②高脂、高胆固醇:高脂与高胆固醇都与动脉硬化相关疾病有着密切的关系。近十年来我国肉类和食用油类消费持续上升,城市居民膳食中脂肪热能比已接近 WHO 推荐水平的最高限 30%。喜好吃动物内脏、肉类、甜食及过量饮酒的人,体内往往维持较高的胆固醇和脂肪水平。这些胆固醇和脂肪一旦超过机体需要量会堆积在血管管壁上,从而阻碍血液流动,引起局部组织缺血坏死。

③腌制或熏制食品:因含亚硝胺类致癌物质多,易致癌症,尤其是胃癌。

④不良饮食习惯:腌制和熏制食品,或进食过热、过硬、过酸饮食,长期反复刺激可诱发食管癌。

(2)缺乏运动：热量摄入增加而消耗减少,使得体重超重和肥胖的人数增加。

(3)吸烟：WHO已将烟草使用作为全球最严重的公共卫生问题,并列入重点控制领域。吸烟是恶性肿瘤、COPD、冠心病、脑卒中等慢性病的重要危险因素,还可以引起老年性痴呆。

2. 环境因素　环境因素主要包括自然环境和社会环境。自然环境中的空气污染、噪音、水污染等与人类疾病的发生有着密切的关系。卫生政策、医疗卫生服务体系、社会资源、教育程度以及文化习俗等都会影响人们的健康。

3. 精神心理因素　现代社会生活工作节奏加快,竞争激烈,人际关系复杂,当机体长期处于过度精神紧张,可产生如神经功能紊乱、内分泌失调及血压持续升高等症状,从而导致某些器官和系统的疾病。

4. 个体的生物、遗传及家庭因素　各年龄段的人群都有可能发生慢性病,但是一般情况下慢性病发生和患病比例与年龄成正比,即慢性病随年龄的增加其发病率也逐步升高,可能与遗传因素和家庭共同的生活习惯有关,高血压、糖尿病、乳腺癌、消化性溃疡、精神分裂症、动脉硬化性心脏病等有一定的家族倾向。

以上慢性病的危险因素中,个人的遗传因素、生物因素为不可改变因素,不良生活习惯及行为方式(如吸烟、饮酒、缺乏运动、不合理膳食等)、环境因素及精神心理因素则为可改变的因素,通过改善可改变因素能够达到预防和控制慢性病的作用。

三、慢性病对个人、家庭和社会的影响

慢性病不仅仅影响病人的心理和身体功能,还涉及整个社会经济、医疗服务等方面,病人的家庭、家属及照顾者也会受到不同程度的影响。

(一)慢性病对病人的影响

慢性病病人易出现生理功能障碍,导致自理能力下降,需要长期照顾和治疗;会出现不同程度的压力、挫折感及抑郁等心理问题;从事职业活动的慢性病病人,会在工作性质、工作时间、工作责任等方面受到一定程度的影响;病人参与社交活动会受到限制等。

(二)慢性病对病人家庭的影响

慢性病需要长期照护与治疗,其治疗期间昂贵的医疗费用会耗尽家庭资源,从而引发家庭成员的心理压力,加重经济负担。此时,需要家庭成员及时角色调整并尽快适应角色的改变,并最大限度地利用家庭资源和社会资源。

(三)慢性病对社会的影响

慢性病病人可能由于工作能力受限、工作时间缩短等原因,社会工作效率降低,使社会经济效益减少;慢性病病人的长期疾病照护很大一部分需要社会来承担,增加了社会医疗服务及资源的消耗;由于医疗费用不断上涨,更加迫切需求对社会医疗保障制度和社会互助措施等福利保障体系的援助,这些因素均加重了社会负担。

第二节　社区慢性病管理

慢性病的管理不仅需要病人及家庭的努力,还需要卫生系统、财政部门、教育机构、计划

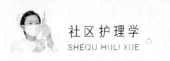

社区护理学
SHEQU HULI XUE

部门及其他政府机关和社会有关部门的共同合作,才能预防和减少有关慢性病的危险因素,促进对慢性病的监测、评估及干预,控制疾病的发病率。

一、社区慢性病监测

减少慢性病的基本干预措施为初级卫生保健工作的重要内容,以基层卫生服务机构为平台,利用健康管理和疾病管理两大技术手段,加强预防、早期发现疾病和及时治疗。以社区为单位,以全人群(表 10-1)为对象实施筛查,发现慢性病高危人群和慢性病病人群体,并对其提供个体化的健康管理和疾病管理服务,可有效地预防慢性病的发生,减缓慢性病的恶化和并发症的发生,促进生命质量的改善。

表 10-1　人群分类标准

人群分类	标　准
慢性病病人	根据相关标准,可被明确诊断的高血压、糖尿病、冠心病、脑卒中、慢性阻塞性肺部疾病及其他慢性病
慢性病高危人群	满足以下情况之一者: ①超重且中心型肥胖:BMI≥24kg/m² 和腰围男性≥90cm,女性≥85cm; ②正常高值血压:SBP 130～139mmHg 或 DBP:85～89mmHg; ③血脂异常:TC 边缘升高≥5.18 或 TG 升高≥2.26mmol/L; ④空腹血糖受损:6.1mmol/L≤FBG＜7.0mmol/L)
一般人群	除以上情况的人群

来源:慢性病管理业务信息技术规范(2008)

二、社区慢性病危险因素评估

(一)个体危险因素评估

1. 行为因素评估

(1)膳食:通过膳食调查,收集就餐习惯。主要收集谷薯类、蔬菜水果类、动物性食物类、奶类和豆类的食用频率和食用量,以及烹调油、食盐及酱油等调味品食用量等信息,评价食物摄入量、膳食总能量和膳食结构情况(表 10-2)。

表 10-2　膳食评价标准

指　标	参照标准
食物摄入量	粮谷类食物＜200g、蔬菜＜300g、食用油＞30g、食盐＞6g 为摄入不合理
膳食总能量	根据人群提供的膳食信息计算
膳食结构	膳食脂肪供能比＜20％ 或 ＞30％为不合理;粮谷类供能比＜55％或＞65％为不合理

(2)运动:收集日常工作、出行、锻炼、家务和静态等工作和生活状态的时间。根据不同运动消耗能量的情况,对管理人群身体活动水平进行判断(表 10-3)。

表 10-3 身体活动水平评价标准

	强度或形式	频度(天/周)	时间(分钟/天)	能量消耗(千卡/周)
充分	大强度	3		1500
	大强度+中等强度+步行	7		3000
中等	大强度	3	20	≥500
	中等强度+步行	5	30	≥600
	大强度+中等强度+步行	5		≥600
不足	大强度+中等强度+步行			<600

计算依据:步行 = 3.3 METs,中等强度 = 4.0 METs,大强度 = 8.0 METs,身体活动能量消耗=MET×每周活动天数×每天活动时间(分钟)。

(3)饮酒:收集饮用高度白酒、中度白酒、葡萄酒、啤酒的频率和每次饮酒量(表 10-4)。

表 10-4 饮酒评价标准

	标 准
成年男性	每天饮用酒折合成酒精量不超过 25g,相当于啤酒 750ml,或葡萄酒 250ml,或 38 度白酒 75g,或高度白酒 50g
成年女性	每天饮用酒折合成酒精量不超过 15g,相当于啤酒 450ml,或葡萄酒 150ml,或 38 度白酒 50g

(4)吸烟:主要通过 Fagerstrom 的烟草依赖评价标准对尼古丁的依赖程度进行评价(表 10-5)。

表 10-5 Fagerstrom 烟草依赖(尼古丁依赖)评价标准

项 目	0分	1分	2分	3分
您通常每天吸多少支卷烟?	≤10 支	11~20 支	21~30 支	>30 支
您早晨醒来后多长时间吸第一支烟?	>60 分钟	31~60 分钟	6~30 分钟	≤5 分钟
您最不愿意放弃哪支烟?	其他时间	早晨第一支烟		
您早上醒来后第一个小时是否比其他吸烟时间多?	否	是		
您是否在许多禁烟的场所很难控制吸烟的需求?	否	是		
您卧病在床时仍旧吸烟吗?	否	是		

尼古丁依赖程度总分最高分为 10 分,总得分 0~3 分为轻度烟草依赖,4~6 分为中度烟草依赖,≥7 分为重度烟草依赖。其中通过第 1 项和第 2 项的总得分可评价吸烟强度,总得分≥4 分为重度烟草依赖。

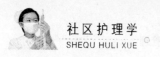
2. 生物危险因素评估

(1)体重：可用体重指数(BMI值)来判断,BMI=体重(kg)/身高的平方(m²),具体判断标准见表10-6。

表10-6 体重评价标准

指 标		判断标准
BMI	体重过低	<18.5
	体重正常	18.5~23.9
	超重	24~27.9
	肥胖	≥28

体重还可用腰围来进行评价,正常值为男性<85cm,女性<80cm。

(2)血糖:主要根据血液中的血糖量进行评价,具体的评价标准见表10-7。

表10-7 血糖评价标准

诊 断	空腹血糖(8小时)	饭后2小时血糖	糖化血红蛋白(HbA₁c)
正 常	3.9~6.0mmol/L (70~109mg/dl)	<7.8mmol/L (<140mg/dl)	<6.0%
糖调节受损			
空腹血糖受损	≥6.1mmol/L (≥110mg/dl)	<7.8mmol/L (<140mg/dl)	6.0%~6.4%
糖耐量受损	<7.0mmol/L (<126mg/dl)	7.8~11.1mmol/L (140~199mg/dl)	6.0%~6.4%
糖尿病	≥7.0mmol/L (≥126mg/dl)	≥11.1mmol/L (≥200mg/dl)	≥6.5%

(3)血脂:主要通过对血浆中总胆固醇(TC)、低密度脂蛋白胆固醇(LDL-C)、高密度脂蛋白胆固醇(HDL-C)及甘油三酯(TG)等指标进行评价,具体评价标准见表10-8。

表10-8 血脂评价标准

分 层	TC	LDL-C	HDL-C	TG
合适范围	<5.18(200)	<3.37(130)	>1.04(40)	<1.70(150)
边缘升高	5.18~6.19mmol/L (200~239mg/dl)	3.37~4.12mmol/L (130~159mg/dl)		1.70~2.25mmol/L (150~199mg/dl)
升 高	≥6.22mmol/L (≥240mg/dl)	≥4.14mmol/L (≥160mg/dl)	≥1.55mmol/L (≥60mg/dl)	≥2.26mmol/L (≥200mg/dl)
降 低			<1.04mmol/L (<40mg/dl)	

(4)血压:主要通过收缩压(Systolic Blood Pressure，SBP)和舒张压(Diastolic Blood Pressure,DBP)的水平进行评价,具体评价标准见表10-9。

表 10-9 血压的评价标准

类 别	收缩压	舒张压
正常血压	< 120mmHg	< 80mmHg
正常高值（临界高血压）	120~139mmHg	80~89mmHg
高血压	≥140mmHg	≥90mmHg
1级（轻度高血压）	140~159mmHg	90~99mmHg
2级（中度高血压）	160~179mmHg	100~109mmHg
3级（重度高血压）	≥180mmHg	≥110mmHg
临界单纯收缩期高血压	140~160mmHg	< 90mmHg
单纯收缩期高血压 *	≥160mmHg	< 90mmHg

* 单纯性收缩期高血压是指一个人的舒张压不高，仅仅收缩压超过正常范围，多发生于 60 岁以上的老年人，又称老年性收缩期高血压，少部分发生于青年人高动力循环者。

（5）其他：针对慢性病的高危人群和病人，需要对其职业、文化程度、婚姻情况、家族史等信息进行收集和评价。

（二）群体危险因素评估

针对群体危险因素的评估，可对慢性病相关信息进行统计分析，包括人口学特征、慢性病患病情况、慢性病的知晓、服药/治疗和控制情况、人群的行为因素（包括膳食、吸烟、饮酒及身体活动情况）、生物因素（包括体重、血压、血脂、血糖情况）等各种危险因素的分布与流行情况及高危人群和慢性病病人建档情况等。

三、社区慢性病个体化行为干预

根据对全人群的筛查与评估，应实施针对性的个体化行为干预，指导和帮助一般人群、慢性病高危人群及慢性病病人人群改善不良的行为及生活习惯。健康生活方式是有益于健康的习惯化行为方式，不仅可以帮助抵御传染性疾病，更是预防和控制慢性病的基础。

（一）平衡膳食指导

1. 食物合理分配 平衡膳食由多种食物组成，每天尽量选择多种多样的食物合理分配到一日三餐中，即谷类及薯类、动物性食物、奶类、豆类和坚果、蔬菜、水果和菌藻类、脂类等。但是，选择食物时要考虑自身情况，如肥胖人群要尽可能少选择高能量、高脂肪的食物，乳糖不耐受者首选低乳糖奶等。

2. 控制烹调时的油量和动物脂肪的摄入 高脂肪、高胆固醇膳食，即摄入过多的烹调油和动物脂肪是高脂血症的危险因素。长期血脂异常可引起脂肪肝、动脉粥样硬化、心脑血管疾病、肾脏疾病、动脉硬化、胰腺炎、胆囊炎等疾病。高脂肪膳食也是发生肥胖的主要原因，而肥胖是糖尿病、高血压、血脂异常、动脉粥样硬化和冠心病的独立危险因素。因此，应少食油炸食品，烹调食物时尽可能控制油量或不用烹调油，烹调时用蒸、煮、炖、焖、水滑熘、拌、急火快炒等少量烹调用油方法。尽量不用动物性脂肪，采用多种植物油交替使用为宜。

3. 限制盐量 食盐摄入过多可使血压升高，显著增加心血管疾病的风险。一个人每天的食盐摄入量应不超过 6g，食盐摄入量也包括酱油和其他食物中的食盐量。自觉纠正口味

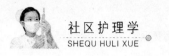

过咸而过量添加食盐和酱油的不良习惯；烹调时应该使用限盐勺等量具控制盐量，菜肴九成熟时或出锅前放盐，尽量使用低钠盐或限盐酱油，少放糖、味精等调味品；少吃酱菜、腌制食品或过咸食品，尽量选择低钠食品。

4. 进餐定时定量 每个人应坚持一日三餐，且要定时定量，不能暴饮暴食。早餐一定要吃，而且要吃好；午餐要吃饱，食物应合理搭配；晚餐要适量，以脂肪少、易消化的食物为宜。在三餐之外还可适当添加零食，但不能代替正餐。进餐时要细嚼慢咽，尽量在家吃饭，尽量在安静、整洁、温馨、轻松、愉快的环境中就餐。

5. 补充水分 水是膳食的重要组成部分，是一切生命活动必需的物质。在温和气候条件下轻体力劳动的成年人每日最少饮水量为 1200ml。要养成喝水的习惯，应少量多次饮水，在晨起空腹、睡前 2 小时、户外运动后可补充足量的水分。饮水最好选择白开水，适量饮茶，少喝含糖饮料，尽量不饮用浓茶、生水或反复加热的水。

6. 个体平衡膳食指导 第一步，应指导自测自己的体重和腰围的方法，养成经常测体重、腰围的习惯；第二步，指导简易膳食记录方法，每天评价和调节自身膳食摄入情况；第三步，根据膳食指南原则，结合危险因素和疾病情况，提供膳食指导方案；第四步，按照每周总量控制原则，自主调节食物摄入分配；指导食物能量消耗换算的方法，控制能量的摄入和支出，帮助和鼓励个体对象逐步达到平衡膳食的目标。

(二)运动指导

1. 适宜运动 运动是人类存在的根本，运动能改善机体心肺功能，且增强体力、免疫能力及抗病能力，能防止心、脑血管疾病等慢性病的发生，提高生活自理能力和生活质量。根据年龄、性别和兴趣，选择散步、慢跑、跳舞、骑自行车、广播操、太极拳和游泳等有氧运动为宜。另外，闲暇时间多参加各种活动，尽量减少在家坐或躺着看电视、阅读和玩电脑等长时间的静态活动；承担家务劳动，如烹调、洗衣及打扫卫生等；多选择步行与骑自行车运动，能徒步走的距离尽量不要选择驾车或做公交车。

2. 坚持规律的运动 根据个体对象的危险因素和慢性病患病情况，选择适宜的运动、频率和时间，最好记录运动情况。

(1)运动强度：运动时心率为测量运动强度的常用指标。运动时的最大心率可按年龄估算为 220 减去年龄。运动时的目标心率依据年龄、健康状态、体能水平和是否初次参加运动而定，中等强度运动的目标心率为最大心率的 60%～80%。运动强度以运动后轻微出汗为适宜。体弱的中年人或老年人在开始运动时的目标心率不宜过高，目标心率应为最大心率乘以较低的百分值(如 50%)。自我检测运动心率时采用运动后数 10 秒钟脉搏数再乘以6。患有高血压、冠心病的老年人运动时最高心率不宜超过 120 次/分钟。社区卫生服务人员根据病情或体质情况建议运动方式和运动强度。

(2)运动时间与频度：以健身为目的运动，每次运动时间至少维持 10～30 分钟或 30 分钟以上为宜。运动频度为每周至少 3 次以上，每天尽量实施固定的运动，持之以恒为运动的关键。对于慢性病病人或老年人，每天坚持 5 分钟左右的运动对机体也是有益的(表 10-10)。

表 10-10　一千步当量的各种运动所需时间

活动项目		强度（METs）	千步当量时间（分）	强度
步行	4千米/小时,水平硬表面;下楼;下山	3.0	10	中等
	4.8千米/小时,水平硬表面	3.3	9	中等
	5.6千米/小时,水平硬表面;中慢速上楼	4.0	8	中等
	6.4千米/小时,水平硬表面;0.5~7千克负重上楼	5.0	6	中等
	5.6千米/小时上山;7.5~11千克负重上楼	6.0	5	较高
骑自行车	12~16千米/小时	4.0	8	中等
	>16千米/小时	6.0	5	较高
家务	手洗衣服	3.3	9	中等
	扫地、拖地板	3.5	9	中等
	和孩子游戏、中度用力(走/跑)	4.0	8	中等
文娱体育	排球练习	3.0	10	中等
	早操、工间操	3.5	9	中等
	太极拳、乒乓球练习、上下楼	4.0	8	中等
	健身操、羽毛球练习	4.5	7	中等
	网球练习	5.0	6	中等
	集体舞	5.5	5	中等
	走和跑结合,篮球练习	6.0	5	较高
	慢跑、足球练习、轮滑旱冰	7.0	4	较高
	跑(8千米/小时)、跳绳(慢)、游泳	8.0	4	较高

来源:全民健康生活方式行动

3.个体运动指导　第一步,帮助管理对象掌握身体活动原则。第二步,选择适宜身体活动的方法。根据管理对象危险因素和患慢性病的情况,帮助管理对象掌握如何选择适宜的运动形式、频率和时间,并记录活动情况。第三步,通过膳食能量摄入和运动水平,确定运动量和强度,保持能量平衡。

注意运动前后要做准备活动和整理运动;运动时要及时补充水分;选择平坦的运动场地,环境保持空气流通;运动时要注意穿宽松舒适的衣裤;慢性病病人根据自身疾病的情况要掌握运动的禁忌,安全实施运动,并注意防止跌倒及意外的发生。

(三)限酒指导

无节制地长期饮酒或酗酒,会导致营养素缺乏、脑萎缩、急慢性酒精中毒及酒精性脂肪肝,严重时还会造成酒精性肝硬化。过量饮酒还会增加患高血压、心脏病、脑卒中及一些癌症等疾病的风险,危害个人健康和社会安定;应该严禁酗酒。

1.饮酒量与健康　成年男性一天饮用酒的酒精量应不超过25g(相当于啤酒750ml或葡萄酒250ml或38度白酒75g或高度白酒50g),成年女性一天饮用酒的酒精量不超过15g

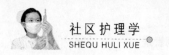

（相当于啤酒 450ml 或葡萄酒 150ml 或 38 度白酒 50g）。酒类中唯独天然红葡萄酒对健康有利，即每天饮用量在 3 两以内（一葡萄酒杯，折合纯酒精低于 50g）才有健康效果。然而，红葡萄酒仅对心血管系统有保护作用，对肝脏、脑神经系统的危害与其他酒类相同，饮用量越多健康危害也越大。针对慢性病病人在服用药物的情况下饮酒，在体内药物与酒精可产生反应，影响药物的吸收，应尽量限制饮酒或不饮酒为宜。

2. 个体限酒指导　戒酒后的健康效益非常明显，病人有较高的戒酒意识则不需要特殊的激励措施。针对不愿限酒或酒精成瘾者，应通过间接询问家属或亲友对病人戒酒后不良反应、近期参加宴会次数、聚餐类型及酒精性饮品消费量等来推断，并提供有针对性的限酒措施。告诫慢性病病人饮酒的危害，帮助病人建立限酒的决心并逐步采取行动。指导病人停止在家庭内饮酒，严格控制或拒绝酒会和可能饮酒的聚会，尽量与非饮酒者同桌就餐。病人应依靠自身毅力限酒，同时家属和亲友应提供支持与帮助。个体戒酒指导具体内容如下：第一步，帮助病人了解自己每日酒精摄入量及是否超标；第二步，帮助病人了解饮酒过量对健康的危害；第三步，用量化的方法指导病人如何控制饮酒量。

（四）戒烟指导

1. 烟草危害　烟草烟雾中含有 7000 多种化学物质和化合物，其中数百种有毒，至少有 70 种致癌。我国每年超过 120 万人死于吸烟相关疾病，2005 年中国前 8 位死因中 6 种与烟草使用有关。吸烟者可患各种疾病，如癌症（尤其是肺癌）、心脑血管系统疾病、呼吸系统疾病、生殖相关疾病及其他危害健康的疾病（如骨质疏松、胃溃疡及牙周病等）。吸烟不仅对吸烟者有害，而且对被动吸烟者也可造成健康危害。被动吸烟又称二手烟，能使非吸烟者的冠心病风险增加 25%～30%，肺癌风险提高 20%～30%，可以导致新生儿猝死综合征、中耳炎、低出生体重等。即使短暂接触二手烟，也会激发哮喘频繁发作，增加心脏病发作的危险等。

2. 个体戒烟指导　戒烟越早越好，35 岁以前戒烟，能避免 90% 的由吸烟导致的心脏病；59 岁以前戒烟，在 15 年内死亡的可能性仅为继续吸烟者的一半；即使年过 60 岁才戒烟，肺癌病死率仍大大低于继续吸烟者。因此，让病人了解吸烟的危害和戒烟的益处，尽早戒烟。戒烟者应向家属及亲友宣告戒烟，寻求周围人及有关戒烟机构的支持与帮助。

个体戒烟指导具体如下：第一步，了解病人烟草使用情况，对不吸烟或戒烟多年者，记录在个人健康档案中，以此避免重复评估；对于吸烟者，了解其有无戒烟意向。第二步，对于目前不愿意戒烟的吸烟者，采用 5R 法，即吸烟和疾病、家庭成员健康等方面的相关关系（relevance）、吸烟会进一步增加个人和家庭成员疾病等风险（risk）、戒烟的益处（rewards）、戒烟的障碍（roadblock），以及戒烟会经历多次失败才能成功（repetition），帮助病人增强戒烟的意愿。第三步，对于表示愿意戒烟的病人，评价戒烟意愿、理由、吸烟类型和成瘾的程度，以及周围环境的支持情况等。第四步，对愿意戒烟者提供以下帮助：①确定戒烟日期；②告之戒烟者通知家人和同事，创造一个有助于戒烟的环境；③丢弃任何与吸烟相关的器具，如打火机、剩余的卷烟等；④在常吸烟的地方放上警示牌，或要求其他人监督；⑤建立一些补偿行为；⑥处理戒断症状，鼓励使用戒烟药物。第五步，鼓励坚持，在戒烟的初期加强访视；在戒烟开始的第一周、第二周和第一个月内，访视不得少于 6 次，了解戒烟的进展情况，以便随时提供帮助。访视可通过电话进行。并对复吸者给予戒烟鼓励，支持他们再次戒烟。针对病情越严重者越应加强戒烟的劝阻和指导力度。

(五)服药指导

慢性病病人服药特点为同时服用多种药物、服药时间较长,易出现药物不良反应、药物中毒及副作用。病人难以坚持连续服药,会出现不能按时服药、忘记服药、漏服药物等现象。另外,部分病人随意调整药物,也会出现依赖药物的现象。因此,对需要长期服药的慢性病病人来说,指导其正确服药显得至关重要。

个体服药指导具体如下:第一步,指导病人定量且按时服药。使用小药盒分好每次服用的药物剂量,尽量把服药时间安排在进餐前后,避免忘记吃药或漏服药物。指导病人维持合理的用药时间间隔,保证药物在体内维持时间的连续性。第二步,指导病人注意药物之间的相互作用,如抗酸药物不能与氨基苷类抗生素、四环素族、多酶片、乳酶生、维生素 C、铁剂等同时服用,否则可使药物疗效降低甚至丧失药效,甚至会增强药物的毒性作用。有些口服药物与食物中的成分也会产生反应,会影响药物的吸收和利用,如补充钙剂时不宜同时食用菠菜,因菠菜中含有的大量草酸易与钙剂结合成草酸钙而降低药物疗效,应向病人具体说明药物与食物的关系。第三步,指导病人服药时的注意事项,如充分饮水,服药时和服药后饮用不少于 100ml 的水,以防止药物在胃内形成高浓度药液而刺激胃黏膜;不可随意停药、换药或随意吃药,应遵医嘱服药。

四、慢性病病人就诊指导

1. 慢性病病人需要了解当地医疗机构的电话、就诊时间及专家出诊时间,明确就诊目的后去相关机构或电话方式与医疗人员进行咨询。

2. 慢性病病人的病情比较稳定,病人可以自主选择就诊时间,但是为了及时了解疾病发展和控制情况应当定期访问医院为宜。

3. 如果是在医院已确诊为慢性病的病人可携带疾病相关材料到社区进行登记,并可继续接受相关卫生服务与治疗。

4. 病人访问医院后应向医生介绍患病情况(症状、患病时间等)、用药情况、饮食习惯、运动情况及吸烟饮酒情况,让医生对病人疾病有充分的了解,病人方可得到及时指导和针对性的治疗措施。

(张海莲)

第十一章 社区康复护理

世界卫生组织(World Health Organization，WHO)于 20 世纪 70 年代开始提倡社区康复作为一种新型、经济、有效的康复形式,社区康复可以为更多的患者提供有效康复服务。随着社会老龄化加剧、各种慢性病患病率升高、躯体残疾人口增加,对社区康复提出了更高的要求。护理人员作为社区康复队伍的重要成员,也逐渐走向专业化,发挥更大的作用。

第一节 概 述

一、社区康复

社区康复(community-based rehabilitation，CBR)又称基层康复,是指在社区范围内,依靠社区资源,包括人力、物力、财力,应用适宜技术,即因地制宜地采用简单而经济的技术和设备,为社区病、伤、残者提供以医疗康复为基础,以职业康复、教育康复及社会康复为辅的全面康复服务。

社区康复依赖社区资源,具有以下特点:①立足社区,以社区为基地,与社区经济的发展、功能的完善密切相关,需要全社区的参与和资源支持,需要社区的卫生、民政和社会服务等部门共同参与;②以全面康复为目标,在医疗康复基础上,尽社区的力量为病人提供教育、职业、社会活动机会;③使用适宜技术,相对于各大医院和专业康复机构的高级复杂康复技术和精密仪器,社区康复更强调简便、易行而有效的康复技术和手段,适应在家庭和社区应用,并充分利用中医、按摩、太极拳等传统方法促进康复;④充分发挥病人本人及家庭的作用,以康复医疗团队作为指导者,与病人相关人员参与康复计划制订、实施和反馈,充分调动病人的支持系统,促进康复进程。

二、社区康复护理

(一)社区康复护理的概念及内涵

1. 社区康复护理的概念 社区康复护理(community-based rehabilitation nursing，CBRN)是将现代整体护理融入社区康复,在社区范围内,以家庭为单位,以健康为中心,康复护师(护士)利用和依靠社区内各种资源(包括家属、其他照护人员、社会服务部门等)为社区病伤残者提供的家庭康复护理。社区康复护理是医院临床康复的延续,关注伤、病、残的功能恢复期,是社区康复的重要组成部分。社区康复护理是康复治疗的一种重要实施方式,需要护理人员与其他康复专业人员协作,包括康复医师和康复治疗师,为病伤残者提供专业护理和功能训练,预防继发性残疾,使其功能恢复最大化。

2. 工作内容

(1)残疾筛查：在相应的社区范围内调查残疾人的数量、种类、致残原因、社区概况等，为进行残疾预防和开展社区康复服务奠定基础。

(2)残疾预防：依据残疾的三级预防，根据社区实际情况，依靠社区力量，积极开展各种残疾预防工作，包括预防接种、环境卫生、优生优育、营养卫生、精神卫生、安全救护等。

(3)康复训练：评价病伤残者功能障碍和残存功能状况，利用社区和家庭已有的条件，对病伤残者进行必要的、可行的康复训练，如生活自理能力锻炼、步行能力锻炼、家务活动能力锻炼等。

(4)心理支持：为有心理障碍和情绪问题的病伤残者提供必要的专业支持，关注其心理动态，帮助其意识到治疗的长期性，树立长期训练的信心。对于有自卑、孤独的残障者，帮助进行正确的自我评价，建立良好的人际关系，重新融入社会。

(5)教育康复：通过各种途径帮助盲、聋哑、精神障碍等类型残障儿童获得完成九年义务教育的机会。

(6)职业康复：通过职业康复评价，了解社区内有劳动能力和就业潜力的残疾人就业心理和态度，应用职业适应性的训练方法，为其提供就业咨询和指导，提供条件，帮助其解决就业问题，并开展就业后的随访工作。

(7)社会康复：在个人层面，鼓励残疾人参与文体活动和社会活动，拥有社会生活。在硬性环境方面，致力于建设无障碍环境，包括无通行障碍、残疾人活动设施和有利于康复的物理环境；在软性环境方面，倡导无歧视的社会环境，建设有权利和权益保障的法律环境和经济环境，推动建设提高残疾人生活品质的服务制度。

(8)转介服务：社区康复不同于机构康复的专业性和资源集中性，具有一定的局限性。当社区康复治疗效果不理想，如发生病情恶化等情况应及时向上级康复机构或康复科转诊，自下而上的转介是保证病人康复效果的保障。同时，要积极与机构康复对接，及时接收病情稳定的病人，在社区内开展延续康复活动，自上而下的转介是社区康复赖以生存的前提。

3. 特点

(1)服务对象在社区内，工作场所在病伤残者的家庭、老人院、社区卫生服务中心或社区卫生服务站。

(2)给病伤残者提供基础护理，同时进行康复治疗训练、健康教育和指导。

(3)形成以社区护士为骨干，与社区全科医生、康复医生合作的康复团队，充分调动病人和家属的积极性和主动性。

(二)社区康复护理对象

社区康复护理对象包括疾病恢复期病人、残疾者、老年病人、慢性病病人等。

1. 疾病恢复期病人　某些疾病恢复期病人需要接受持续的社区康复护理服务，如颅脑损伤、脊髓损伤、骨折等，以促进病人机体功能恢复或增强代偿功能，帮助其全面康复，回归社会。

2. 残疾者　残疾者是指个体存在生理功能、人体结构、心理和精神状态不同程度异常或丧失，部分或全部失去以正常方式从事个人和社会生活能力。根据功能丧失的部位，残疾者可分为肢体残疾、智力残疾、语言残疾、听力残疾等。对于残疾者康复的意义在于恢复其做人的基本权利。

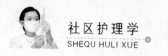

社区护理学 SHEQU HULI XUE

3. 老年病者　随着年龄的增长，老年期机体脏器和系统功能逐渐退化，出现各种机能衰退现象，伴随各种慢性病，影响老年人正常生活，降低其生活质量。社区康复护理有助于延缓老化进程，尽可能地维持日常生活能力和自我护理能力，减少对家庭和社会的依赖。

4. 慢性病病人　慢性病病人由于其长期患病，病情反复发作，对机体脏器正常功能产生影响，反过来又容易加重病情，形成恶性循环。社区康复护理可帮助患者进行功能锻炼，减少病情的反复发作和预防各种并发症的发生。

（三）社区康复护理的目标

宏观层面，社区康复护理的目标是建立以个人为中心，以家庭为单位，以康复团队为核心指导的照顾模式，为康复对象提供相应指导与帮助。微观层面，社区康复的目标是提高病、伤、残者的自我照护能力，使其身心功能最大化，能够自理日常生活，参与社会活动；残疾者能够拥有与正常人群同等的权利与机会，如入学、就业，促进残疾者融入社会，成为社会积极活跃的一分子。社区康复的最终目标是提高康复对象的生活质量。

第二节　社区康复护理评定

康复评定是一门研究功能障碍理论和技能的学科，是康复治疗的基础。康复评定是客观地评定功能障碍性质、部位、严重程度、发展趋势、预后和转归，贯穿康复治疗的始终，即评定—治疗—再评定—再治疗—出院时最后评定。康复护理评定是康复评定的重要组成部分，是康复护理工作的核心工作内容。

一、社区康复护理评定概述

（一）社区康复护理评定的概念

社区护理康复评定（community based rehabilitation nursing evaluation）是社区护士用客观的方法有效和准确地评估残疾人的功能障碍种类、性质、部位、严重程度和预后的方法。社区康复护理评定是社区康复护理的重要组成部分，它贯穿于整个康复护理的始终，是社区康复护理的基础，是制订康复计划的前提，也是评估康复结果的客观指标。

（二）社区康复护理评定的作用

1. 评定等级　康复护理评定是明确病人功能障碍性质和程度的必要途径，是制订康复护理目标、计划的依据，是实施康复护理措施的前提。

2. 动态反馈　康复护理评定是动态、反馈的过程，通过比较不同阶段康复护理评定指标，明确是否达到预期目标，评判康复护理效果，检验康复护理措施的有效性，有助于制订新一轮康复计划。

3. 预期预后　康复护理评定有助于预期病人预后，为制订重返社会方案提供指导性作用。

4. 科学研究　康复护理评定可以积累大量的原始临床资料，通过对资料的整理、分析和总结，可以对不同的康复护理方案、措施和手段进行比较性评价，有助于筛选出更优的护理方案。

(三)社区康复护理评定内容

康复护理评定涉及病人的感觉、运动、人体形态、精神心理、认知、言语和社会功能各个方面,应从康复对象的器官水平、个体水平和社会水平等不同层次进行评估。

1. 躯体感觉评定 包括痛、触、温度的浅感觉,位置、运动、振动的深感觉,以及实体辨别等复合感觉。

2. 运动功能评定 包括肌力、肌张力、关节活动范围、平衡与协调功能、步态分析。

3. 人体形态测定 包括姿势、身高、体重、肢体测量。

4. 心理功能评定 包括人格评估、情绪和情感评估、神经心理测验。

5. 认知功能评定 包括记忆评估、失认症评定、失用症评定、智力评定和注意力评定。

6. 言语功能评定 包括失语症评定、构音障碍评定和言语失用评定。

7. 社会功能评定 包括病人的日常生活活动能力评定、生活质量评定、职业能力评定。

二、社区康复评定的方法

康复评定需要根据康复对象的情况采取相应的评定方法,以达到准确、全面、客观地反映病人情况的目的。常用方法包括调查法、观察法、检查和测定法、量表评定法。

1. 调查法 是通过有目的地提问,收集病人相关信息进行评定的方法。此法能够在短时间内获取大量资料,有助于与康复对象的有效沟通。

2. 观察法 康复评定的重要途径,是通过有目的、有计划地观察病人的言行举止,判定功能状态,评定康复对象的形态改变。

3. 检查和测定 是康复评定的核心工作,应用徒手法或特定工具客观量化评定病人的形态功能。

4. 量表评定法 是采用标准化的量表,根据病人的反应评定其障碍情况,分为等级量表法和总结量表法。

三、残疾评定

WHO 于 1980 年制定并颁布《国际残损、失能、残障分类》(International classification of impairments, disabilities and handicaps, ICIDH),将疾病的结果或残疾状态根据其性质、程度和影响,分为三类(图 11-1)。①残损(impairment)又称病损,是器官系统水平功能障碍,病人身体结构、功能和心理状态暂时或永久异常或丧失,对个人正常生活、学习或工作有一定程度影响,但病人仍可以生活自理;②残疾(disability)又称失能,是个体水平的能力障碍,病人身体结构、功能和心理状态受损程度较严重,严重影响个人的正常生活、学习和工作;③残障(handicap)是社会水平的能力障碍,病人存在严重的功能缺陷和个体能力障碍,限制和阻碍其正常的社会活动。

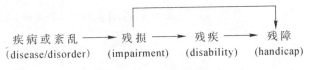

图 11-1 疾病的结果或残疾状态

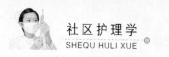

社区护理学

根据《中华人民共和国残疾人保障法》，我国残疾人评定主要根据障碍发生的部位来划分，突出感官残疾和肢体残疾，包括视力残疾、听力残疾、言语残疾、智力残疾、肢体残疾、精神残疾六类。

（一）视力残疾评定

视力残疾，是指由于各种原因导致双眼视力低下并且不能矫正或视野缩小，以致影响其日常生活和社会参与。视力残疾包括盲（残疾一、二级）和低视力（残疾三、四级）（表 11-1）。

表 11-1　视力残疾的分级

类　别	级　别	最佳矫正视力
盲	一级	无光感＜0.02；或视野半径＜5 度
	二级	0.02＜最佳矫正视力＜0.05
低视力	三级	0.05≤最佳矫正视力＜0.1
	四级	0.1≤最佳矫正视力＜0.3

注：1.盲或低视力均指双眼而言，若双眼视力不同，则以视力较好的一眼为准。如仅有单眼为盲或低视力，而另一眼的视力达到或优于 0.3，则不属于视力残疾范畴。2.最佳矫正视力是指以适当镜片矫正所能达到的最好视力，或以针孔镜测得的视力。3.视野半径＜10 度者，不论其视力如何均属于盲。

（二）听力残疾评定

听力残疾，是指个体由于各种原因导致双耳不同程度的永久性听力障碍，听不到或听不清周围环境声及言语声，以致影响日常生活和社会参与。听力残疾根据平均听力损失、听觉系统的结构、功能，活动和参与，分为四级（表 11-2）。

表 11-2　听力残疾的分级

级　别	听觉系统结构和功能	较好耳平均听力损失	无助听设备时言语交流	参与社会生活
一级	极重度损伤	≥91dBHL	不能依靠听觉进行言语交流	极严重障碍
二级	重度损伤	81～90dBHL	重度受限	严重障碍
三级	中重度损伤	61～80dBHL	中度受限	中度障碍
四级	中度损伤	41～60dBHL	轻度受限	轻度障碍

注：dB—decibel,分贝；HL—hearing level,听力级。

（三）言语残疾评定

语言障碍表现为个体对符号的理解（接受）或表达（运用）能力受损，主要由于大脑语言中枢的结构或功能障碍，代表性的有失语症（aphasia）和语言发育迟缓（delayed language development）。言语残疾是指由于各种原因导致的不同程度的言语障碍（经治疗一年以上不愈或病程超过两年者），不能或难以进行正常的言语交往活动（3 岁以下不定残）。言语残疾分四个等级（表 11-3）。

表 11-3　言语残疾的分级

级　别	言　语　能　力	语音清晰度	言语表达能力等级测试
一级	无任何言语功能	≤10%	未达到一级测试水平，不能进行任何言语交流
二级	一定的发声及言语能力	11%～25%	达到二级测试水平
三级	部分言语交流	26%～45%	未达到三级测试水平
四级	简单会话，但用较长句或长篇表达困难	46%～65%	未达到四级测试水平

注：本标准适用于 3 岁以上儿童或成人，明确病因，经治疗一年以上不愈者。

(四)肢体残疾评定

肢体残疾是指人体运动系统的结构、功能损伤造成四肢残缺或四肢、躯干麻痹(瘫痪)、畸形等而致人体运动功能不同程度的丧失以及活动受限或参与的局限。肢体残疾包括：①上肢或下肢因伤、病或发育异常所致的缺失、畸形或功能障碍；②脊柱因伤、病或发育异常所致的畸形或功能障碍；③中枢、周围神经因伤、病或发育异常造成躯干或四肢的功能障碍。

(五)智力残疾评定

智力残疾是指智力显著低于一般人水平，并伴有适应行为的障碍。智力残疾包括：①在智力发育期间(18 岁之前)由于各种有害因素导致的精神发育不全或智力迟滞；②智力发育成熟以后，由于各种有害因素导致智力损害或智力明显衰退。智力残疾分为四个等级(表11-4)。

表 11-4　智力残疾的分级

级　别	分　级　标　准			
	发展商(DQ)0～6 岁	智商(IQ)7 岁及以上	适应性行为(AB)	WHO-DASⅡ分值18 岁以上
一级	≤25	<20	极重度	≥116 分
二级	26～39	20～34	重度	106～115 分
三级	40～54	35～49	中度	96～105 分
四级	55～75	50～69	轻度	52～95 分

注：DQ—Development Quotient，发展商数；IQ—Intelligence Quotient，智力商数；AB—adaptive behavior；WHO-DASⅡ—WHO Disability Assessment Schedule，世界卫生组织残疾评定项目。

(六)精神残疾评定

精神残疾是指各类精神障碍持续一年以上未痊愈，由于病人的认知、情感和行为障碍，影响其日常生活和社会参与。精神残疾分脑器质性障碍及躯体疾病伴发的精神障碍，如精神分裂症、情感性、偏执性、反应性、分裂情感性、周期性精神病等。

四、肌力评定

肌力评定是社区康复护理评定的一项重要内容，用以评价康复对象在主动运动时肌肉或肌群产生的最大收缩力量。肌力评定分为徒手肌力评定和器械肌力评定。

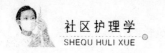

(一)徒手肌力评定

徒手肌力评定(manual muscle testing,MMT)是指根据受检肌肉或肌群的功能,康复对象动作的活动范围,抗重力及抗阻力的能力将肌力进行分级。美国医学研究委员会(Medical Research Council,MRC)的肌力评分标准简便、易行、实用,较适用于社区康复肌力评定,其缺点是只能评定肌力大小,不能评定肌肉的收缩耐力(表 11-5)。

表 11-5 MRC 肌力评分标准

级别	标准
5	能对抗最大阻力,完成全关节活动范围运动
5−	能对抗与 5 级相同的阻力,但活动范围在 50%～100%
4+	活动初、中期对抗 4 级阻力,末期能对抗 5 级阻力
4	能对抗部分阻力,完成全关节活动范围运动
4−	能对抗与 4 级相同的阻力,但活动范围在 50%～100%
3+	与 3 级相似,运动末期能对抗一定阻力
3	能抗重力,完成全关节活动范围运动,不能抗阻
3−	能抗重力,活动范围在 50%～100%
2+	能抗重力,活动范围在 50%以下
2	去除重力,能完成全关节活动范围运动
2−	去除重力,活动范围在 50%～100%
1	触诊有肌肉收缩,但不能引起关节活动
0	无肌肉收缩

(二)器械肌力评定

当肌力评定在 3 级以上时,使用专门器械定量评定肌力,主要用于评定等长肌力和等速肌力。

1. 等长肌力测定 是在标准姿势体位下,使用不同的测力器测定不同的肌肉或肌肉群在等长收缩时所能产生的最大张力。

(1)握力(grip strength):目前常用电子握力计测定,使用最大握力值(maximal voluntary contract,MVC)指标判断病人力弱的程度(图 11-2)。当最大握力值低于一定数值时,影响病人的日常生活功能。握力评定常用握力指数评定,大于 50 为正常。

握力指数=握力(kg)/体重(kg)×100

(2)捏力(pinch strength):用捏力计测定拇指与其他手指间的捏力大小,用拇指和另外一手指指腹捏压捏力计的两臂,从捏力计上得出读数,其正常值约为握力的 30%(图 11-3)。

(3)背肌力(back strength):用拉力计测定背肌力的大小(图 11-4)。背肌力以拉力指数来评定。拉力指数正常值为:男 150%～200%,女 100%～150%。该方法不适用于有腰背病变的病人和老年人。

拉力指数=拉力(kg)/体重(kg)×100%

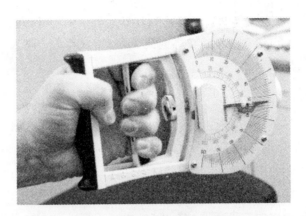

图 11-2　握力计

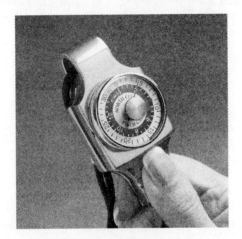

图 11-3　捏力计

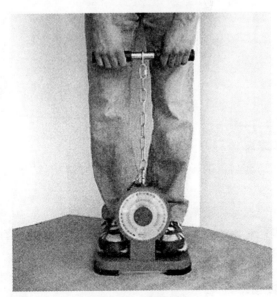

图 11-4　背肌力计

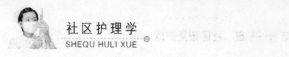

2. 等速肌力测定 受试者关节运动轴心与仪器动力头轴心处于同一轴线,肢体带动仪器杠杆做大幅度往复运动,运动速度由仪器预先设定,受试者用力越大,机器提供的阻力越大,使运动时的角速度保持恒定。

五、关节活动测定

关节活动度又称关节活动范围(range of motion,ROM),指关节运动时所通过的弧度,以度数为单位。关节活动度分为主动关节活动度(active range of motion,AROM)和被动关节活动度(passive range of motion,PROM)。

(一)测量方法

有多种测量工具,常用的有量角器(图 11-5)、电子角度计等。测量不同关节活动度时,可采用相应规格量角器。正常的关节活动度受年龄、性别、身体状况等因素影响,且不同个体之间关节活动度有所差异,可通过与健侧或正常平均值比较来评定患侧的受限程度。

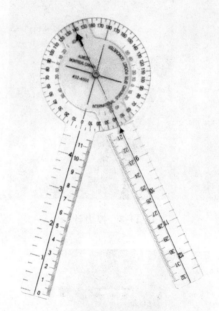

图 11-5 关节活动度测定量角器

(二)注意事项

1. 受检关节须充分暴露。

2. 严格按照关节活动度测量的操作常规进行,以提高检查结果的可靠性及检查的可重复性。

3. 通常先测量关节的主动活动范围,后测量被动活动范围。

4. 应做健侧与患侧的对比检查,亦应测量患部上下关节的活动范围。

5. 避免在按摩、运动及其他康复治疗后立即进行检查。

六、日常生活活动能力评定

日常生活活动(activities of daily living,ADL)评定是社区康复护理的重要内容。通过

ADL 评定,可以了解服务对象在日常生活中的独立程度和能力受限的范围,分析活动受限原因,结合病人和家属的康复需求,拟定合适的康复目标,制订康复方案。在康复过程中ADL 指标亦可评价康复效果,判断功能预后。

(一)常用评定方法

目前康复评定方法和工具日趋全面,可信度高和敏感性强,已发展出适用于不同类型病人的评定工具及统一的评定标准。常用的评定法包括巴氏指数评定法(Barthel index)、Pulses 总体功能评定法、功能独立性评定法(functional independence measure,FIM)、Katz指数和修订的 Kenny 自理评定等。根据 ADL 所涉及的范围,分为躯体性或基本性 ADL(physical or basic ADL,PADL or BADL)和工具性 ADL(instrumental ADL,IADL)。

1. Barthel 指数 评定方法简单,可信度和灵敏度高,是目前应用最广的一种 BADL 能力评定方法。评定内容包括进食、洗澡、如厕、大便控制、小便控制、修饰、转移、步行、穿着、上下楼梯,共计 10 项。根据是否需要帮助及帮助程度,评分分为 0、5、10、15 分四个等级,总分 100 分,得分越高,说明功能越好,依赖性越小;反之,功能越差,依赖性越大(表 11-6)。

表 11-6 Barthel 指数评定内容及计分法

ADL 项目	独　立	稍依赖	较大依赖	完全依赖
进食	10	5	0	0
洗澡	5	0	0	0
修饰	5	0	0	0
穿衣	10	5	0	0
大便控制	10	5	0	0
小便控制	10	5	0	0
如厕	10	5	0	0
转移	15	10	5	0
步行(45m)	15	10	5	0
上下楼梯	10	5	0	0

2. 功能活动问卷(the functional activities questionnaire,FAQ) 主要用于评定社区老年人独立性和轻度老年性痴呆病人,在 IADL 评定表中效度最高,是 IADL 评定首选工具。FAQ 从理财、社会活动、家务等十个方面评定,评分分为 0、1、2、3 分四个等级,得分越高,说明依赖越大,障碍越严重,≥5 分为异常(表 11-7)。

表 11-7 功能活动问卷(FAQ)(询问病人家属)

项　目	0	1	2	3
Ⅰ.每月平衡收支的能力				
Ⅱ.工作能力				
Ⅲ.能否到商店买衣服、杂货和家庭用品				

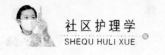

续表

项 目	0	1	2	3
Ⅳ.有无爱好,会不会下棋和打扑克				
Ⅴ.会不会做简单的事,如点煤气、泡茶等				
Ⅵ.能否准备饭菜				
Ⅶ.能否了解近期发生的事件(时事)				
Ⅷ.能否参与讨论和了解电视、杂志的内容				
Ⅸ.能否记住约会时间、家庭节日和吃药时间				
Ⅹ.能否拜访邻居,自己乘坐公共汽车				

注:0分——正常或从未做过但能做;1分——困难,但可单独完成或从未做过;2分——需要帮助;3分——完全依赖。

(二)评定注意事项

1. 评定指令　应用观察法进行评定 ADL 时,评定者给予总的动作指令,由病人自主完成某个具体任务。当病人有困难时,可给予适当帮助,同时记录帮助情况。

2. 评定顺序　首先选择 ADL 评定表中简单、安全的项目,逐渐增加难度和复杂度。

3. 评定记录　评定过程中记录的是康复对象实际能够做到的,而不是可能做到的。

4. ADL 评定影响因素　康复对象生活的地区、民族、宗教、文化风俗、心理状态、评定环境等都可能会对评定产生影响,因此需要记录基本信息,使评定更加全面。

第三节　社区常用的康复护理方法

一、日常生活活动能力训练

日常生活活动能力(ADL)训练以提高病人日常生活活动能力为目的,使病人在家庭和社会中,尽量减少对他人的依赖,能够完成日常生活活动,提高其生活质量。ADL 训练通常按照吃饭—洗漱—转移—如厕—脱衣—穿衣的顺序进行。

(一)饮食动作训练

1. 体位　康复对象无法坐立时,抬高床头;逐渐通过训练用手或肘坐起,用靠背支撑背部坐稳直至抽去靠背自行坐稳,能够坐位吃饭;尽量不在床上吃饭,训练坐在轮椅或餐桌椅子上进餐。

2. 抓握餐具　先训练抓握木条,逐渐过渡到筷子或调羹,若无法使用普通餐具,则改良餐具,如长柄调羹,碗能够固定于桌上。

3. 进食动作　尽量训练患侧手部进食功能,按照从汤匙到筷子的顺序,健手适当给予辅助;若患手完全失去功能,则将餐具固定。

4. 咀嚼和吞咽功能　根据康复对象吞咽功能准备食物种类,从流质、半流质逐步过渡到固体食物、普通食物。所选食物要符合康复对象口味,易消化、不易松散、不易黏满口腔。

应从小口开始,逐步增加进食量。

(二)洗漱训练

洗漱能力是指康复对象洗脸、洗手、洗澡、刷牙、漱口等方面的自理能力,要求有 4 级以上的肌力,较好的肌张力,静态和动态平衡能力。训练要领包括:

1. 打开和关闭水龙头　健手单手操作,两手均不能完成时,可改用感应水龙头。

2. 训练调节水量、水温。

3. 拧毛巾　将毛巾套在水龙头、患侧手前臂,或者夹在患侧腋窝下,或者压在腿下,用健手拧干。

4. 用物选择　洗脸、洗手时选择小块毛巾,方便抓取;洗澡时可用长柄海绵浴或者大浴巾,使其可擦洗到身体远端;牙刷选用便于抓握的大柄牙刷,设有能够固定牙刷挤牙膏的防滑垫等。

(三)转移训练

转移训练是指训练病人移动时所需进行的各种动作,应尽早开始,当病人能够坐起和站立时就要开始转移训练。

1. 床上移动　截瘫病人床上移动,取伸膝坐位,身体往前倾,两手平放于臀部两侧,肘部伸直,用力撑起,使臀部尽可能离开床,做前后或左右移动。

2. 床—椅滑动　双下肢能够负重,动态平衡好,但不能独立站立的偏瘫病人,床—椅转移可进行滑动转移。椅子和床同高,放在健侧,健侧足背勾住患侧足跟,以利于两足自由转动。以健侧手撑起身体,使臀部离开床位移向椅子。当椅子足够近时,将重心放在健侧腿站立,健手抓住椅子,使臀部离开床,滑到椅子上,调整好位置。当椅子为轮椅时,轮椅与床呈30°～45°角,面向床尾,管好刹车,脚踏板移向一边。坐好后,将脚踏板摆到原位,健侧足抬起病侧足,用健手将病腿提起,将脚放到脚踏板上。

3. 如厕转移　坐便器高度设置需根据康复对象需求,两侧安装扶手。轮椅靠近坐便器,关好刹车,双足离开脚踏板,用健手握轮椅站起,后握住扶手,健侧转身,直到坐便器刚好位于身后。利用扶手支持力,慢慢坐在坐便器上。坐稳后,重心移向患侧,抬高健侧,将裤子从臀部退下,之后慢慢拽下患侧裤子;穿裤子则先患侧后健侧。如厕毕,利用扶手支撑作用,移入轮椅内。

4. 立位移动训练　分为扶持行走、独立行走、扶拐杖行走、上下楼梯训练。扶持行走应在患侧进行扶持,可在走廊等处安装安全把手。独立行走训练时病人身体向前倾斜,可应用平衡杆来练习健肢和患肢的交替支持体重。扶拐杖训练要锻炼康复对象正确使用拐杖,学习把握重心,从平地、短距离、慢速开始训练,逐渐增加难度,训练耐力。上下楼时,若用扶栏,健手扶栏,上楼时先上健侧后上患侧,下楼相反,先下患侧再下健侧。若用拐杖,上下楼时,先行拐杖,再上下健侧肢体,最后患肢。

二、认知训练

认知是个体对感觉信号接受、检测、转换、合成、编码、储存、提取、重建、概念形成、判断和问题解决等信息加工的过程。认知产生情绪,影响行为,在个体发展过程中具有重要作用。认知功能障碍可由疾病原因引起,如脑卒中后、脑外伤;可由情绪功能障碍引起,如抑郁

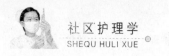
障碍、焦虑障碍；也可由于认知功能退化，如老年痴呆引起。认知训练（cognitive training）是根据中枢神经系统的结构、功能重组和可塑性原理，通过训练注意力、记忆力、抽象思维能力等，使丧失的认知功能重新恢复。

（一）常用的认知训练方法

1. 记忆训练　通过改善记忆提高康复对象认知功能。根据训练内容，分为事件的回顾训练和执行具体任务训练。事件回顾训练包括故事回忆、购物单回忆等。例如，让康复对象回忆往事，尤其是一些有趣的和让人有成就感的事情，锻炼记忆力和鼓励其不断思维。执行具体任务训练包括记数字、词组记忆等。

2. 推理训练　通过阅读训练和算术训练等，提高推理能力及其他认知功能。

3. 时空感训练　鼓励康复对象在确保安全情况下尽量参与社会活动，通过认路、认人等方式锻炼记忆力。当记忆严重障碍时，可通过使用辅助物，如标签、言语等帮助记忆。

4. 手足活动训练　手工活儿如雕刻、制图、剪纸等，或者手部运动如手指按摩锻炼操、脚步运动，均可促进血液循环，增加脑部血供，增强大脑各项功能。

5. 精神运动训练　采用游戏训练法，如打麻将、玩扑克游戏、拼图游戏等，可改善认知、情绪和运算能力。

6. 理解力训练　选择康复对象熟悉的或者感兴趣的诗词，每天坚持朗诵，可锻炼理解能力和口语表达能力。

7. 注意力训练　使用数字卡片，让康复对象顺序排好，或者根据奇偶、倍数等要求排列，或抽出卡片比较异同点，训练康复对象的注意力和解决问题能力。

（二）认知训练在社区康复中的应用

1. 老年痴呆症病人　老年痴呆病人存在记忆障碍、时空定位障碍、语言障碍、计算障碍、思维和判断能力障碍、情感和性格改变等。在病人依从性较好的前提下，认知训练可改善早期病人的功能状况。

2. 健康老人　通过记忆训练、注意力训练、推理能力训练等，可提高老年人各方面能力，改善睡眠状况，预防老年痴呆症。

3. 脑卒中　脑卒中可引起多方面的认知障碍，如记忆减退、注意力下降、失语等，会影响运动康复训练。通过卡片视觉记忆训练、无文字标识地图作业训练等方式训练记忆力。

三、运动疗法

运动疗法（exercise therapy），又称运动治疗，是以手法治疗和功能训练为主要手段，根据人体解剖生理特点，以徒手或者器械进行运动的方法，为康复对象进行局部或全身功能的运动训练，恢复或改善其功能障碍。运动疗法是物理治疗的主要部分。

（一）运动疗法的作用

1. 维持关节功能　通过牵张短缩的肌肉、肌腱、关节囊及其他软组织，扩大关节活动度，防治关节挛缩。

2. 维持肌力　运动可增强肌力和肌肉活动耐力，防治肌萎缩。

3. 维持肌张力　运动可抑制肌肉异常张力，缓解肌痉挛。

4. 维持平衡和协调能力　通过运动训练，可改善康复对象的平衡功能和协调功能。

5. 修复神经肌肉功能 通过对肢体和躯干的良性刺激,抑制异常的病理反射和病理运动模式,促进建立正常的运动模式。

6. 提高整体功能水平 通过有氧训练,增强心肺功能,整体提高康复对象健康水平。

(二)运动疗法的原则

1. 个性化 运动方案制订要在康复评定基础上,根据个体功能特点和选择确定治疗目标和治疗种类。

2. 早期开展 为阻止肌腱、血管及神经等与周围组织粘连,应早期采用运动疗法,如关节置换术后第二天就开始被动运动。

3. 循序渐进 内容由少到多,程度由易到难,运动量由小到大,避免运动过度(休息后仍感觉疲劳)及突然增加运动量。

4. 持之以恒 神经系统疾病、各种慢性病等的运动康复是一个长期过程,只有长期运动才能积累效果。因此,要有系统和长期运动计划,调动康复对象主动训练的积极性,提高运动效果。

5. 及时反馈 在康复对象运动过程中,做好各项记录,定期评估、总结和反馈。

(三)常用的运动疗法

1. 关节活动度训练 是应用特定方法维持和恢复各种因素引起的关节活动功能障碍,根据是否借助外力可分为三类。

(1)主动关节活动度训练:指通过康复对象主动用力收缩肌肉完成关节活动的训练。适用于肌力 >3 级的对象,主要目的是改善与恢复肌肉功能、关节功能和神经协调功能。最常用的训练方式是各种徒手体操,根据康复对象关节受损的方向和程度,设计有针对性的动作。训练要求动作平稳,每个关节必须进行全方位范围的关节活动。如股骨骨折病人,在后期康复中,患侧的髋、膝、踝关节要进行各个方向的主动运动,尽量牵伸挛缩、粘连的组织。

(2)主动—辅助关节活动度训练:指以康复对象主动收缩肌肉为基础,在外力(康复护理人员、病人健肢、康复训练器械、引力或浮力)的辅助下完成关节活动训练,适用于肌力>2级以上的对象。此方法可改善关节活动度,同时增加肌力,建立协调运动模式。常用的有器械练习、悬吊练习和滑轮练习。例如,肩关节周围炎病人的关节活动训练可采用拉环运动,双手分别握住滑轮拉环的两个环,健侧手向下拉环,带动患侧上举,此运动可锻炼患肩外展、上举功能。

(3)被动关节活动度训练:指康复对象完全不用力,全靠康复护理人员来完成关节活动的训练,适用于肌力<2级的对象。此训练主要目的是增强患肢本体感觉、刺激屈伸反射、放松痉挛肌肉、促发主动运动;牵张挛缩或粘连的肌腱和韧带,维持关节活动度。例如,在脑卒中软瘫期,康复护理人员对患肢所有关节进行被动运动,从近端关节到远端关节,每天 2次,每个动作 5～10 次,可以防止关节的挛缩和变形。

2. 肌力训练 肌力训练指根据超量负荷的原理,通过肌肉的主动收缩来改善或增强肌肉力量的治疗方法。肌力训练的目的是增强肌力、增加肌肉耐力和提高功率,可防治失用性和反射性肌萎缩,促进神经系统损伤后肌力恢复,增强脊柱稳定性,促进关节动态稳定性。肌力训练要遵循四个原则,即超负荷训练、渐进抗阻力训练、个体化训练和适度疲劳原则。

根据肌力,选择不同的运动方式。①当肌力 0 ～1 级时,训练传递神经冲动,主要方法

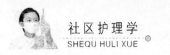

为引导病人做主观努力,通过意念的方式,尽力引发瘫痪肌肉的主动收缩。选择被动运动方式如电刺激、运动想象疗法等,如脑卒中病人运用运动想象法可改善偏瘫功能。②当肌力2级时,可给予辅助运动,利用器械或者自助式。例如,脊髓损伤病人为使用轮椅或拐杖,需要加强上肢支持力量,训练肱二头肌、肱三头肌和握力。③当肌力达到3级时,可给予主动抗部分重力训练。例如,脑卒中病人在床上训练翻身,可通过"桥式运动"来增强患侧伸髋屈膝肌的肌力,避免行走时的偏瘫步态。④肌力4级和5级时,可选择抗较大和最大阻力运动,如用哑铃、沙袋、弹簧、橡皮条等。

3. 平衡训练　平衡训练是指针对平衡障碍的关键因素(包括本体感受器、前庭系统、视觉系统和高级中枢对平衡信息的综合能力),提高康复对象坐、站和行动时平衡能力的锻炼方法。平衡训练适用于中枢性瘫痪或其他神经疾病导致的感觉、运动功能受损或前庭器官病变引起的平衡功能障碍。

平衡训练顺序为:①静态平衡(1级):不受外力和无身体动作情况下保持独立姿势;②自动动态平衡(2级):在保持独立姿势前提下,独立完成身体重心转移、旋转等运动并保持平衡;③他动动态平衡(3级):在保持独立姿势前提下,能够抵抗外力保持身体平衡。

训练体位从最稳定到最不稳定体位,逐步减少人体支撑面积,提高人体重心;训练从简单到复杂,逐步增加头颈和躯干运动,从睁眼到闭眼训练。例如,痉挛期脑卒中病人要练习静态(1级,训练病人尽量用自身的力量保持坐位,不抓扶手)和动态坐位平衡(2、3级,康复护理人员轻轻推病人上半身,使其旋转身体或左右晃动,打破平衡后重新保持坐位平衡)、站立平衡(主要锻炼下肢负重能力)。

4. 有氧训练　有氧训练指运用中等强度、大肌群、动力性、周期性运动,提高机体氧化代谢能力,提高全身耐力和心肺功能的训练方式。有氧训练是慢性病病人社区康复的重要内容,适用于心血管疾病、慢性呼吸系统疾病、代谢性疾病、长期缺乏体力活动者和老年人。例如,有氧训练可增加COPD病人的活动耐量,减轻呼吸困难症状;可通过增强机体对胰岛素的敏感性,改善糖尿病病人的糖代谢紊乱;可通过促进小血管开放,降低血管阻力,降低血压。在疾病急性发作期和进展期、心血管功能不稳定、严重骨质疏松、肢体功能障碍、主观不合作、感知认知功能障碍病人不适用有氧训练。

有氧训练的运动方式多种,如步行、慢跑、骑车、游泳、有氧舞蹈等。根据个人的兴趣、训练条件和康复目标选择合适方式。运动过程中要达到康复效果,需要有一定的运动量,包括运动强度、运动持续时间和运动频度。运动强度即靶强度常用心率法、代谢当量法(MET)等,如根据年龄预计靶心率$[(220-年龄)\times(70\%\sim85\%)]$作为运动强度指标。运动持续时间为15～40分钟,运动频度为每天或隔天1次,训练疗程以4～8周为基本疗程,最好是长期坚持。有氧训练要循序渐进,内容由少到多,程度由易到难,运动量由小到大,根据病人实施的情况,及时评定和调整运动方案。运动方案制订过程中要考虑到心血管反应,保证运动时不超过心血管系统的承受能力。

四、音乐疗法

自20世纪40年代起,人们已逐渐将音乐作为一种医疗手段,在某些疾病的康复中起一定的效果,如降低血压、减轻疼痛及消除紧张等。世界音乐治疗联合会将音乐疗法定义为:运用专业音乐及音乐元素作为干预、介入医学、教育、日常生活的治疗方式,用于提高个体、小组、家庭或社区的生活质量,改善身体、社交、沟通、情绪、智力、精神和幸福指数的系统专业过程。随着音乐与医疗、康复、心理咨询及心理治疗等的结合,逐渐成为一门发展中的新兴学科,目前已应用于社区儿童疾病、精神科疾病、老年性疾病等的康复领域。

(一)音乐疗法的作用

1. 生理作用 音乐可通过声音(听觉刺激)、声波震动(触觉刺激)、现场演出(视觉刺激)、有音乐背景下的舞蹈或运动(肌肉的动觉刺激)等形式刺激人体感觉,产生多重感觉体验,引起各种生理反应。例如,音乐可使血压降低、呼吸减慢、心跳减慢等,促进人体内环境的稳态。由于听觉中枢和痛觉中枢相近,音乐刺激听觉中枢的兴奋可有效地抑制邻近的痛觉中枢,从而明显地降低疼痛。

2. 心理、情绪作用 音乐可成为个体自我表达的一种媒介,个体通过音乐与情绪的共鸣,利用音乐的语言因素和非语言因素途径来表达自己的情绪和情感,达到负性情绪的释放和积极情绪的体验。音乐疗法还可帮助个体正确评价和接受自己,丰富自我情感和促进自我成长。

3. 人际/社会作用 音乐活动本身是一种社会交往活动,通过组织如合唱、乐器合奏、集体舞等各种类型的音乐活动,为康复对象提供一个安全、和谐的人际交往环境,有助于康复对象之间建立良好的合作关系。

(二)常用的音乐疗法

1. 接受式(receptive)音乐疗法 该种模式强调聆听音乐以及由聆听音乐所引起的各种生理心理体验。常用的音乐活动有:

(1)歌曲讨论:参与者选择歌曲,聆听之后对音乐及歌词含义进行讨论,可了解个体异常思维和行为、深层次心理需要或人格特点。

(2)音乐回忆:选择参与者生活历史事件中具有特别意义的歌曲并播放,可引发音乐所伴随的情感和回忆,使康复护理人员更容易了解生活历史事件对其产生的影响。

(3)音乐同步:使音乐与参与者的生理、心理状态同步,然后逐步改变音乐形式,引导其心理和情绪向预期方向发展。

(4)音乐感知觉刺激:通过聆听音乐来促进和强化各种感知觉功能障碍的残余功能,如耳聋,音乐的频率范围大于人发出声音的频率,可锻炼耳聋者残余听力。

(5)音乐现实定位:通过聆听音乐,使参与者与现实生活环境建立联系,促进自我意识和环境意识的提升。

(6)投射式音乐聆听:参与者在聆听音乐或特制音响时自由联想,并根据联想编写故事,康复护理人员根据故事内容及参与者情况进行分析和诊断。

(7)音乐肌肉放松训练:在音乐背景下,通过康复护理人员的引导,使参与者身体各个部位不断地进行紧张、放松练习,使其体验不同的感觉,逐步全身放松。另外还有音乐精神减压放松、音乐催眠、音乐镇痛等形式的放松训练。

2. 再创造式(recreative)音乐疗法 该种形式强调康复对象亲身参与各种音乐活动,包括演唱演奏和音乐技能学习。音乐活动可以以过程为导向,在再创造过程中改变康复对象的行为等;也可以以结果为导向,通过成功达到音乐创造来克服康复对象自身的生理或心理障碍,取得成就感和满足感。

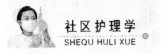
3. 即兴式(improvisational)音乐疗法 该种模式多由参与者自行选择乐器,自发随意演奏或合奏,演奏之后康复护理人员可引导讨论,说出自己的感受。集体即兴式疗法注重社会生活和人际关系的适应,个体即兴式治疗注重抒发和宣泄情感。

(三)音乐疗法在社区康复中的应用

1. 肢体残疾 根据肢体残疾人士是否伴有其他障碍,如认知、情绪、精神等,可设定不同的康复目标。唱歌可以帮助改善呼吸能力和增加肺活量;音乐聆听可提供情绪表达,帮助残疾人士建立正面的自我形象,自我接纳;节奏和律动、演奏乐器可强化肌肉、提升活动范围等。

2. 听觉障碍 根据听力准确和敏感程度选择音乐活动或音乐素材,提供听觉刺激,促进残留听力的提高。通过让康复对象触摸乐器来帮助其辨别周围的声波振动感觉;通过歌唱活动鼓励参与者自由发声和声音模仿;通过集体音乐活动提高其社会交往能力。

3. 脑卒中 以怀旧为主题的音乐疗法可为病人提供安全、舒适的环境和熟悉的感官刺激,减轻病人焦躁不安,适应现实环境,同时锻炼病人的记忆能力。应用旋律发音法,即利用病人尚未受损的功能,把日常生活中常用的简单用语配上旋律唱歌,逐步过渡到吟诵,有利于失语症病人的康复。也可以利用乐器演奏进行躯体训练,促进其功能康复。例如,吹奏乐器可加强病人的口部运动和位置,键盘乐器有利于手指精细功能恢复,打击乐器可锻炼"手—眼"协调性,改善肘、肩或腕关节的活动度等。

4. 老年痴呆症 音乐疗法可改善老年痴呆症的认知能力和情绪,促进社会交往,强化运动功能及对环境的知觉。对于有严重功能障碍的病人,可应用感觉训练,即应用简单的、有结构的音乐活动刺激视觉、听觉和触觉等。对于有现实定位障碍和记忆力障碍的病人,使用早年风格的音乐回忆往事,可以帮助其理解自己的人生,增强自我评价。

5. 智力障碍 通过集体音乐疗法等可促进智力障碍者的社会交流,并引发积极情绪;通过节奏摇摆、点头或踏脚等音乐活动可提高运动技能、身体意识、平衡感等;通过音乐歌词讨论等活动提高语言表达和接受能力。

五、美术疗法

美术疗法(art therapy,AT)是以心理学、艺术学、社会学、哲学等多学科理论为基础,强调视觉符号与意象是人类经验表达的重要形式,通过康复对象与康复护理人员之间建立具有信任基础的治疗关系,进行绘画、雕塑等美术创造活动,并对创造作品进行多维度互动来达到康复目的的一系列活动。

(一)常用的美术疗法

1. 涂鸦法 用画笔(如铅笔、蜡笔、签字笔等)在画纸上涂鸦绘画,不拘泥于画特定物品,自由发挥。看出图形后,涂上颜色,然后围绕图画展开治疗性质的对话。

2. 家庭动力绘画(Kinetic-Family-Drawings,KFD) 一种投射式测验工具,让康复对象画出所有家人平时最常做事情的状态。通过分析画面中家庭的互动状态,家庭成员之间的距离,洞悉康复对象意识中的家庭关系。

3. 粘贴画(collage) 让康复对象将照片、图画等从报纸或杂志中剪下,然后在纸板上进行粘贴,创作新作品。粘贴画疗法没有固定的实施方法,可用于心理诊断、治疗和康复。因为需要使用剪刀,对于无法自由使用剪刀的人群,如老人、幼儿,可用手撕法和便携图样盒代替。在粘贴过程中积极沟通,通过解释分析创作过程和作品,达到诊断、治疗和康复的目的。

(二)美术疗法在社区康复中的运用

1. 少年儿童　对于有心理障碍或行为不良的少年,绘画疗法可帮助诊断引起其行为问题的原因,增强其表达能力,改善其人际关系。根据少年儿童的特点,可通过游戏疗法导入,创造轻松的环境,逐渐导入绘画疗法,使用自由绘画、课题画等方法,使其将无意识的内容以图像形式表现出来。

2. 老年人　随着年龄的增长,老年人身体各项功能逐渐退化,为了延缓脑衰老和预防痴呆,可通过绘画疗法锻炼手部、脑部以及促进手脑的协调性,维持身心平衡。

3. 痴呆症病人　一方面通过视觉刺激,激发痴呆症病人的回忆和情感,促进其沟通交流;另一方面,通过美术创作,可锻炼病人的脑部功能,延缓进一步退化。由于功能退化,语言能力下降,沟通障碍,痴呆症病人心理更为脆弱,在使用美术疗法时需要更多关注其心理状况,尊重其隐私,建立充分的彼此信任关系,达到更好的治疗效果。

4. 癌症病人　由于疾病特点,癌症病人经历身心方面的多种症状,如焦虑、恐惧、绝望,都会消磨病人积极配合治疗的信心。绘画疗法可以分散注意力,放松情绪,改善心情状态,有助于躯体症状如疲乏的减轻,提高生活质量。

六、作业疗法

作业疗法(occupational therapy,OT)是通过选择性的作业活动,为身体、精神、发育功能障碍或残疾的服务对象进行治疗和训练,尽可能地恢复康复对象的功能水平和独立生活能力,提高生活质量。作业疗法适用于神经肌肉系统疾病、骨外科疾病、骨关节疾病、部分慢性病及精神疾病的康复。

(一)特点

1. 针对性　作业疗法以提高康复对象认知、日常生活技能和生活自理能力水平为主要目标,使其能够适应新的生活和工作环境。根据需求选择侧重性作业疗法,如以躯体功能障碍为主的则选择功能锻炼,以心理功能障碍为主的选择教育性技能和文娱训练。

2. 社会性　作业疗法需要综合发挥躯体、心理、情绪、认知、社会参与各方面能力,综合性和协调性强,需要康复对象和家庭的积极参与,强调集体治疗。

3. 过渡性　作业疗法在运动疗法的基础上,更侧重康复对象精细协调动作,以满足日常生活活动和工作的需要,是功能锻炼的延续,是促使其重新获得日常生活活动和职业能力的过程。

4. 渐进性　作业疗法的原则与康复治疗原则一致,由量少到量多,循序渐进。

(二)常用作业疗法

1. 日常生活活动能力训练　该训练的主要目的是提高康复对象日常生活自理能力,为回归社会创造条件,详见本节第一部分。

2. 家务活动训练　具体方法有:①烹调配餐,如洗切蔬菜、剁肉、打蛋、煮饭、洗涤锅碗瓢盆;②保持室内整洁,如使用扫把、拖把打扫卫生,擦抹门窗,清理垃圾,整理抽屉;③使用电器,如打开电视机,使用冰箱、洗衣机等;④购物;⑤家庭理财;⑥必要的社会交往,处理子

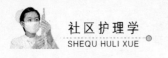

女之间关系等。

3. 职业技能训练 对运动功能障碍和精神异常康复对象适用,可改善其身体和精神功能障碍,为其返回工作岗位提供必要条件。

(1)木工和木雕作业训练:木工中的刨削、拉锯、磨砂平板等动作可增强肩肘屈伸功能,捶打动作能增加腕关节功能,适用于上肢关节活动、手部肌肉功能减弱或手指不能精细协调的康复对象。

(2)编制、刺绣作业训练:该训练要求手眼协调,视力好,适用于双手协调性差、手指精细动作差、关节活动受限者。

(3)制陶作业:制陶、泥塑的调和、捏压动作等可增强手指精细活动能力、认知功能方面的训练。

(4)缝纫作业:脚踏缝纫机可增强踝关节活动能力,同时要求手脚的协调,适用于关节活动范围受限、手部肌力差、手眼协调性差的康复对象。

(5)办公室作业训练:办公室工作的书写、打字、文档归类、办公室人际交往可增强各种协调性,增强社会交往能力。

4. 园艺作业 通过园艺活动使康复对象与大自然密切接触,如种花、植树、松土、锄草等活动增强体质,转移其对疾病的注意力,增强康复的信心,促进心理健康。

5. 文娱训练 利用一些有趣的游戏活动进行训练。常以集体方式进行,使其从身体、心理和社会三个方面得到康复。适用于大关节、大肌群或运动疗法后进展缓慢的康复对象。在训练过程中需注意安全防护,防止因功能缺陷发生意外。

6. 教育技能训练 通过应用各种图片、动物玩具、积木玩具等,为有感官障碍的病人进行皮肤触觉、本体感觉、感觉运动觉提供训练。

(三)作业疗法注意事项

1. 定期评定 作业疗法有目的性和针对性,要定期评定 ADL 能力、机体功能状况、心理状态等,根据评定结果调整康复目标和进度。

2. 个性化计划 康复护理人员在与康复对象及家属的沟通过程中,应根据其职业、兴趣爱好、生活需求等情况,制订实用性较强的个性化作业疗法计划。

3. 安全防护 加强安全防护意识和安全措施,对于行动不便需要协助或护送的康复对象,应防止摔倒、坠床、烫伤等意外损伤。

4. 心理护理 关注康复对象在作业疗法中的参与度,运用心理支持法、行为疗法等增强其信心。

5. 评价与记录 询问、观察、记录康复对象在作业治疗过程中的生理和心理反应,及时发现和反馈不适情况,调整训练计划。

(楼　妍)

第十二章 社区临终关怀

临终关怀是一门现代新兴学科。要求医护工作者对这门学科有足够的科学认知、专科相关技术与知识,以及科学的死亡观、死亡教育理念与能力发展。从事临终关怀医务人员需要得到较好的专业培训与相关知识更新,才能适应现代临终关怀工作的客观需要。

第一节 概 述

一些濒临死亡的病人,尤其是对那些身患绝症的病人,其病程发展和生命往往需要相当一段时间的维持和延续。大多数人在患重病或临终之际其情绪与情感都容易变得脆弱,意志被大大削弱;他们更需要充满人性化的身心关怀与照顾,支持与帮助。医护人员和相关服务人员必须营造关心病人、尊重病人、以病人利益为中心的人文照护与生活环境,能够对这些病人有足够的关怀与全身心照护。对于濒临死亡的病人,他们的生理、心理和社会特征均处于非常时期,如照护与沟通稍有不慎,极容易被其误解而导致病人或家属已经备受伤害的身心更加痛苦。

临终病人由于躯体疾病的折磨、对生的渴求、对死的恐惧及未了结的夙愿等交织在一起,会产生一系列强烈而复杂的心理变化。提供良好和有效的整体身心护理可以缓解临终病人对死亡的恐惧和焦虑,让临终病人带着最崇高、圣洁的爱和人世间的温暖安详离去。

一、临终关怀的概念及种类

(一)临终关怀的概念

临终关怀是一种特殊照护方式,是护理人员和其他医护人员、社会工作者及志愿者或牧师等互相配合提供必要的工作与服务,为濒死病人及其家属提供身心与精神方面的缓解性和支持性的团队照护服务。

世界卫生组织指出,临终关怀是对无治愈希望病患者的积极与整体性的照顾,其目的在于确保病患及其家属最佳的生活品质。临终关怀以控制疼痛、缓解病人其他相关生理症状,以解除病人心理、社会与灵性层面的痛苦为重点;强调的是通过服务者为病人提供保守性的治疗和支持性的照顾,尽可能地使病患有尊严地安详地死亡;与此同时向病人家属提供支持系统与哀伤辅导。

临终关怀的目的是:①解除终末期病人的痛苦,使其生命得到尊重;②控制病人症状和疼痛,给予情感支持,对其家属进行心理辅导和精神支持;③帮助临终病人和家属了解死亡,进而接受死亡的事实,提高其现存生命的生存质量;④维护和增强家属的身心健康,使临终病人无痛苦或减少痛苦和舒适地走完人生最后旅程。

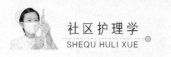
临终关怀的对象是那些晚期肿瘤病人和其他患严重慢性疾病处于人生最后旅程而需要帮助的终末期病人。临终关怀反映了现代人类社会文明进步与发展的要求,在较深层次的医学伦理价值上体现了丰富的人道主义精神。

(二)临终关怀的种类

根据临终关怀的服务对象及相关服务期限可以分为 3 类:

1. 患有无法治愈疾病的老人或临终病人,服务的期限应当从疾病确诊之日开始。

2. 生活不能自理同时缺乏家庭支持的老人,特别是孤寡老人,服务的期限应当从评估其生活自理能力并被确定其需要照料开始。

3. 无患有任何疾病,但是生理功能日趋衰退的高龄老人,服务期限主要是依据老年人生理功能衡量指标及其自身的意愿来确定。

二、临终关怀的原则

(一)以护理为主的原则

临终病人的治疗与护理不以延长病人的生命过程的治疗为主,而是以全面护理为主,提高临终病人临终阶段的生命质量、维护临终病人的尊严。

(二)适度治疗的原则

据国内外调查资料显示,临终病人有三条基本需求:①保存生命;②解除痛苦;③无痛苦地死去。临终病人既然保存生命无望,他们都要求解除痛苦,且无痛苦地死去。但是,从中国的国情出发,考虑到人们的传统观念和习俗,临终病人如果完全放弃治疗,人们往往不易接受,提出适度治疗的原则,即不以延长生命过程的治疗为主,而是以解除痛苦、姑息治疗为主。

(三)满足心理需要的原则

临终病人通常不同程度地经历着复杂的心理发展过程,且因个体的社会经济地位、家庭角色、受教育程度、文化背景、宗教信仰、职业与年龄等的不同而各有差异。因此,对疾病晚期病人或老人应重视加强心理疏导,与不同心理阶段相应的护理,使其正视所面临的客观现实。护士要对病人与家属提供安抚、同情、体贴与关心,促进其心理平衡的有效沟通与服务。

(四)整体护理的原则

整体服务即全方位的服务,主要包括:①对临终病人的生理、心理、社会等方面给予全面的关心与护理;②为病人提供全天候即 24 小时的服务;③既关心病人自身,又关心病人家属;④既为病人生前提供服务,又为其死亡后提供居丧服务和家属安抚等。

(五)人道主义的原则

临终关怀护理更需要护理人员对病人充满爱心、关心、理解和同情心,尊重他们的权利与尊严,尤其要尊重病人选择死亡的权利,力求使其在最小痛苦的情况下,安详地、有尊严地死亡。

三、临终关怀的意义

临终关怀对提升临终病人和老年人最后生命阶段的生活质量和实现临终关怀的社会与

经济价值,具有非常显著的现实意义。

(一)有助于正确认识人的生命本质,提高临终病人的生活质量

临终关怀已经越来越多地被社会和大众所认识和接受,其重要原因之一就在于它所提供的内容与人的本质的需求是相符合的。其内容并非单纯的医疗与护理服务,而是包括医疗、护理、心理咨询、死亡教育、社会支援和居丧照护等多学科、多方面的综合性支持与服务。临终关怀也是良好的死亡教育过程,有助于帮助病人与家属包括医护人员在内,使他们能够正确认识人的生命本质。

较多的临终病人或老年病人接受过度现代医疗技术、麻醉和昂贵药物治疗以维持和延长生命。大部分临终病人曾被动接受过侵入性治疗,因此,他们心中充满了恐惧、紧张、痛苦和无奈,甚至愤怒。临终关怀是尊重人的生命的客观与自然过程,通过系统和综合的临终关怀与照护,为临终病人和老年病人及家属提供生理、心理和社会方面的关怀与照护,尽可能帮助其减少和解除躯体上的痛苦,缓解心理的恐惧与哀伤,维护其生命的尊严、提高临终生命质量,使逝者平静、安宁、舒适和有尊严地抵达生命的终点。

(二)有助于实施必要的死亡教育,树立科学和正确的死亡观

临终关怀是一种注重人性本质与需要、以病人为中心的关怀服务,而不是以疾病为中心的医疗照护服务。虽然病人的疾病已不能治愈,但病人尚是有生命的人,他们期望得到特殊关心与照顾的需求会更强烈和明显。临终关怀是关注与支持病人与家属,尽力解除病人与家属的身心痛苦和对死亡的恐惧,尽可能地让病人安详和有尊严地接受疾病、面对死亡和离开人世。

临终关怀有助于病人和家属调整和保持良好身心状态与精神面貌,使他们能够坦然面对即将来临的死亡事实,让病人有尊严地安然度过生命的最后阶段。对临终病人及家属,包括医护人员都应坦然面对死亡;同时充分认识并改变过度的医疗与强行维持生命的无效延长,过度医疗对某些濒死临终病人不仅是无效和不科学的,更增加了临终病人和家属的身心痛苦。

(三)满足特殊人群的照护需求,缓解临终病人家庭照护压力

面临我国人口老龄化的现状,即社会人口老龄化不断加剧,同时社会人群高龄化日益明显以及社会"空巢老人"的增加,导致社会对家庭和个人临终关怀服务需求的不断增加;同时老年人的身心健康状况因正常的老化发生较多退行性改变;由于疾病谱的变化导致慢性非传染性疾病发病率与意外事故的增加,就目前社会能提供的卫生服务资源来讲,社会面临需要利用各种社会和医疗资源,满足未来社会对临终照护服务的巨大需求。

临终照护是将家庭与个人的照护转移到社会与医疗机构的综合服务。能够使临终病人的家属在减轻沉重的医疗和照护负担的同时,能够得到心理与精神安抚,能够比较安心和健康地投身于自己的工作而有效服务于社会,也可以减少可能发生的自责或社会舆论指责。

(四)节省有限医疗卫生资源

身患不治之症的病人接受临终关怀服务可以减少医疗费用的支出。在不同层次的医疗机构建立附设的临终关怀服务部门,可以解决目前大多数医院医务人力资源和床位利用不足、有限卫生资源闲置和浪费的困境,同时能够综合利用医院现有的医护人员和仪器设备。通过临终关怀服务来取代有限社会卫生资源的无谓消耗,以节省有限医疗卫生资源,达到合

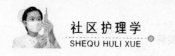

理分配和利用有限的公共卫生资源,也是保证卫生服务的公平性与可及性的重要保证。

四、临终关怀护理的伦理原则

临终关怀的重点是通过提供缓解性照护、增进舒适、疼痛控制和症状处理来改善临终病人的生命质量。临终关怀强调病人及家属的情感、心理、社会、经济和精神的需要。卫生服务人员的责任与任务是提高病人的生命质量,旨在为病人创造一个舒适、有意义、有尊严、有希望的生活,使病人在有限的生命里减少不可忍受的疼痛折磨,能与家人共度温暖的生活,并得到无微不至的关怀,平静地迎接死亡,接受死亡。实施临终关怀应遵循"照护为主,适度治疗,整体护理和人道主义"的伦理原则。病人一旦确定为临终状态,以治愈为主的治疗应转为以对症护理为主的照顾;延长病人生存时间转为提高病人生命质量;尊重临终病人的尊严和权利;注重临终病人和家属的照护指导与帮助以及心理和精神支持。

五、临终关怀的发展史

临终关怀是近代医学发展过程中一门新兴的边缘性交叉学科。临终关怀(hospice)萌芽于17世纪,hospice源于拉丁文hospes,意思为"客人",在中世纪时是用来指为朝圣者或旅客的途中休息重新补充体力的中途驿站。对临终病人的照料始于1967年,当时桑德斯博士在长期临床工作中发现生命垂危的病人得不到合适的护理,而其家人也不知道如何照顾病人的情况时有发生。桑德斯博士于1967年在英国伦敦首次设立了"圣克里斯多福安宁院",率先尝试以医疗团队全程陪伴痛症晚期病人,并辅导家属度过哀恸期的医疗照顾方式。这种照护方式很快影响了全球各个国家。迄今为止,临终关怀机构在国际上得到了较好的推广,在美国、英国、日本等发达国家不断发展与壮大。

我国临终关怀起步相对较晚,天津医科大学教授崔以泰于1988年成立了我国第一个临终关怀研究中心,同年10月在上海南汇区创建了第一家临终关怀医院。1998年由李嘉诚先生捐助汕头大学医学院附属第一医院建立了全国第一家宁养院,从而开始了国内临终关怀服务的推展工作。近几十年来,中国大陆部分省市相继创办了临终关怀服务机构。上海市已将该主题列入2012年市政府实事项目,正在实施与完善的过程中。上海市卫生局在同年积极推广闸北、杨浦等地区癌症晚期病人临终关怀的做法和经验,并在全市18个区(县)指定相应的社区卫生服务中心专门设立"舒缓疗护"病区,配备专职医护人员,接诊收住癌症晚期病人。

第二节　临终关怀

临终病人在生理、心理、社会等各方面都发生了一系列的变化,有着特殊的身心照护需求。医护人员需要以正确的评估为依据,才能为临终病人提供个性化的临终关怀服务,最大限度地达到和满足病人和家属的综合临终服务需求。临终病人的生理功能评估包括呼吸系统、循环系统、消化系统、排泄系统、休息与活动、感知觉及意识和疼痛等方面。

一、临终病人的生理特点及护理

(一)临终病人的生理特点

临终病人以晚期肿瘤、终末期衰老者居多,临终期常出现恶液质、疼痛等症状。临终病人的生理特点包括以下几个方面:

1. 肌肉张力丧失　病人表现为大小便失禁、吞咽困难;无法维持良好、舒适的功能体位;软弱、无力;脸部外观改变(嘴唇、面颊松弛);不能进行自主的身体活动。

2. 胃肠道蠕动逐渐减弱　病人表现为恶心、呕吐、食欲不振、腹胀、脱水、口干。

3. 循环功能减退　病人表现为皮肤苍白、湿冷、大量出汗;四肢发绀、斑点;脉搏快而弱,不规则,甚至测不出,心尖搏动常为最后消失;血压逐渐降低甚至测不到。

4. 呼吸功能减退　病人表现为呼吸频率变快或变慢,呼吸深度变深或变浅,出现鼻翼呼吸、潮式呼吸、张口呼吸等,最终呼吸停止。

5. 感觉、知觉改变　病人表现为视觉逐渐减退,由视觉模糊只能看近物,发展到只有光感,最后视力消失,分泌物增多。出现意识模糊、昏睡、昏迷等。疼痛是临终病人常见的症状,也是最严重的不适。病人表现为烦躁不安,血压及心率改变,呼吸变快或减慢,瞳孔放大,不寻常的姿势,疼痛面容(五官扭曲、眉头紧锁、眼睛睁大或紧闭、双眼无神、咬牙)。

6. 临近死亡的体征　病人各种反射逐渐消失,肌张力减退、丧失,脉搏快而弱,血压降低;呼吸急促、困难,出现潮式呼吸;皮肤湿冷。通常呼吸先停止,随后心跳停止。

(二)临终病人的日常护理

1. 居住环境　临终病人最后阶段的环境选择,可以根据病人的居住条件、住院医疗费用的经济承受能力、病人临终症状的轻重程度、对待死亡的观念来选择。临终病人的居住环境要注重体现人文关怀,居室应保持清洁整齐、安静舒适、阳光充足、空气新鲜、合适的温度与湿度、色调和谐,使人感到充满着温馨与希望。社区护士在社区家庭访视中应告诉家属由于临终病人在临终期特有的心理特点,病人不宜居住单人房间,以免增加孤独感。建议家属根据病人的文化背景、受教育层次、爱好等特点,可在居住环境中吊挂或摆放一些文雅的装饰画、艺术品、动物玩具,尽可能地活跃生活气氛,使病人对生命、对生活充满自信与希望。

为临终病人提供舒适和安静的环境。有条件的家庭最好为其安排单独的卧室;条件不允许者,至少能够安置较宽裕的睡床并有较多周围空间。卧室内摆设应利于病人活动和各种治疗、护理操作的有效实施。维持病人良好、舒适的体位,定期翻身和更换体位,避免某一部位长期受压导致压疮的发生。勤换衣裤,衣裤与床单应保持清洁、干燥、平整、无碎屑。注意保持病人会阴部皮肤清洁、干燥,预防皮肤感染。护士应指导照护者和家属正确使用尿不湿、尿兜、导尿管及会阴部护理。

2. 饮食　饮食对临终病人尤为重要。病人无论在心理上还是在生理上均会出现拒食、厌食或消化功能障碍。饮食护理原则应该是提供高蛋白、高热量、丰富维生素及矿物质和微量元素,而且易于消化吸收的食物,比如新鲜的鱼、肉、蛋、奶和蔬菜、水果,应该注重科学合理的膳食调配,注重烹调方法。对于不同的病人可采用普食、软食、半流质膳食、流质膳食。社区护士可向家属提出科学合理的营养配餐,也可以和临终病人及家属共同制订食谱。饮食护理过程中应耐心做好病人的思想工作,鼓励病人饮食,对于进食过程中病人出现呕吐现

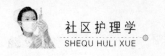

象,应耐心安慰。在进行饮食护理中要注意征求病人对饮食的要求,在营养全面的前提下尽可能满足病人的要求。

3. 口腔与皮肤护理 由于临终病人免疫力较低,加之癌症病人化疗药物的应用,病人口腔常常出现炎症、溃疡、出血、疼痛、味觉功能减退或改变,甚至引起咽喉部或呼吸道感染。因此做好口腔护理,保持口腔清洁卫生与舒适、驱除异味、减少感染是做好口腔护理的重要原则。社区护士要指导临终病人家属学习和掌握口腔常规护理和特殊护理。临终病人皮肤护理的重点是防止压疮发生或减轻已发生压疮的损害程度。指导病人家属做好每日的皮肤护理。

4. 改善呼吸功能 保持室内空气新鲜和病人的舒适与安宁,房间应及时通风换气。如病人神志清醒,应采取半卧位,以扩大胸腔容量,减少回心血量,改善呼吸困难症状。如病人神志不清或昏迷,则应采取仰卧位头偏向一侧或侧卧位。必要时利用吸痰器吸出气管中的痰液与分泌物,以保证其呼吸道通畅。护士应该重视病人的呼吸困难程度给予及时吸氧,纠正缺氧状态,改善其呼吸功能。

5. 排泄护理 临终病人常因肛门及膀胱括约肌松弛而失去控制大小便的能力,会发生腹泻或小便失禁。在护理工作中应将局部皮肤洗净擦干,同时一定要动作轻柔,并在肛门周围或会阴部应用氧化锌、凡士林等软膏给予涂擦以保护皮肤。家属应特别注意病人在大小便后,首先应为病人穿好衣裤,避免病人受凉,再进行室内的通风换气,喷洒一些空气清新剂。对于大小便失禁、腹胀、便秘的病人根据情况提供相应的护理措施。

6. 睡眠护理 指导家属耐心做好临终病人睡眠障碍的分析与解释工作,从思想上打消病人的顾虑,注意室内的环境应安静(包括光线、空气、温度、湿度),卧具应清洁柔软舒适,减少夜间各种护理操作(必要的操作要注意尽可能地安静);指导病人入睡前做些松弛活动、听听轻音乐、喝温热牛奶、用热水擦身按摩;对于严重睡眠障碍者如上述护理效果不佳,可适当遵医嘱给予镇静或安眠药物,但应避免使用巴比妥类药物。

7. 减轻或控制疼痛 疼痛是临终病人常伴有的症状,应注意认真观察病人每次疼痛发作部位、时间、程度、性质,并通过有效的语言和非语言沟通,用同情、安慰、鼓励和分散、转移注意力的方法消除病人对疼痛的恐惧与紧张,提高疼痛的阈值。如使用药物止痛,选择恰当的剂量和给药方式,注意观察用药后的效果与反应,达到控制疼痛的目的。也可以通过听轻音乐等方式使其情绪放松,转移注意力,达到减轻疼痛的目的。

二、临终病人的心理特点及护理

(一)临终病人的心理特点

美国心理学家库布勒·罗斯博士(Dr. Elisabeth Kubler Ross)提出临终病人通常经历五个心理反应阶段。这些不同心理阶段并非按前后顺序出现,也可有重合或提前或推后出现。

1. 否认期 当病人得知自己病重将面临死亡时,其心理反应是"不,这一定不会是我,那不是真的!"否认而极力拒绝接受事实。通常会怀着侥幸的心情四处求医,希望是误诊。这一心理反应是一种本能的心理防卫机制,它可减少不良信息对病人的强烈刺激,以使其能够暂时躲开现实的高度压迫感,以获得较多的时间来调整自我和适应现实,面对即将死亡的事实。否认阶段的时间持续长短因人而异,大部分病人很快停止否认,而有些甚至会持续地否认直至死亡。

2. 愤怒期　当心理否认阶段无法再持续下去时,病人常表现极为生气与愤怒,产生"为什么是我,这不公平"的心理状态,往往会将愤怒的情绪向提供照护的护理人员、朋友、家属等发泄,或是对机构的制度、治疗、护理等方面表示强烈不满,以弥补内心的不平与恐惧感。

3. 协议期　此期愤怒心理开始渐渐消失,转向接受临终的事实。病人为了尽量延长生命和进行自我调适,作出许多承诺作为交换条件,出现"请让我好起来,我一定⋯⋯","如果让我活到我儿子读完大学⋯⋯"的妥协心理。此期病人变得和善,对自己的病情抱有一些希望,能较好地配合治疗与护理。

4. 忧郁期　当病人发现自己的身体状况日渐恶化、机体功能日趋衰退,自我协商无法阻止其死亡的来临,会产生很强的心理失落感,如"好吧,那就是我⋯⋯","这是命该如此⋯⋯",会出现悲伤、退缩、情绪低落、沉默、哭泣等消极情绪,要求与亲朋好友等见面,希望喜爱的人陪伴,照顾其心理需要。

5. 接受期　临终最后阶段。在自我心理的努力、挣扎之后,病人变得趋向于心理平静,产生"好吧,既然是我,那就去面对吧"的心理状态,能够开始接受即将面临死亡的事实。该阶段病人喜欢独处、睡眠时间增加、情感减退等心理,安静等待不可避免的死亡来临。

(二)临终病人的心理护理

1. 否认期心理护理　护理人员应具有真诚、友好、诚实的态度,避免故意揭穿病人的心理防卫机制,但也不要欺骗病人。护理人员应与家属协作,使临终病人能够保持对生命的希望,逐步适应临终的现实。对于病情的告知应与医生、家属等保持一致,尽量避免其怀疑与猜测。护理人员需要更多关注病人的心理状况,提供机会让其叙述自己真实的感受。在沟通交流过程中应保持坦率、诚实、热情、关心的态度,并加以适当引导的技能,帮助病人面对现实。

2. 愤怒期心理护理　护理人员应将临终病人的发怒看成是一种有益健康和调整心理的正常行为。护理人员应认真倾听病人诉说心理感受,允许其以发怒、抱怨、不合作的行为来宣泄内心的焦虑与恐惧等负面情绪,并预防病人发生意外事件,配合做好家属的工作,给予更多的宽容、关爱和理解。

3. 协议期心理护理　这一时期病人对健康与生命还抱有一定希望,因此,他们对治疗是积极的。病人试图通过合作和调整心态来改变现况,延长生命。护理人员应当给予病人和家属正确的指导和关注,加强基础与心理护理,尽量满足病人的身心需要,使其更好地配合治疗与护理,达到减轻痛苦,控制疾病症状。护理人员应鼓励病人说出内心感受,尊重其信仰与价值观,给予积极引导和帮助,以减轻心理与精神压力。

4. 忧郁期心理护理　照护人员应给予更多的同情和照护。护理人员与家属应经常陪伴临终病人,允许其用不同的方式宣泄消极情绪,如忧伤、哭泣等。为病人提供心理与精神支持,尽量满足其合理要求,安排与亲朋好友见面、相聚,并尽量让家属陪伴身边。照护人员应重视临终病人的生命与安全,预防自杀倾向。若病人因心情忧郁忽略个人清洁卫生,护理人员应协助和鼓励病人保持身体的清洁与舒适。

5. 接受期心理护理　尊重临终病人,避免强迫交谈。提供安静、明亮、单独的环境,继续保持多方生活照护、心理与精神支持,加强基础生活护理,使其安详、平静地离开人世。

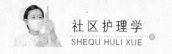

三、临终病人的家庭特点及护理

(一)临终病人家庭特点

临终病人的家庭成员一般也很难面对病人濒临死亡的事实,也会经历一系列心理的哀伤阶段与过程。正如库布勒·罗斯所说:"亲属往往比病人更难以接受死亡的事实。"家属也会经历震惊与否认、愤怒、协议、忧郁等阶段的心理过程,但比病人经历的五个心理丧失阶段要滞后一些。

1. 家庭成员角色和义务的调整与适应。

2. 家庭成员个人目标的改变。

3. 使原本平衡的家庭生活受到严重破坏,并发生诸多变化。

4. 身心与经济压力增加。

5. 由于长期陪伴、照料临终病人以及精神的哀伤,家属感到身心憔悴、疲惫不堪,正常的工作与生活秩序被打乱或出现经济、财产等难以处理或应付的问题,再加上临终病人被疾病折磨和出现的精神痛苦,家属易产生悲观、厌烦、冷漠的心理。

6. 家属有时可能对临终病人会产生欲其生、又欲其死的矛盾冲突心理,会易引起家属内疚与罪恶感。

7. 一般家属都偏向于对临终病人隐瞒真实病情,会在病人面前强作镇静或勉强微笑。而且家属成员也会减少亲友、同学的交往,自我的痛苦与烦恼无处可以宣泄。

(二)临终病人的家庭护理

1. 切实做好家庭功能和家庭资源的评估与利用,充分发挥临终患者家庭成员的主观能动性 护理人员应该评估、了解并记录病人家庭内部与外部资源(如成员、类型、职业、文化背景、宗教信仰、居住条件、和睦状况等)、其家庭功能(如经济承受能力、成员之间情感交流、照顾能力、对待死亡的认识与心理承受力等)。在护理过程中应充分地进行组织和协调,充分利用相关资源,最大限度地调动、发挥家庭功能。

2. 满足家庭照顾病人的需要 了解病情变化、医疗和护理等相关问题的进展;了解与评估主要责任照护者的照护技术与照护质量;参与病人的日常护理;了解病人死亡后的相关处理事宜和支持需要;了解有关家庭与社会资源,如家庭内部与外部资源、经济补助、社会资源、义工团体等。护理人员应该根据家属意愿与需要,教育和指导照护者学会必要的基础护理知识与操作技术,以便更好地参与临终病人的照护。

3. 积极鼓励家属表达真实情感 护理人员要积极与病人家属进行有效的沟通,取得其信任,并鼓励家属说出照护过程中的内心感受、所遇到的困难;护理人员应认真清楚地解释临终病人身心变化的过程与原因,减少家属不必要的疑虑与担忧。

4. 签订家庭护理协议书 社区卫生服务机构对临终病人的护理,很大程度上需要卫生服务人员与家属、照护者之间的良好合作。从管理角度来讲,有必要签订"家庭护理协议书",这既是护理人员对病人和家属的一种承诺,也是病人和家属对护理人员的一种认可和监督。在出现医疗纠纷或其他不可预测的问题时,也可作为一种法律依据。护理人员在签约之前应充分向家属解释协议书的内容,耐心解答问题和听取意见,以便做到真正的知情同意,并能够明确双方应承担的责任与义务。

第三节　死亡教育

死亡教育源于美国。美国于 1959 年《死亡的意义》的出版,被认为是死亡教育发展的里程碑。目前,死亡教育在西方国家实施相当普遍,很多国家成立了死亡教育专业组织,死亡教育已被纳入国家学校义务教育,出版了专门的学术研究期刊,编写了相应的死亡教科书。我国对死亡教育的实践才刚刚开始,亟待开展此方面的理论与实践研究。

一、死亡教育的概念

(一)死亡的概念

尽管大多数人都无法平静和自在地面对死亡事实,死亡是每个人都必然要面对和经历的生命过程,死亡即是生命的终结。病理生理学认为"死亡是生命活动的终止,是机体完整性的解体",社会学则把死亡定义为"社会死亡、知识死亡和生命死亡的整个过程"。死亡是一个由量变到质变的转折点,是人的本质特征的永久消失,是机体完整性的破坏和新陈代谢的停止以及生命活动的终止。

死亡是生命活动不可逆的终止。传统的观念是将心跳、呼吸停止作为判断死亡的标准;但随着医学科学的发展,国际上多以脑死亡作为判断死亡的依据。脑死亡临床判别标准为:①不可逆的深度昏迷:病人完全丧失了对外部刺激和内部需要的所有感受能力,以及由此而引起的反应功能全部消失;②自发呼吸停止:人工通气停止 3 分钟(或 15 分钟)仍无自动呼吸恢复的迹象,即为不可逆的呼吸停止;③脑干反射消失:瞳孔对光反射、角膜反射、眼运动反射(眼球—前庭、眼球—头部运动等)均消失,以及吞咽、喷嚏、发音、软腭反射等由脑干支配的反射一律消失;④脑电波(EEG)消失(平坦)等。凡符合以上标准,并在 24 小时内反复多次检查,结果无变化者,并除体温过低者外(低于 32℃)及中枢神经系统抑制剂的影响,即可对临终病人作出脑死亡的诊断,即可宣告其死亡。

(二)死亡教育的概念

医学伦理学辞典对死亡教育的定义是:死亡教育是就如何认识和对待死亡而对人进行的教育,其主旨在于使人正确地认识和对待死亡。是正确地认识和对待自己的死亡,同时也正确地认识和对待他人的死亡。

由于我国受传统文化中"重生忌死"观念的影响,死亡多被认为是不吉利的。因此,与死亡相关的主题长期以来一直处于公众与专业教育的盲区。正如顾海兵先生所指"在我们的整个科学及教育的体系中,只有生的教育,而没有死的教育;只有优生学而没有优死学;只有计划生育而没有计划死亡;只有人生观而没有人死观"。但死亡是人类无法避免的客观事实,面对生命的必然死亡,需要通过死亡教育来减少因疾病或高龄面对死亡的身心痛苦。

二、死亡教育的目标

死亡教育的实质是帮助人们认清生命的本质,能够坦然接受生命的自然规律。死亡教育的目的是激发人们现有的生命活力和动力,获得更有意义和快乐的生命。

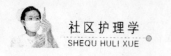

死亡教育的目标包括:①资讯分享:教育者应为学习者提供各种有关死亡的事件和经验的信息,使学习者了解和整合这些信息,学会面对死亡、濒死和丧失的感情与情绪,学会正确处理自己的悲伤情绪;②调适行为:帮助学习者发展处理与面对死亡事件的能力和技术,使学习者知道什么反应是正常的,如何作出恰当的反应,如何帮助别人表达悲伤的情绪;③价值澄清:协助学习者重新检视及澄清个人的价值观,培养肯定生命的基本目标与价值,通过死亡的必然终结性来反思生命的意义,从而不仅做到优生和优活,而且做到优死。护理人员通过死亡教育帮助临终病人及其家属及时摆脱对死亡的恐惧,正视死亡事实,支持与帮助临终病人能够宁静并安详地度过生命的最后阶段。

三、死亡教育的内容

死亡教育内容包括:死别与悲痛;死亡的宗教及文化观;对生命周期的看法;死亡的原因;法律问题;经济问题;社会服务机构;历史及人口统计的背景知识;死亡的定义;安乐死;自杀;社会认可的死亡;遗体处理;丧葬及其他习俗;儿童与死亡;生命、死亡及人类的命运;因战争、谋杀、屠杀、恐怖、饥荒而引起的死亡;环境破坏等。

四、死亡教育的意义

死亡教育实质上是人生教育的实践与深化。护理人员通过护理学、心理学、社会学等多领域知识帮助病人及家属转变传统观念;使其能够科学和人道地认识死亡,理智地直面和思考死亡,超越对死亡的恐惧,进而反思生命存在的意义,激发个体生命活力;使受教育者或濒死者能够主动认识人类生命过程,帮助病人以最小的痛苦安详和有尊严地离世,使家属能够客观面对家庭成员的死亡,树立现代科学死亡观与孝道观,重视对临终病人的照护与关怀;不断完善与发展临终关怀护理领域的理论与研究。

(吴亚君)

参考文献

[1]乐杰,谢幸,丰有吉.妇产科学.第 7 版.北京:人民卫生出版社,2008.

[2]郑修霞.妇产科护理学.第 5 版.北京:人民卫生出版社,2012.

[3]李春玉.社区护理学.第 4 版.北京:人民卫生出版社,2012.

[4]乐杰,徐萍,郭锡永.社区重点人群保健.第 4 版.长春:吉林科学技术出版社,2000.

[5]刘建芬.社区护理学.北京:中国协和医科大学出版社,2001.

[6]李从业,冯荣庄,王子芳,等.实用产科护理.北京:科学技术文献出版社,1999.

[7]冯正义.社区护理.第 2 版.上海:复旦大学出版社,2010.

[8]李小妹.社区护理.北京:高等教育出版社,2010.

[9]化前珍.老年护理学.第 2 版.北京:人民卫生出版社,2006.

[10]金宏义,陈雪萍.社区特殊人群护理.第 2 版.杭州:浙江大学出版社,2008.

[11]沈健,何坪.社区护理.郑州:郑州大学出版社,2008.

[12]席淑华,卢根娣.现代社区护理.上海:第二军医大学出版社,2010.

[13]傅伟勋.生命的尊严与死亡的尊严.北京:北京大学出版社,2006.

[14]崔焱.儿科护理学.北京:人民卫生出版社,2012.

[15]黎海芪,毛萌.儿童保健学.第 2 版.北京:人民卫生出版社,2009.

[16]邹立人.社区护理学.杭州:浙江科学技术出版社,2006.

[17]邹立人.社区护理导论.杭州:浙江科学技术出版社,2003.

[18]冯正仪.社区护理.上海:复旦大学出版社,2003.

[19]林菊英.社区护理.北京:科学出版社,2001.

[20]陈雪萍.以社区为基础的老年人长期照护体系构建.杭州:浙江大学出版社,2011.

[21]陈雪萍.社区护理理论与实践.杭州:浙江大学出版社,2008.

[22]赵淑英.社区健康教育与健康促进.北京:北京大学出版社,2011.

[23]王昕,廖凤林.认知治疗.北京:开明出版社,2012.

[24]Judith S. Beck.认知疗法:基础与应用.翟书涛译.北京:中国轻工业出版社,2001.

[25]潘年松,晏志勇,李雪飞.社区护理.北京:中国科学技术出版社,2010.

[26]潘敏.康复护理学.第 2 版.北京:人民卫生出版社,2011.

[27]吕康.社区护理.北京:科学出版社,2011.

[28]陈锦秀.康复护理学.北京:人民卫生出版社,2012.

[29]陈立典.卒中社区康复.北京:中国中医药出版社,2010.

[30]陈立典.康复评定学.北京:科学出版社,2010.

[31]王诗忠,张泓.康复评定学.北京:人民卫生出版社,2012.

[32]许晓惠,叶新强,何胜晓.社区康复.武汉:华中科技大学出版社,2012.

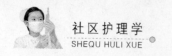

[33]潘敏.康复护理学.合肥:安徽科学技术出版社,2010.

[34]燕铁斌.康复护理学.第3版.北京:人民卫生出版社,2012.

[35]郑彩娥,李秀云.实用康复护理学.北京:人民卫生出版社,2012.

[36]苑秀华.康复护理学.上海:上海科学技术出版社,2010.

[37]胡军.作业治疗学.北京:人民卫生出版社,2012.

[38]陈红霞.康复治疗学.北京:人民卫生出版社,2012.

[39]彭德忠.社区康复.北京:人民卫生出版社,2012.

[40]吴幸如,黄创华.音乐治疗十四讲.北京:化学工业出版社,2010.

[41]高天.音乐治疗导论.北京:世界图书出版公司,2008.

[42]陈美玉.音乐治疗理论、应用、实践.北京:人民卫生出版社,2012.

[43]赵岳.奥马哈评估系统在社区护理学中的应用.天津护理,2005,13(5):309.

[44]张玲.护理学中的死亡教育.现代护理,2010(1):100-101.

[45]孔庆芳,刘文斌,周兰姝.病人健康行为互动模式在护理中的应用进展.护理研究,2012,
    26(7):1731-1732.

[46]李贤华,徐丽华.健康促进模式及其应用.解放军护理杂志,2007,24(4):89-91.

[47]全民健康生活方式行动国家行动办公室.健康生活方式指导员工作手册(试用
    稿).2011.

[48]中国疾病预防控制中心.慢性病管理业务信息技术规范.2008.

[49]卫生部疾病控制司.慢性非传染性疾病预防医学诊疗规范(试行).2002.

[50]国家基本公共卫生服务规范.2011.

[51]Ahn Y H,Song N H,Jung W S,*et al*. Community Health Nursing. Soul:
    Jungdammedia,2009.

[52]Ryu H S,Yoon Y S,Song N H,*et al*. Community Health Nursing. Soul:Korea
    University Press,2008.

[53]Jim H J.Community Health Nursing. Soul:Soomoonsa,2013.

[54]Stanhope M,Lancaster J. Community & Public Health Nursing. USA:Mosby,2004.